𝕺𝖝𝖋𝖔𝖗𝖉 𝕳𝖎𝖘𝖙𝖔𝖗𝖎𝖈𝖆𝖑 𝕾𝖔𝖈𝖎𝖊𝖙𝖞

NEW SERIES, VOL. IV

FORMULARIES

WHICH BEAR ON
THE HISTORY OF OXFORD

c. 1204–1420

Edited by

H. E. SALTER
W. A. PANTIN
H. G. RICHARDSON

Volume I

OXFORD

At the CLARENDON PRESS *for the*
OXFORD HISTORICAL SOCIETY
MCMXLII

PRINTED IN
GREAT BRITAIN
AT THE
UNIVERSITY PRESS
OXFORD
BY
JOHN JOHNSON
PRINTER
TO THE
UNIVERSITY

PREFACE

FORMULARIES are either literary or legal, and give examples of correct and elegant letters or of legal deeds correctly drawn up. Sometimes the examples are invented, sometimes they are genuine documents that have been copied. And occasionally a compiler develops a taste for copying and forms a large collection, like Richard de Bury. We then may obtain some historical facts, unrecorded elsewhere. The reader who is interested in formularies will find an article by Maitland on three Oxford formularies, printed in the 3-volume edition of his works. There is also an article by W. A. Pantin in the *Bulletin of the John Rylands Library*, vol. 13 (1929), and three articles by Mr. H. G. Richardson, viz. 'Business Training in Medieval Oxford' (*American Historical Review*, vol. 46), 'An Oxford Teacher of the Fifteenth Century' (reprinted with corrections from the *Bulletin of the John Rylands Library*, vol. 23), and 'The Oxford Law School under John' (*Law Quarterly Review*, vol. 57).

The thanks of the Society, which are always due to Dr. Johnson of the Press as each volume of the Society appears, should on this occasion be specially mentioned. It is through his encouragement and exertions that the Society has been able to continue publication in spite of the War restrictions.

H. E. SALTER.

The thanks of the Society are due to Lord Harlech, to the Marquis of Bath, to the Dean and Chapter of Durham, to All Souls College, Oxford, to Trinity College, Cambridge, to the Library of Bern, and to the Walters Art Gallery, Baltimore, for permission to print from their manuscripts.

CONTENTS

VOLUME I

VOLUME II

ERRATUM

Vol. ii, p. 273:
For the Library of Baltimore University *read* the
Walters Art Gallery, Baltimore

I

RICHARD DE BURY, *c.* 1316–1322

LIBER EPISTOLARIS RICARDI DE BURY

THE first part of this volume is a series of documents from the *Liber epistolaris Ricardi de Bury*, a manuscript in the possession of Lord Harlech. For the life of Richard de Bury and some remarks on the contents of this manuscript the reader may be referred to a paper by N. Denholm-Young in the *Transactions of the Royal Historical Society*, 4th series, vol. xx. He points out that the deeds were not collected for their legal or historical value but as specimens of style. Even when a long entry from the Close Roll, dated December 9, 1311, found on fol. 197 of the manuscript, is copied, we presume it is because the King addresses the University in a literary document, evidently composed by a clerk who was skilled in *dictamen*.[1] The manuscript contains about 1,500 deeds, of which the following bear on the history of Oxford. It will be noticed that most of them fall between the years 1316 and 1322. Richard de Bury had studied at Oxford between 1302 and 1312; but as he had left by 1316, the Oxford documents must have been collected for him by some friend at Oxford, possibly one of the young Fellows of Merton who were afterwards members of his *familia*.

It will be noticed that a majority of the documents deal with the second stage in the dispute between the Dominicans and the University. The first stage has been traced by the late Dean Rashdall in *Collectanea*, ii. 195–273; it covered the years 1311 to 1314, and its main dates are

Feb. 1312. The Friars appealed to the Roman Court.

Jan. and Feb. 1313. The first hearings of the case were held by Cardinal Richard de sancto Eustacio.

May 1, 1313. The Pope committed the hearing to three judges delegate in England, the Bishops of London, Worcester, and Llandaff (*Collect.* ii. 215).

June 25, 1313. The Bishop of London commissions Ric. de Neuport, Archdeacon of Middlesex, to act for him, as

[1] This entry is not reproduced in this volume as it is accessible on the Close Roll.

he will be unable to be present when the case is tried (*Reg. of Bp. Reynolds*, Cant. and York Soc., p. 67).

Nov. 2, 1313. He commissions Gilbert de Middleton to act for him when the case is tried; evidently it had been adjourned for four months.

Nov. 5, 1313. The parties agreed that the case should be settled not by a verdict of judges delegate but by a *compromissum*; each side chose two arbitrators, and bound themselves that they would accept the decision reached by the four. The decision, which was mainly in favour of the University, was issued before April 7, 1314 (*Collect.* ii. 268–72).

Pope Clement V died April 20, 1314, and his successor was not elected until August 7, 1316.

It is evident that the Friars immediately appealed to the Pope against the way in which the University applied the terms of the agreement of 1314. On October 13, 1316, the Archbishop of Canterbury sends to Nicholas, Bishop of Ostia, a letter by the hand of the Dominican Thomas Everard on behalf of the Friars Preachers of Oxford, who, in spite of the support of the King and of the bishops, are molested by the Chancellor and Masters of Oxford (Wilkins, *Concilia*, ii. 458). No doubt it was in connexion with this matter that Henry de Harcla, Chancellor of the University, journeyed to Rome, where he died about midsummer 1317. In October 1317 the Pope wrote letters to the two cardinals who were in England, which are printed here; they were instructed to alter some of the terms of the settlement of 1314, and as the Friars had the support of the Pope, the King, and the bishops, we should have thought that the University was bound to be defeated. We do not know what steps the cardinals took, but the obstinacy of the University, which was soon to be too much for the Bishop of Lincoln, may have been too much for the cardinals. In August 1318 the Dominicans had a Provincial Chapter at Oxford, and if we may trust the letters of the University they advanced a claim to be exempt from the control of the Chancellor, on the ground that he was a spiritual authority, and that they were exempt from all spiritual authorities except the Pope. Whatever may be the cause, they had lost the support of the bishops and clergy by Easter 1319, for Convocation which met at that time agreed that when the subsidy for the King was collected, a grant of ½*d.* in the mark from all spiritual income should be given to Oxford to help in the heavy legal expenses against the Friars. In the first half of 1319 the Archbishop of Canterbury was taking steps to bring the Friars and the University to terms, but seems to have found it difficult. Finally, on August 10, 1320, the Pope writes to the Archbishop of Canterbury, the Bishop of Exeter, and the Bishop Elect of Winchester that the Dominicans have brought to him articles of peace between them and the University, and the Pope appoints them to bring the parties to an agreement (*Calendar of Papal Letters*). Finally, on December 11, 1320, the Friars appointed proctors for the summary settlement of their dispute with the University (*Medieval Archives of the Univ.* i. 99). The end was reached about January 6, 1321, when the terms were sealed by the Archbishop. Writing to the Bishop of Carlisle the University says that in full Congregation the Preaching Friars on bended knees had asked pardon for their excesses, and similar terms are used in the letter sent by the University to the King. We are astonished that the victory of the University was so complete, but it may be that the other orders of Friars refused to join with the Black Friars in their resistance.

Many of these documents have a name at the head, generally Lutterel; we presume it is the name of the author. Lutterel is known to have been esteemed as a stylist.

It is right that mention should be made of the great kindness of Lord Harlech in depositing at the Bodleian his manuscript and granting permission for its transcription. Three of the deeds in this manuscript were printed in 1913 in *Oxford Balliol Deeds*, 335–8.

1

The King asks the Pope to grant the University of Oxford the same privilege which has been granted to the French Universities

This is of the time of Pope Benedict between November 1303 and July 1304. This is from fol. 62; the same request, almost verbatim, occurs fol. 95, apparently sent to Boniface VIII.

Domino pape per regem Anglie. Inter eximia graciarum donaria quibus regnum nostrum Anglie manus altissimi mirifice stabilivit, summo meretur attolli preconio et fauoris cuiuslibet insigniri presidio sublimis illa sapientialis studii dignitas, que in Oxonia in universitate continuatis viget successibus & floruit ab antiquo. Ipsa namque ut mater fecunda prolem innumeram procreare non desinit, cuius scientialis claritas ceteros irradiat & illustrat. Ipsa tanquam vitis fructifera palmites suos circumquaque diffundit, qui sitibundis ecclesie filiis salutaris doctrine pocula copiose ministrant, & de virtutum celario totam letificant domum dei. Sane intelleximus hanc dudum a felicis memorie domino Bonifacio papa octavo predecessore vestro uniuersitatibus regni Francie graciam fuisse concessam, ut omnes qui gradum magistralis honoris in quacumque facultate assecuti fuerint, in eisdem possint ubique terrarum lecciones resumere & easdem continuare pro sue libito voluntatis absque noue examinacionis vel approbacionis preludiis seu debito iterandi principii aut petende gracie cuiuscumque. Verum quia dubium non est secundum veterum testimonia scripturarum Gallicanum studium ab Anglicis nostris originale traxisse principium, constetque talem apostolice dispensacionis graciam in Anglicani studii redundare dispendium, si uniuersitas nostra Oxoniensis cum predictis Uniuersitatibus regni Francie in libertatibus & scholasticis artibus non concurrat, sanctitati vestre affectuosa instancia supplicamus quatinus ad uniformitatem & pacem mutuam inter viros scolasticos nutriendam uniuersitatem predictam Oxoniensem consimili velitis priuilegio decorare; nos siquidem plurimum gauderemus si in nostri & Uniuersitatis predicte favorem quod a prouidentia vestra deposcimus exaudieritis graciose, quia valde molestum nobis foret si tanta Universitas aliqua nostris adversa temporibus pateretur aut redigeretur ad insolitam seruitutem. Conservet &c.

2

THE KING WRITES TO CARDINAL M[ATTHAEUS] ASKING
HIM TO SUPPORT THE LETTER WHICH THE KING IS SENDING
TO THE POPE

The initial of the Cardinal shows the date is not after 1305. Fol. 43

Venerabili[1] in Cristo patri domino M. sancte Marie in porticu
diacono Cardinali amico suo karissimo Edwardus &c. salutem &
sincere dilectionis affectum. Cordi nobis esse debet ut studium
generale, quod in Oxoniensi Uniuersitate ad regni gloriam &
decorem ac uniuersalis ecclesie comodum retroactis temporibus
noscitur floruisse, sub nostre dilectionis regimine optata tranquillitate letetur & amplioribus priuilegiis extollatur. Huiuscemodi
igitur racione inducti, sanctissimo patri domino summo pontifici
per nostras duximus litteras supplicandum ut Uniuersitati predicte de apostolica benignitate concedat quod omnes qui gradum
magistralis honoris in quacumque facultate assecuti fuerint, in
eadem possent ubique terrarum lecciones resumere & easdem
continuare pro sue libito voluntatis absque noue examinacionis
vel approbacionis preludiis seu debito iterandi principii aut
petende gracie cuiuscumque, sicut aliis Uniuersitatibus per regnum Francie constitutis nuper dicitur indulcisse. Vestram igitur
paternitatem rogamus attente sub confidencia speciali quatinus,
hanc nostram peticionem affeccione beniuola admittentes, ipsam
erga dictum dominum nostrum summum pontificem ad exaudicionis graciam procuretis oportunis auxiliis & efficaci opere promoueri. Non enim visum est nobis quod pacis uniformitas, que
inter scolasticos viros summe requiritur, diu seruari poterit illibata,
si Uniuersitas nostra que multis aliis Uniuersitatibus ex scripturarum testimonio prior est tempore, nec posterior dignitate, cum
illis in actibus scolasticis & ceteris libertatibus non concurrat, nec
possemus equo animo tollerare quod Uniuersitas nostra predicta
nostris temporibus depressionem insolitam pateretur.

3

AGAINST THOSE WHO SUPERSTITIOUSLY VENERATE THE SO-
CALLED WELL OF ST. EDMUND

Date 1304. *Fol.* 172

I. permissione divina Lincolniensis episcopus dilecto in Cristo
filio officiali archidiaconi Oxonie salutem, graciam et benedi-

---

[1] This occurs on fol. 43 and fol. 147; neither version is quite correct.
The text is compounded from both.

ctionem. Vane superstitionis errore ad fontem beati Edmundi iuxta ecclesiam sancti Clementis extra municipium Oxonie vulgariter nuncupatum ad figmenta et simulaciones quarundam personarum vacillancium in fide, signa querencium & sequencium, nuperrime sicut abolim factum esse meminimus suscitato, ad eradicacionem seu saltem publicacionem huius morbi virosi, ut omnes & singulos dicte pravitatis heretice simulatores & eciam promotores dictique loci prophani causa devocionis seu venera-cionis frequentatores tam inhibendo quam plectendo censura ecclesiastica compesceretis vobis nostris litteris non est diu dedimus in mandatis. Et quia nonnulli infidelitatis caligine excecati dictum locum contra inhibicionem vestram ad mandatum nostrum in hac parte factam causa veneracionis adhuc ut dicitur frequentare presumunt, vobis committimus in virtute obediencie iniungentes quatinus mandatum vobis in hoc casu prius directum, quod nedum illicite et temere confluentes ad locum prefatum venerandum ut sanctum complecti volumus, sed eciam ad univer-sos dictam superstitionem suis machinationibus suscitantes et illam fieri ac continuari ulterius procurantes necnon oblaciones tamquam in loco devoto seu sanctificato sub cultus et obsequii divini seu commemoracionis alicuius sancti specie offerentes ibidem, necnon oblaciones post publicacionem huius mandati sub priori mandato nostro pretacto[1] cum inhibicione articulorum in hac serie contentorum faciendam complectendi scienter reci-pientes & commercium oblacionum sive in candelis cereis sive in aliis faciendarum illic ex studio exercentes ac quicquam[2] aliud ad attraccionem seu alleccionem hominum ad superstitionis vanita-tem predicte commento callido facientes nisi illud cicius demol-liantur, eo quod correi huius criminis sunt censendi, qui illuc sic approbant, promovent seu procurant ex certa sciencia extendi mandamus per vos seu alium vel alios, in singulis ecclesiis muni-cipii Oxonie & ad fontem memoratum necnon in singulis ecclesiis archidiaconatus loci predicti, quotienscumque & quandocumque videritis expedire solempniter, distincte & aperte publicantes seu puplicari expressius facientes, de nominibus illorum qui causam prefato errori ab inicio prestiterunt quique contra inhibicionem nostram ullo[3] modo vel quicquam in premissis facere postmodum temere attemptarunt per vos aut per alium vel alios sine more dispendio diligenter inquirentes, omnes illos quos sub districtu vestro compereritis culpabiles in hoc casu citetis peremptorie quod die Iovis proxima ante festum sancti Petri ad Vincula proximo futurum, quem diem propter qualitatem culpe & perniciem exempli

---

[1] pretactis, MS.   [2] quamquam, MS.   [3] uno, MS.

vergentis in periculum animarum statuimus adeo brevem, compareant coram nobis vel commissariis nostris in ecclesia prebendali de Bannebury, penam pro suis demeritis recepturi & facturi quod erit consonum racioni. Ceterum premecientes futura vobis mandamus ut supra quod de nominibus omnium & singulorum quos quippiam de articulis supratactis noveritis committere in futurum, edicto consimili peremptorie citetis seu citari faciatis quod compareant coram nobis aut commissariis nostris ubicumque fuerimus in nostra diocese certo die pro nostro arbitrio[1] statuendo, penam pro suis demeritis recepturi condignam. Vos autem qualiter hoc mandatum nostrum quoad inquisiciones & citaciones faciendas fueritis executi, nos per litteras vestras patentes formam prioris mandati nostri predicti & harum seriem, saltem prima vice, ac nomina citatorum & culpam cuiuscumque in hoc casu distincte & aperte conscriptam diesque per vos statutos plenius continentes, nos seu commissarios nostros certificetis tempore oportuno. Dat' apud Eynisham anno domini M CCC quarto [*sic*].

4

A REQUEST THAT DOM. STEPHEN DE HOLECOTE MAY BE ELECTED AT MERTON COLLEGE

Date 1303–7. *Fol.* 190

Dilectis amicis suis custodi & scolaribus domus de Merton Oxonie, suus si placet T. de A.[2] precentor Lich' salutem et ad cuncta beneplacita se paratum. Venerabilis persona dominus Iohannes de D., clericus domini nostri regis, vobis affectuose supplicando iam scripsit ut dominum Stephanum de Holecote[3] clericum, quem sua laudabilia merita multipliciter recommendant, in domo vestra inter vos sub condicione & modo scolarium eiusdem domus curaretis admittere moraturum; verum quia idem Stephanus dicto domino Iohanni pro eo corditer supplicanti intime votivus existit, vobis ex affectu speciali sensui[4] consulendum & nichilominus intimis precordiis vos rogandum ut, precibus predicti domini Iohannis favorabiliter exauditis et meis si placet non contemptis, prefatum dominum Stephanum vestre societati laudabili cum promptitudine adiungatis ut numerus scolarium in persona ipsius non indigne adauctus vobis reddatur meritorius apud

---

[1] arbitrii, MS.
[2] Thomas de Abberbury, 1303–7.
[3] There is no indication among

the Merton records that he ever became a Fellow.
[4] i.e. censui.

deum, quodque pro eodem clerico intercedentes vobis et domui
vestre arcius astringamur[1] tempore congruenti. Nec immemoriter
teneatis quod res que petitur profundis occurrit scribencium
desideriis et votis.

5

THE UNIVERSITY TO THE BISHOP OF CHICHESTER ABOUT ALMS FOR POOR SCHOLARS

Date 1307–10. Fol. 203

Venerabili patri nostro & in agendis nostris velut confratri
probato domino I.[2] dei gracia Cicestrensi episcopo, Cancellario
domini nostri regis, vestri deuoti A. de B., cancellarius &c. cetusque &c., cum salute votiua, honoris & reuerencie quicquid potest.
Quasi filii Iacob auxilio sui fratris Ioseph olim in Egipto non
modicum indigentes, vestre caritatis beniuolenciam per singula
generum & genera singulorum requirimus prece pia, quatinus
vestre celsitudini circa commodum reipublice iugiter insistenti
placeat, bonitate solita, dilecto nostro nuncio I. de N. exhibitori
presencium benignum auditum prebere in hiis que nostra parte,
si libet, referet viua voce & tale remedium apponere ut elemosina
ad sustentacionem scolarium pauperum salubriter assignata non
pereat per cautelas machinancium subuersionem forsitan status
cleri, cuius zelatorem vos nouimus per facti euidenciam multipliciter. Ille in cuius disposicione sunt omnia salutem vestram
conseruet & augeat ad honorem maiorem. Data &c.

6

THE CHANCELLOR TO THE BISHOP OF LICHFIELD, STATING THAT A RECTOR OF HIS DIOCESE HAS BEEN DILIGENT IN STUDYING LAW FOR TWO YEARS AND SHOULD STUDY FIVE YEARS MORE TO OBTAIN A DEGREE

Date 1309–11. Fol. 202

Patri in Cristo venerando, domino & amico nostro si placet
domino W.[3] dei gracia Couentrensi & Lichfeldensi episcopo H.[4]
&c. cetusque magistrorum &c. salutis optate plenitudinem cum
omni reuerencia subiectiua. Ut super statu scolastico & mora

---

[1] astringantur, MS.
[2] John de Langton, Bishop of Chichester, who was Chancellor 1307–10.
[3] Walter de Langton, 1296–1321.
[4] H. de Mansfield probably, 1309–11.

continua apud nos iam facta per magistrum R. de S. rectorem
ecclesie de N., vestre diocesis, vestre paternitati & aliis quorum
interest pateat plena fides, tenore presencium veraciter intimamus predictum magistrum R., quem laudabilis vite conuersacio,
morum honestas & sciencia litterarum inter nos multipliciter
recommendant, per duos annos preteritos usque ad festum sancti
Michaelis proximo retro precedens & ab eodem festo usque con-
feccionem istarum[1] in iure ciuili & canonico in nostra Universitate
sine interrupcione temporis studuisse, cuius continuacio studii sic
incepti per quinque annos futuros secundum formam constitutionis sibi foret necessaria &, vobis dispensantibus, meritoria apud
deum, qui vestrum statum gubernet tuicione felici.

7

THE UNIVERSITY BEGS THE PRIOR OF GREAT MALVERN TO
SEND HIS PROMISED GIFT, NOT BEING ALIENATED BY THE
DISTURBANCES WHICH HAD BEEN AT OXFORD

Perhaps the end of 1314. *Fol.* 146

Priori de Magna Maluerna Cancellarius &c. salutem, reuerenciam & honorem. Discrecioni vestre reuerende nuncio nostro
nuper destinato, sicuti ceteris dominis & amicis Uniuersitatis
nostre, cum litteris supplicatoriis pro vestro consulto subsidio
contra inquietacionem fratrum impetrando intelleximus vos cum
vestra cella[2] assistere,[3] pie compassionis affectu & prompte
subuencionis remedio, una cum aliis, nostre Uniuersitatis onera
beniuolencia solita supportare. Timentes tamen quod vestrum
(quod absit) a nobis auertat animum beniuolum & beneficii
retardauerit iuramentum apud nos suborta discordia,[4] quam dolore
pro confessi pertulimus grauiori per quosdam discolos lupi rapacis,
seuiciam sub vestibus ouium in grege nostro palliantes, cuius
pretextu qui manus alias ad aratrum nostre sollicitudinis posuis-
sent cum effectu hactenus retrospexerunt, sicque adicitur afflictis
afflictio, dum sibi subsidium subtrahitur amicorum, ac lis licet
sopita extiterit, debitorum tamen exaccio assidua non quieuit,
vestram discrecionem reuerendam requirimus & rogamus quatinus, non obstante stultorum insolercia, aliorum preclaris meritis

[1] 'this letter'.
[2] vestre celle, MS.
[3] 'were ready'.
[4] In June 1314 there was a con-
flict between northern and western
clerks (Twyne, 23. 201). By Oct. 2

the Chancellor had banished some
offenders (Dalderby Mem., fol. 276).
In Dec. 1314 the University wrote
to Bp. Swinfield for a gift (*Swinfield's Register*, p. 496).

intimius ponderatis, Uniuersitatem vestram & nostram pia placeat[1] subuencione gratuita supportare. Malorum nempe refrenata
malicia, ventilabro districti examinis discolis a discipulis prout
sinit humana fragilitas plenius segregatis, iam sedet Uniuersitas
plena diuitiis, morum videlicet & doctrine, quiecius solito, domino
disponente, in pacis pulcritudine & augmento multiplicis discipline. Cui affeccionis interne dirigentes intuitum, pensantes quod
fructus fecundos quos,[2] quandoque non sine turbacione, pacis
emulo procurante, hactenus attulit recte studentibus, sicut scitis,
fecundioresque (dante domino) ad dei laudem sancteque matris
ecclesie existit allatura, solacii subsidia eidem multipliciter iam
oppresse habundanciori beneficencia impendere placeat graciose.

8

THE UNIVERSITY ASKS MAG. B. DE MARL' TO BE PROCTOR FOR
THE UNIVERSITY, WHICH NEEDS HIS HELP IN ITS AFFAIRS

Probably the end of 1316. *Fol.* 144

Discreto viro & amico karissimo magistro B. de Marl' &c.
salutem & optati profectus augmentum. Hominis condicio, quem
natura uiuere ciuiliter docuit, quoniam sibi non sufficit ipse solus,
ut alter alterius onera portet, societatis emolumentum querere
consueuit; hinc federa & conuenciones introducuntur & varia
iuramenta pluries adiciuntur, ut si forsan locorum distancia vel
per temporum interualla exulet affeccio pristina, ad mutuam
saltim subuencionem arceant prius prestita iuramenta. Hec
federa prius nobis inita vestre amicitie offerimus intuenda, que
tamen a vestra memoria non credimus excidisse; vobis quamuis
in virtute iuramenti prestiti possemus iniungere, de fraterna
tamen beniuolencia plenam habentes fiduciam attencius supplicamus, quatinus negocia nostra, quorum vobis materiam dilectus
nobis in Cristo magister W. de K. referre poterit uiua uoce,
que, habundancius in nos solito irruente persecucionis procella,
inter profectum fluctuant, diligenti indagine pertractare, ac,
consilii vestri patrocinio in dictis negociis procuratoris officium
assumendo, communire dignemini, nostris precibus & amore, ut
quod de Uniuersitatis matris gremio gratis accepistis, dum sine
sui diminucione reddi poterit, indigenti nullatenus denegetur, ut
vice repensa Uniuersitati, que uos ad gradum hominis prouexit,
honor debitus tribuatur & vobis merito ad multiplices graciarum
acciones assurgere teneamur.

[1] placet, MS.   [2] This word is not required.

9

THE UNIVERSITY SENDS W. DE K. TO CARDINAL JAMES OF ST. GEORGE'S TO INFORM HIM OF THE MISDEEDS OF THE FRIARS PREACHERS

Probably the end of 1316. *Fol.* 147

Reuerendo in Cristo patri ac domino, domino Iacobo dei gracia sancti Georgii[1] ad velum aureum diacono Cardinali sui deuoti &c. Quoniam tempore vacuitatis sapientia scribitur, & qui eam percipiunt actibus timorantur, tunc primo studencium profectus crescit & augetur cum ipsi internius[2] secura pace letantur & a fructuoso studii silencio exterorum tumultuosa inquietacione nullatenus euocantur; sed quod non sine cordis amaritudine referrimus [*sic*], hoc apud nos diebus[3] in contraria prospera in aduersa mutantur, dum nostri quondam domestici, fratres predicatores conuentus Oxonie, sub colore iusticie occasiones querentes, nos inferius infestare non cessant, & post tergum que (teste deo) veritatem non continent eructantes, nos dente subtraccionis dilacerant innocentes; scientesque quod vas quo primo imbuitur saporem faciliter non relinquit, nos accusacionis instancia preuenire conantur, atque ut eo fortius nos impugnent, meatus fontis obturantes, riuulos graciarum, quibus de curia domini nostri apostolici profluentibus irrigari solebamus, intercludere sunt conati, ut procurante humani generis inimico, radix illa arescat, unde fructus tam liberi[4] in ecclesia dei per secula pulularunt. Fidelis vero deus qui temptacionem ultra id quod possumus inualescere non permittit. Ubi nostram innocenciam & claritatem Uniuersitatis nostre fame suggestionibus minus veris obumbrare nituntur,[5] ut odorem fame nostre fetere faciant, illic multociens veritatis precones & iusticie nostre defensores premittit, ut, nos fornace probacionis nullatenus disserente,[6] detur cum temptacione prouentus, ut possimus forcius sustinere. Cum igitur nos fama celebri didicerimus erga ecclesie filios & precipue viros scolasticos vestram puram affeccionem & piam sollicitudinem, que pensata negociorum qualitate corde pertractare, ore eciam solebat utilia procurare, pro hiis & similibus, beatitudini vestre

---

[1] From 1295 to 1343, James Santucci.

[2] Perhaps the writer meant *interius*.

[3] Probably a line or clause is omitted; the sentence might have run: 'hoc apud nos diebus modernis minime euenit, nam pacifica in contraria, &c.'

[4] liberos, MS.

[5] nitimur, MS.

[6] =deserente.

congratulantes, laudis deo persoluimus acciones, reuerendam paternitatem vestram obnixius deprecantes, quatinus Uniuersitatem vestram, si placet, & nostram, que in tot persecutionibus ruinam minatur, recommendatam & excusatam habentes, circa negocia quorum materia partim premittitur, partim vero per dilectum nobis socium W. de K. intimanda reseruantur, solita vestra benigna diligencia benigne inuigilet, & nostrorum humilium precaminum interuentu manus adiutrix non cesset, ut dei prouidencia vestraque circumspecta sapientia honor Uniuersitatis nostre illesus seruetur & nostra innocencia lucidius declaretur.

10

THE KING RECOMMENDS HENRY DE HARCLA TO THE POPE

The date must be early in 1317. *Fol.* 66

Pape rex deuota pedum oscula beatorum. Desiderantes dilecti clerici nostri magistri Henrici de Harcla, doctoris theologie facultatis, suis exigentibus meritis, honoris & profectuum incrementa, ipsum quem virum nouimus vite & conuersacionis honeste preclarum, in agendis industrium & variarum virtutum insigniis decoratum, vestre clemencie, que virtuosas diligit [personas],[1] sinceris affectibus commendamus, supplicando quatinus eidem Henrico qui ad vestram presenciam personaliter se diuertit in hiis que penes vestram beatitudinem habuerit prosequenda, vos exhibere dignemini munificos in exhibicione gracie & fauoris, ita si placeat quod has preces nostras in execucionem sui desiderii sentire valeat fructuosas. Conservet &c.

11

THE UNIVERSITY ASKS J. DE ROS TO GIVE HELP BY ADVICE AND BY MONEY TO W. DE K., WHO IS REPRESENTING THE UNIVERSITY AT THE COURT OF ROME

Probably early in 1317. *Fol.* 145

Lutterel

Magistro I. de Ros[2] dileccionis continuum incrementum in visceribus caritatis. Filialis gratitudinis titulus hoc requirit ut maternis defectibus tota mentis sollicitudine occurratur. Quod mater Uniuersitas, leta de tali filio, in vobis tociens est experta,

[1] MS. omits this word and reads *diligi*.

[2] John de Ros, Canon of Hereford and Archdeacon of Salop, a Papal chaplain, was promoted by the Pope to the see of Carlisle in 1325.

qui eam pluries in hiis que sibi prodesse poterant consilio & auxilio
suauiter confouistis & contra malignancium impetus sollicite pre-
texistis. Hinc, sumpta fiducia, vestre reuerende amicicie affectuosius supplicamus quatinus m*agistro* W. de K., procur*atori* Uniuersitatis antedicte, qui modo aliis absentibus ad quos prius secure
recurrere potuit, solus in Curia residet, omni fere auxilio destitutus, si peccunia vel consilio pro negocio dicte Uniuersitatis eum
contigeret [*sic*] indigere, subuenire dignemini, nostris precibus et
amore, scituri pro firmo quod quam cicius nobis constiterit quid
quantumve in premissis imposueritis, vobis ad plenum cum
graciarum accione multiplici satisfiet.

12

THE UNIVERSITY ASKS MICHAEL DE KERHAM TO SUPPORT
AND HELP THEIR REPRESENTATIVES, WHEN HE REACHES ROME

Probably about September 1317. *Fol.* 144

Lutterel

Venerabili viro & amico karissimo Michaeli de Kerham &c.
cetus &c. salutem & tam laboriose profectionis finem optatum.
Olim venerabili viro Cancellario Uniuersitatis nostre in Romana
Curia mortis debitum persoluente, veluti percusso pastore, quot-
quot sibi fuerant itineris socii, laboris participes, procuratores &
connuncii, stupentes pro eo quod acciderat, vel in suis negociis
occupati, ad propria sunt reuersi, ac magistrum Willelmum
Barneby, procuratorem nostrum, quasi inter ceteros minimum in
manu sui consilii reliquerunt, sicque negocio nostro infecto continuo recesserunt. Quoniam igitur firmiter credimus quod opes
vires suas excedunt & idcirco laborem solus portare non poterit,
vestram reuerendam amiciciam suppliciter exoramus quatinus,
si, Cristo duce, ad Romanam Curiam, quo pro salute nostra mis-
sum vos credimus, accedere vos contingat, dictum magistrum W.
nosque omnes & singulos in persona sua sub alis vestre proteccionis
colligere atque vice capitis nostri defuncti locum eius ibidem
tenendo negocia nostra vix semiplene perfecta promouere dignemini, omnium nostrum precibus & amore, ut honor Uniuersitatis
nostre, dei prouidencia vestraque industria, sublimetur et pauperum nostrorum inopia subleuetur, pro quibus vestre industrie
graciarum actiones merito referamus, & ut ad ea que vestrum
concernunt honorem arcius teneamur. Semper prospere & feliciter
valeatis.[1]

[1] The date seems to be after the news of Harcla's death had reached

13

A LETTER TO THE ARCHBISHOP OF CANTERBURY, STATING
THAT HE HAS PROTECTED THE UNIVERSITY AGAINST THE
FRIARS, WHO, HOWEVER, ARE STILL ACTIVE IN THE COURT OF
ROME; ASKING ALSO FOR A PROMISED CONTRIBUTION TO THE
EXPENSES OF THE UNIVERSITY

Probably 1317. *Fol.* 149

Lutterel

Pastoralis vestri regiminis industria ammiranda, dum eam[1]
ewangelica commendata necessitas a rectitudinis iusticie norma
nec deficit nec habundat, que ouem errantem per abrupta discordie
reuocaret, graues labores voluntarie protulit, & ut eandem reduceret & fieret omnium studencium unum ouile sub una lege &
unius pastoris regimine, pretermissis pro tempore cur*is* pro utili-
bus ad gregem spectanti,[2] proprios humeros supposuit ad portan-
dum; quam sub exempcionis colore pastorem velocius fugientem
& eiusdem labores & sollicitudines contempnentem, dum per
campos licencie effrenate irrevocabiliter euagari conspexerat, anxie dolens ouem perditam, ad gregem studencium dignanter se
conuertit, & ne lupina rabies seuiat & oues inquietudine molestet
aut dispergat, ouile omnium pastorum prouincialium protectione
muniuit. Hec, reuerentissime [*sic*] pater & domine, coram circumspecta prudencia factum dubitet quis[3] causam nostram causam
fecit ecclesie & ad eius defensionem uniuersos prelatos Anglie
suscitauit. Iam liberati a venancium laqueo & a verbo aspero hic
securi quiescimus, quamuis in Romana Curia non dormiant qui
dente detraccionis nos commedunt & impugnant continue leges
nostras. Non uero hic nunc tument super alia, neque strepit ut
olim notariorum turma, sequens fratrum vestigia. Non excande-
scit in nos sicut hactenus cum cachinnis aduersariorum vox
turgida; incuruatur ceruix quam erexit superbia, aduersus eos
preualere non valens, quos,[4] operante vestra prudentia, tota
uniuersalis Anglicana ecclesia protegit & defendit. Hinc, in pace
prospera nostris proficientibus studiis, omnipotenti deo laus &

Oxford, and before a new Chancellor was elected. Lutterel was elected
Oct. 15, 1317. The date might be
any day from mid-July onwards.
Harcla was dead before July 8,
1317 (*Cal. of Papal Registers*, ii. 155).
   [1] Perhaps the original read *secun-*

dum.
   [2] *spectantibus* is required.
   [3] To make sense we must alter
hec to *hoc*, insert *quis* before *dubitet*,
and read *que* for *quis*; but even this
is not satisfactory.
   [4] quo, MS.

gloria acclamatur, & tanto patri salus & benediccio a singulis
exoptatur. Reuerende igitur & nobis dulcissime paternitati vestre
preces fundimus humiles & deuotas, quatinus circumspectione
prouida concessum nobis subsidium pro releuanda Uniuersitatis
inopia & aduersariorum malicia deprimenda, quomodo congruencius habeatur, media cogitare & effectui excogitata mancipare
dignetur vestra paternitas & dominacio predilecta, ut quod,
operante spiritu sancto, gratum deo pro nobis sumpsit exordium,
vestra meditacione graciosa finale recipiat complementum, ad
nominis vestri famam celebrem & memoriam sempiternam. Verisimiliter namque timere poterimus, quod si manus superioris inferiores prelatos non pulsaret, tepescente proficiendi feruore, hiis,
qui quietem studii nituntur inuadere, aditus panderetur. Ad
Cristi ecclesie honorem et profectum & vestri meriti cumulum
tanto patri & Uniuersitatis nostre patrono adaugeat dominus
annos pacis.

14

THE UNIVERSITY TO A CARDINAL, ASKING THAT HE WILL
HAND THEIR LETTER TO THE POPE AND SUPPORT IT

Probably 1317. *Fol.* 155

Domino Cardinali, per Universitatem

Ad suppremum thronum gracie spe plenissima roborati facie
reuelata accedere non veremur, dum tante excellencie pater &
patronus noster precipuus pia dignacione mediatoris personam
assumens, nostras indigencias & defectus cum sollicita medendi
diligencia indefesse pertractat temporibus oportunis. Hoc de
vobis, reuerentissime pater, nos multiplex experientia docuit, dum
vexaciones graues quales priora secula non viderunt Uniuersitas
vestra, si placet, & nostra in sancta Romana Curia iam olim per-
sensit. Quod cum graciarum & laudum preconiis incessanter
recolimus, contra aduersancium iacula pro nobis exiguis caritas
vestra magnifica clipeum defensionis opposuit & nostre iusticie
causam in se suscipere non omisit. Unde de tante benignitatis
confisi suffragiis, paternitatem vestram reverendam nobis non
immerito amantissimam, humilius obsecramus, quatinus litteras
nostras domino nostro summo pontifici offerendas, quarum copiam
sub sigillo nostro vobis transmittimus de manu religiosi viri & in
sacra pagina doctoris eximii fratris I. de Reding, presencium porti-
toris, suscipere easque solite vestre benignitatis gracia apostolico

conspectui presentare, & reuerenda vestra instancia expedicionis
effectum, si placet, impetrare dignemini, filiorum vestrorum
humilibus precibus & deuotis, in vestri preclari meriti incrementum, Uniuersitatisque vestre utilitatem multiplicem & profectum;
que eciam nostra negocia in vestri reuerenda presencia vive vocis
ministerio referet lator presencium supradictus, quem si placet
nostrorum rogaminum interuentu in vestre proteccionis graciam
nosque in persona sua, cui ut tenemur tamquam uni de membris
nostris precipuis bene valere plurimum affectamus, pie suscipere
ac commendatum habere dignetur vestra paternitas reuerenda.

15

THE UNIVERSITY ASKS CARDINAL —— FOR A COPY OF HIS
JUDGEMENT IN THE DISPUTE WITH THE FRIARS PREACHERS

Perhaps 1317. *Fol.* 145

Littera missa Cardinali

Venerabili in Cristo patri &c. Pater reuerende, quas laudes,
quas graciarum acciones pro variis & innumeris beneficiis graciose
nobis impensis, pro quibus nichil dignum nos egisse cognoscimus,
vobis exhibere debeamus, condigne proferre non sufficimus. Sed
vestris pre pedibus preuoluti, ad graciarum acciones pro omni
posse nostro nos erigentes, ac vobis & vestris obsequialiter iuxta
nostre paruitatis modulam nos deuocius offerentes, summi numinis clemenciam instancius exoramus, ut, quod nostre facultatis
non existit, sue gracie plenitudine vobis retribuere dignetur. Et
quia vestre paternitatis beniuolenciam confidimus erga nos cum
incremento continuatam, vestram requirimus paternitatem quatinus talem ad nos pro habenda copia processus vestri actorum &
pronunciacionis vestre in negocio nos & fratres predicatores contingente[1] benigne, fauorabiliter & graciose expediri iubeatis, ut
vestre benignitatis auxilium nobis adesse senciamus.

[1] In 1313 Cardinal Richard de S. Eustachio gave a decision in this case, but we do not know its terms (*Collectanea*, ii. 206, O.H.S.). Appa- rently it did not go far, as the matter was assigned to judges delegate in England.

16

THE POPE, AFTER MENTIONING THE POINTS IN WHICH THE
UNIVERSITY INJURES THE FRIARS UNDER THE TERMS OF THE
NEW AGREEMENT, MAKES A 'PROVISION, INHIBITION, PRECEPT,
AND CONSTITUTION' ON THE MATTER, THE NECESSARY FACTS
HAVING BEEN COLLECTED BY THREE CARDINALS (NAMED)

Oct. 16, 1317

Ad[1] futuram rei memoriam.

Si civili censura commendatum est in discendis artibus otium,
in ea potissime que desursum est acquirenda sapientia commodum
tranquillitatis dinoscitur oportunum, cum et ipsa scribi iubeatur
in otio et primum pudica deinde pacifica describatur, eam inhabi-
tare dedignans animam quam videt dissidiorum turbinibus invo-
lutam; hec est illa Theologica veritas que Cristianam mentem
celestis radio claritatis illuminat, ipsamque spiritualis pabuli
satietate suavissima refocillat; hec est que more aquarum Siloe
currentium cum silentio in quiete debet instillari pariter et
hauriri. Unde summopere affectamus ut cuiuslibet facultatis sed
specialiter theologice studium quod in communis utilitatis incrementa diffundatur ubilibet, pace fruatur intrinseca nullisque
turbationum angustiis involvatur; ad quod nostre solicitudinis
partes libenter impendimus, nedum ea que circa id provisa salubriter fuerint nostre confirmationis roborando munimine, quin
etiam reformanda provide reformando juxta quod cernimus expedire. Suscitata siquidem ab olim inter dilectos filios Priorem et
fratres ordinis predicatorum Oxonien', Lincolnien' dioc. ex parte
una et . . . Cancellarium ac universitatem Magistrorum et Scolarium eiusdem loci Oxonien' dicte dioc. ex altera, pretextu predica-
tionum seu sermonum qui pro tempore fuerint ad Clerum, lectionum Bacalariorum Sententiarum et Biblie, licentiarum dandarum
fratribus dicti ordinis in facultate huiusmodi Magistrandis qui
non fuerant in artibus magistrati ac disputationum solennium que
ibidem vesperie nuncupantur, necnon quorundam statutorum
a Cancellario et uniuersitate prefatis editorum ex quibus ipsi
Prior et fratres asserebant indebite se gravari, et gravaminum
per ipsos Cancellarium et uniuersitatem prefatis illatorum
Priori et fratribus ut dicebant, ac etiam super nonnullis aliis
diversis articulis, materia questionis, et causa huiusmodi ad audientiam felicis recordationis Clementis pape V predecessoris nostri

---

[1] The first quarter of this deed is
missing in Richard de Bury and was
transcribed from the Papal Registers in 1890.

perlata, idem predecessor venerabili fratri nostro Iohanni episcopo
Laudunen' et quibusdam aliis collegis suis dedit inter cetera per
suas litteras in mandatis ut curarent ad concordiam reducere
partes ipsas; et si eas concordare nequirent partes citarent easdem
ut infra certum terminum per se vel procuratores ydoneos se
ipsius predecessoris conspectui presentarent; demum a partibus
ipsis, mediantibus probis viris pro bono pacis et concordie inter
eas perpetuo nutriende, in dictum episcopum Laudunen' et dilectos filios Magistrum Guilbertum de Mideltone canonicum Lon-
donien', Petrum de Kengton et Thomam Euerardi fratres dicti
ordinis tanquam in arbitros, arbitratores et amicabiles compositores sub certis penis iuramento hinc inde prestito extitit concorditer compromissum, dictique episcopus, canonicus, Petrus et
Thomas, huiusmodi compromisso suscepto, certum inter easdem
partes super premissis arbitrium protulerunt, ipseque partes illud
acceptarunt voluntarie, et pacifice aliquandiu observarunt; inter
cetera siquidem in eodem arbitrio continetur quod prefati arbitri
arbitrati fuere ut disputationes Vesperie nuncupate que immediate
procedunt antequam Baccallarii religiosi vel clerici seculares
incipiant in facultate legere supradicta in ecclesia eiusdem loci
Oxonien' juxta quoddam statutum ab eadem uniuersitate super
hoc editum fierent, quamquam disputationes huiusmodi ab antiquo in domibus dictorum fratrum dumtaxat consuevissent fieri;
cum fratres ipsi erant in facultate huiusmodi magistrandi rursum
fuerunt dicti arbitri arbitrati quod secundum quoddam statutum
factum ab uniuersitate prefata sermones examinatorii nominati
qui per Baccalarios antedictos tam religiosos quam clericos seculares pro tempore faciendi sunt antequam magistrentur in facultate predicta fierent in ecclesia prelibata, quamvis alias in eorundem predicatorum vel fratrum ordinis Minorum domibus eiusdem
loci Oxonien' sermones consuevissent fieri antedicti, sed nichilominus quilibet Baccalarius de uniuersitate ipsa postquam in eadem
uniuersitate legisset Sententias predicare unum sermonem in
domo dictorum fratrum predicatorum antequam magistraretur
in eadem facultate aliquo die dominico teneretur quem assignarent
ille vel illi ad quem vel ad quos tunc in dicta uniuersitate assigna-
tio sermonum huiusmodi pertineret. Ceterum modum edendi
pro tempore statuta per Cancellarium et uniuersitatem predictos
iidem arbitri arbitrando fuerunt inter alia taliter moderati quod
extunc in antea nichil statueretur a Cancellario et magistris uniuersitatis eiusdem nisi primo articulus vel articuli super quo vel
quibus statuendum esset in congregatione generali omnium magistrorum inibi actu regentium publice proponeretur in scriptis et

uni ex magistris singularium facultatum daretur articulorum copia
predictorum ad deliberandum sufficienter et plenius ad minus
infra quindecim dierum spatium super illud. Arbitrati preterea
fuerunt arbitri memorati quod prefati fratres predicatores in
domo sua quantum ad lectiones, disputationes et determinationes
scolas haberent liberas ita quod per statutum vel ordinationem
ex tunc in antea facienda seu per quemcunque modum alium
imposterum inducendum a cancellario et uniuersitate predictis
non impedirentur quominus in scolis suis possent actus huiusmodi
vel eorum aliquem exercere. Verum ad audientiam nostram perlato quod Cancellarius et uniuersitas predicti contra premissa
contenta ut predicitur in eodem arbitrio venientes, postquam
cuidam fratri eiusdem ordinis predicatorum magistrando in facultate prefata per eundem Cancellarium vel eius auctoritate seu
illum aut illos ad quem vel ad quos tunc temporis pertinuit, certa
dies pro disputationibus huiusmodi que Vesperie ut predicitur
nuncupantur aliaque dies eidem fratri pro inceptione sue lectionis
fuerant assignate, ideoque frater taliter magistrandus scolas ut
moris est singulorum visitauerat magistrorum, impediverunt
fratrem eundem quominus disputationes et lecturam huiusmodi
perficere posset non absque iniuria dicti fratris et sui ordinis
antedicti. Et quod dicti Cancellarius et uniuersitas eosdem fratres
predicatores agravant diebus dominicis quibus quilibet Bacca-
lariorum dicte uniuersitatis in facultate huiusmodi magistrandus
unum sermonem in domo dictorum fratrum predicatorum facere
tenetur iuxta formam arbitrii supradicti, pro eo quod non pro-
nuntiant seu prenuntiari faciunt cum intervallo temporis competentis fratribus predicatoribus prelibatis in qua certa die
dominica Baccalarius ipse inibi sermonem huiusmodi sit facturus.
Et inde fit quod cum dicti fratres predicatores sermones dominicales in dicta domo ad Clerum consueverint predicare cum frater
predicator paratus est huiusmodi sibi commissum dominicalem
predicare sermonem ille Baccalarius qui iuxta formam huiusmodi
prefati arbitrii sermonem suum ibidem predicare debebat dictum
fratrem predicatorem sic paratum ad predicandum impedit nec
tunc valeat predicare; et nichilominus dictus Cancellarius et
uniuersitas dictos fratres predicatores ex eo aduersarios reputando
quod alias contra eos pretextu quorundam statutorum aliorumque gravaminum ad sedem apostolicam appellarant diversimode[1]
scolares retrahunt ne ad dictam domum ipsorum fratrum predicatorum accedant, sermones eorum seu lectiones inibi audi-
turi, propter quod in sermonibus et in scolis eorundem fratrum

[1] Ric. de Bury, fol. 103 begins here.

predicatorum auditorum consueta frequentia non habetur ; quodque Cancellarius et magistri de uniuersitate prefata modum edendi
statuta non sine dictorum fratrum predicatorum grauamine sic
obseruant quod articulos super quibus statuta pro tempore sunt
edenda ad deliberandum super ipsis tali de facultatibus predictis
Magistro exhibent qui se difficilem reddit in communicando illos
ceteris de sua facultate magistris et plerumque ipsos articulos eis
communicant nimis tarde et inde prouenit quod editionis ipsorum
statutorum tempore inuenitur earundem facultatum magistros
non deliberasse sufficienter de articulis prelibatis, et ideo tot
onerosa multiplicantur statuta quod ab ipsis fratribus predicatoribus absque conscienciarum suarum scrupulis nequeunt obseruari,
et presertim quia non permittitur dictis fratribus predicatoribus
& magistris eciam aliarum facultatum quod libere huiusmodi
habere possint copiam statutorum vel ea saltim respicere diligenter, sed illa tantum in presentia procuratorum et aliorum
magistrorum dicte uniuersitatis, in congregatione videlicet eorum,
transcursorie legere seu audire ; propter quod tante prolixitatis et
varietatis eorundem statutorum memoria non est capax. Et
quod dicti Cancellarius et magistri articulum de scolis eorundem
fratrum liberis in arbitrio memorato contentum interpretantes
pro eorum arbitrio voluntatis, asserunt quod lectiones, disputationes et determinationes aliique actus scolastici qui exercentur in
scolis predictorum fratrum predicatorum ipsis fratribus predica-
catoribus vel aliis scolaribus in eis actus huiusmodi exercentibus
nullum suffragium prestare debeant ad gradum in dicta uniuersitate Baccalariatus vel magisterii obtinendum. Nos venerabili fratri
Guillelmo episcopo Palestin' et dilecto filio nostro Iacobo sancti
Georgii ad velum aureum diacono, ac bone memorie Raymundo
tituli sancte Potentiane presbitero cardinalibus duximus com-
mittendum, ut de arbitrio supradicto aliisque premissis ad audientiam nostram ut supradicitur perlatis informationem reciperent,
illamque nobis referrent, postquam de hiis existerent informati ;
dictique Pelastin' episcopus et Cardinales super predictis omnibus
informatione recepta illam referre coram nobis fideliter et plenarie
curaverunt. Nos itaque intendentes in hac parte illo remedio
providere per quod ipse partes suis finibus sint contente, de
fratrum nostrorum consilio auctoritate apostolica super predictis
ad nos perlatis taliter providemus quod frater Baccalarius licentiatus ut supradicitur ad Magisterium assumendum, postquam
certa dies pro disputationibus solennibus que ibidem Vesperie ut
supra dicitur nominantur et alia pro inceptione lectionis sibi
assignata fuerit, ideoque Baccalarius sic licentiatus scolas ut

moris est Magistrorum visitaverit singulorum, nullo modo impediatur a Cancellario vel magistris eisdem seu aliis de uniuersitate predicta, quominus disputationes et lecturam huiusmodi libere incipere et perficere valeat et ad ipsum magisterium assumatur; quodque dicti Cancellarius et magistri illum diem dominicum quo quicunque Baccalarius ipsius uniuersitatis magistrandus in facultate predicta in domo ipsorum fratrum predicatorum sermonem ad Clerum predicare habeat, prenuntient fratribus predicatoribus antedictis per tanti temporis spatium quantum dari consuevit illis fratribus predicatoribus quibus committuntur sermones huiusmodi faciendi ut facta ei prenuntiatione huiusmodi fratrem illum predicatorem cui pro die illa committendus fuisset sermo huiusmodi vel esset forsitan iam commissus superueniens ipse Baccalarius in faciendo sermonem eundem non impediatur improvise. Hortamur autem ut Baccalarius huiusmodi cum predicauerit inibi[1] modeste et absque detractione cuiusquam satagat predicare. Quamvis autem prefati arbitri per idem arbitrium duxerint inhibendum ne a dicto Baccalario sic predicante occasione sermonis huiusmodi clam vel palam quicquam conferetur fratribus predicatoribus prelibatis et ad hoc ipse Baccalarius astringeretur vinculo proprii iuramenti, quia tamen pro parte dicte uniuersitatis post prefatum arbitrium ab eodem Baccalario sic predicante in publico etiam infra locum dictorum fratrum exactum est huiusmodi iuramentum ex quo videtur eorundem fratrum predicatorum decentie derogari; nos equalitatem servare volentes et intendentes ut dicti fratres predicatores debita eiusdem loci eorum sicut aliorum locorum dicti ordinis gaudeant libertate, Cancellario, Magistris et uniuersitati prefatis ne infra ambitum eiusdem loci dictorum fratrum predicatorum exigant vel exigi faciant dictum iuramentum ulterius quoquomodo districtius inhibemus. Preterea scolares vel alios volentes ad domum ipsorum fratrum predicatorum venire cum predicatur seu lectiones leguntur ibidem a Cancellario et magistris eisdem vel aliis quibuscunque nolumus aliquatenus impediri sed volumus quod huiusmodi predicationes, disputationes et determinationes ac lectiones ipsorum fratrum in dicta domo volentes audire ad illam accedere libere permittantur. Precipimus autem Cancellario et magistris eisdem quod magistris fidelibus et discretis de facultatibus supradictis articulos super quibus in uniuersitate prefata statuta edenda vel ordinationes faciende pro tempore fuerint comunicare procurent qui de articulis ipsis dictis fratribus predicatoribus ceterisque magistris dicte uniuersitatis de singulis facultatibus infra tres dies copiam faciant

[1] omnibus, R. de Bury.

ut antequam in comuni eorum congregatione conueniant, plene
deliberare possint super articulis prelibatis. Rursum videtur
nobis et volumus scolas ipsorum Prioris et fratrum predicatorum
quantum ad lectiones, disputationes et determinationes ea libertate potiri debere quod actus huiusmodi qui exercentur in scolis
ipsis eorundem fratrum tantum valeant et debere valeant memo-
ratis fratribus et aliis quibuscunque ad gradus in dicta uniuersitate
habitos vel habendos quantum si facti essent in scolis cuiuscunque
alterius magistrorum. Suprascripta nempe que providimus, precepimus et volumus, prout ea superius sunt expressa, habere
decernimus perpetuam firmitatem ; necnon sepedictorum prioris
et fratrum predicatorum devotis supplicationibus inclinati, arbitrium supradictum, quo ad alios articulos in eo contentos (duobus
articulis de aliquo videlicet qui non fuisset Magister in artibus ad
magisterium in sacra pagina minime assumendo et de aliquo in
dicta uniuersitate bibliam biblice seu textualiter nisi prius in
Theologia Baccalarius extitisset legere nequeunte, super quibus
iuxta certum modum, qui videtur dictis fratribus predicatoribus
onerosus, arbitrati fuere arbitri prelibati et super quibus intendimus aliter provideri dumtaxat exceptis) sicut provide latum
est ratum et gratum habentes, illud quantum ad huiusmodi alios
articulos prefatis duobus articulis ut predicitur exceptis ex certa
scientia confirmamus et presentis scripti patrocinio communimus.
Tenorem eiusdem arbitrii ut de ipso certitudo plenior habeatur
facientes presentibus inseri qui talis est. In dei nomine amen.
Cum[1] . . . in scolis suis valeant exercere. Nulli etc. nostre
provisionis, inhibitionis, precepti, voluntatis, constitutionis, et
confirmationis etc. Datum Avinion' xvii. Kal. Nov. anno secundo.

17

A PAPAL LETTER TO THE TWO CARDINALS IN ENGLAND THAT
THEY ARE TO DECREE BY PAPAL AUTHORITY THAT THE
FRIARS MAY LECTURE ON THE BIBLE TEXTUALLY BEFORE
THEY ARE BACHELORS IN THEOLOGY, AND THE FACT THAT
THEY HAVE NOT BEEN REGENT IN ARTS SHOULD NOT HINDER
THEM FROM A THEOLOGICAL DEGREE

Oct. 25, 1317

Dilectis[2] filiis Gaucelino tituli Sanctorum Marcellini et Petri

---

[1] From this point to *exercere* at the end may be found in *Collectanea*, ii. 268–72.

[2] This is a transcript from the Papal Register made in 1890. It is not in Richard de Bury.

presbitero, ac Luce Sancte Marie in Via Lata diacono, Cardinalibus, apostolice sedis nuntiis.

Exorta iamdudum inter dilectos filios priorem et fratres ordinis predicatorum Oxoniensium Lincolniensis diocesis ex parte una, et . . . Cancellarium ac Uniuersitatem Magistrorum et scolarium eiusdem loci Oxoniensis ex altera, pretextu licentiarum dandarum fratribus dicti ordinis in sacra pagina magistrandis, qui non fuerant in artibus magistrati, et lectionum biblie biblice seu textualiter a Bacalariis in eadem pagina in dicta uniuersitate faciendarum pro tempore, necnon quorundam aliorum statutorum a cancellario et Uniuersitate prefatis editorum, ex quibus ipsi prior et fratres asserebant indebite se grauari, ac etiam super nonnullis aliis diuersis articulis, materia questionis, et causa huiusmodi ad audientiam felicis recordationis Clementis pape V predecessoris nostri perlata, idem predecessor venerabili fratri nostro Iohanni episcopo Landavensi et quibusdam aliis collegis suis dedit inter alia per suas litteras in mandatis, ut curarent ad concordiam reducere partes ipsas, et si eas concordare nequirent partes citarent easdem ut infra certum terminum per se vel per procuratores ydoneos se ipsius predecessoris conspectui presentarent, ac tandem a dictis partibus, mediantibus probis viris pro bono pacis et concordie inter eos perpetuo nutriende, in dictum episcopum et quosdam alios suos in hac parte Collegas tanquam in arbitros, arbitratores et amicabiles compositores sub certis penis iuramento hinc inde interposito existit concorditer compromissum; dictique episcopus et College sui arbitri, huiusmodi compromisso suscepto, certum inter easdem partes super predictis arbitrium protulerunt, ipseque partes illud acceptarunt voluntarie, ac pacifice aliquandiu observarunt. Inter cetera siquidem statuta predicta tale ipsius Uniuersitatis statutum existit quod nullus in sacra pagina magistretur nisi prius in artibus magister extiterit, aut super obtinendo in dicta pagina magisterio a prefatis magistris gratiam consequatur. Aliud etiam statutum eiusdem Uniuersitatis habetur quod nullus in dicta Uniuersitate legat Bibliam Biblice seu textualiter nisi antea fuerit Bacalarius in Theologica facultate. Licet autem super huiusmodi etiam prenominatis articulis iuxta certum modum, qui videtur dictis fratribus predicatoribus onerosus, arbitrati fuissent arbitri memorati, prout in arbitrio prefato seriosius continetur, ad nostram tamen perlato notitiam, quod iidem cancellarius et magistri post idem arbitrium quandoque super eisdem prenominatis et plerumque super certis aliis articulis in arbitrio designatis dictis fratribus predicatoribus difficultatem adhibuerunt et interdum

etiam denegarunt expresse, non absque fratrum iniuria predictorum, cum de arbitrio fuissemus plenarie informati, super premissis
aliis articulis, eisdem prenominatis expressis articulis tunc exceptis, sub certa forma auctoritate apostolica providimus de fratrum
nostrorum consilio, ipsumque arbitrium, dictis prenominatis articulis tunc exceptis, quoad alios articulos in eo contentos ex certa
scientia duximus confirmandum, prout in aliis nostris litteris inde
confectis plenius dinoscitur contineri. Nos igitur exemplo Regis
pacifici, cuius meritis[1] vicem quanquam immeriti gerimus, pacem
et concordiam inter cunctos Cristi fideles perseueranter existere
ac etiam fructificare iugiter summis desideriis cupientes, volentes
quoque dare materiam ut theologice facultatis, cuius veritatis.
evidentia fides catholica limpidius et latius elucescet, studium
amplietur, ac etiam intendentes tam viros sacre religioni deditos
quam alios in huiusmodi studio desudantes in sic laudabili eorum
proposito, summotis quibusvis iniustis obstaculis, dulciter ac
favorabiliter confouere, de circumspectione vestra in hoc et in
aliis plenam in domino fiduciam obtinentes, discretioni vestre de
nostrorum fratrum eorundem consilio per apostolica scripta committimus et mandamus, quatenus cum raro contingat quod in
Artibus Magistri mendicantium vel alios ingrediantur ordines sic
adulti, satisque videatur posse Bacalarius in facultate predicta
censeri qui Sententias sub Magistro in eadem legerit facultate, si
Cancellarii et magistrorum prefatorum volentium in hac parte
respicere bonum pacis et concordia unitari voluntas accesserit,
auctoritate apostolica decernatis ac etiam ordinetis quod dicti
fratres predicatores, omnesque alii mendicantium et aliorum
ordinum approbatorum per sedem eandem religiosi prefati loci
Oxoniensis simpliciter et absque contradictione Cancellarii et
Magistrorum ipsorum vel aliorum quorumlibet ad legendum in
eodem Oxoniensi studio Bibliam biblice seu textualiter admittantur, dummodo in dicto studio seu alio eiusdem vel alterius studii
loco Sententias legerit sub aliquo sacre pagine supradicte Magistro
lectore inibi principali. Alioquin, eorundem Cancellarii et Magistrorum etiam voluntate minime accedente, eadem auctoritate
decernere ac ordinare curetis quod fratres predicatores et alii
religiosi predicti eiusdem loci Oxoniensis, dummodo alias ydonei
fuerint ad idem Magisterium in facultate predicta, etiam si antea
in artibus Magistri non fuerint, non petita eo pretextu quod
Magistri non fuissent in artibus ab ipsis Cancellario et Magistris
vel aliis ad quos id pro tempore inibi pertinet licentia per viam
gratie, sed per modum mere justitie libere assumantur, et quod

[1] This word must be wrong.

fratres predicatores et alii Religiosi predicti simpliciter et absque contradictione Cancellarii et Magistrorum ipsorum vel aliorum quorumlibet ad legendum in ipso studio Bibliam biblice seu textualiter admittantur, dummodo in dicto studio seu alio eiusdem vel alterius studii loco Sententias legerit sub aliquo sacre pagine magistro lectore inibi principali, prout superius est expressum, quodque per aliquod statutum vel quamvis aliam ordinationem contraria facta vel facienda per Cancellarium et Magistros eosdem seu eorum auctoritate, huiusmodi constitutioni ac ordinationi, per nos, siue Cancellarii et Magistrorum predictorum voluntas accesserit siue non, ut predicitur, faciendis, nequeat quomodolibet derogari, contrariis per censuram ecclesiasticam appellatione postposita compescendis; non obstantibus iuramento specialiter de dictis prenominatis a prefatis partibus vel generaliter ab eisdem ac aliis religiosis prestito de omnibus eiusdem Uniuersitatis statutis vel ordinationibus observandis; seu si eisdem Cancellario et Magistris vel quibusvis aliis communiter vel divisim a dicta sede indultum existat, quod excommunicari, suspendi, vel interdici non possint per litteras apostolicas non facientes plenam et expressam ac de verbo ad verbum de indulto huiusmodi mentionem.

Datum Avinion' viii Kal. Nouembris anno secundo.

18

A PAPAL LETTER TO THE TWO CARDINALS THAT THEY SHOULD INDUCE THE UNIVERSITY TO ALTER THE STATUTE BY WHICH A BACHELOR IN THEOLOGY CANNOT HAVE LICENCE FOR THE HIGHER DEGREE UNLESS ALL THE DOCTORS OF THEOLOGY APPROVE; A MAJORITY SHOULD BE ENOUGH. IF THEY FAIL, THE UNIVERSITY IS TO BE CITED TO ROME

Nov. 1, 1317

Dilectis[1] filiis Gaucelino tituli sanctorum Marcellini et Petri presbitero, et Luce Sancte Marie in Via lata diacono cardinalibus apostolice sedis nunciis.

Ad nostri apostolatus auditum relatio fidedigna perduxit quod inter statuta dilectorum filiorum uniuersitatis Magistrorum et scolarium Studii Oxonien' Lincolnien' dioc. illud dinoscitur contineri videlicet quod ille dumtaxat Baccalarius valeat in theologica facultate magisterii licentiam obtinere quem omnes Magistri in facultate ipsa ibidem actu regentes insimul congregati asserunt,

---

[1] This is a transcript from the Papal Register made in 1890 and is not quite trustworthy. It is not in Richard de Bury.

in virtute iuramenti prestiti per eosdem, se scire illum qui ad magisterium in dicta facultate tunc assumendus existit ad id moribus et scientia fore dignum; quod si forsan ex eis aliqui vel etiam unus solus super hoc dubitare vel nescire aut ignorare se dicat vel eorum aliquis aliquid verbum simile proferre contingat, licentiando tali huiusmodi licentia denegatur, nisi forte licentiandus ipse de gratia Cancellarii et Magistrorum ipsorum ad quos huiusmodi licentie concessio pertinet ad dictum Magisterium assumatur. Cum igitur prefatum statutum si diligenter inspicitur ab equitatis et rationis dissonare tramite videatur, et ex illo quod odiosum reputatur a pluribus, de facili possent scandala non absque nocimento dicti studii suboriri, Nos volentes super hiis de salubri et oportuno remedio paterna diligentia providere discretioni vestre per apostolica scripta mandamus quatenus vos vel alter vestrum, per vos vel per alium seu alios, Magistros et scolares predictos ex parte vestra moneatis attentius et etiam inducatis quod prefatum statutum ad hoc reducere studeant moderamen, scilicet quod eidem licentiando Baccalario quem maior pars Magistrorum ipsorum se scire dicunt eum ad id moribus et scientia, in quantum nosse sinit humana fragilitas, fore dignum, sive clericus secularis sive religiosus cuiuscunque religionis existat, ad Magistratum ipsum, statuto predicto etiam si illud iuramento vel alia quavis firmitate vallatum existat et reliquorum contradictione qualibet nequaquam obstantibus, huiusmodi licentia Magisterii concedatur; vosque postmodum moderationem huiusmodi et quicquid per eosdem Magistros actum in hac parte vel ordinatum extiterit studeatis auctoritate nostra super quo plenam vobis et unicuique vestrum potestatem concedimus ex certa scientia confirmare. Si vero Magistri et scolares predicti huiusmodi monitis et inductionibus vestris ex causis aliquibus forsan acquiescere non curarunt, vos huiusmodi causas et rationes eorum quare id efficere non debeant vel non possint nobis rescribatis fideliter et distincte per litteras vestras harum seriem continentes, et nichilominus Magistros et scolares ex parte nostra peremptorie citetis ut infra quatuor mensium spatium post citationem huiusmodi per procuratores ydoneos apostolico se conspectui representent, facturi et recepturi quod iustitia suadebit, et super hoc duxerimus statuendum; diem vero huiusmodi citationis et formam, et quicquid inde feceritis nobis per easdem litteras vestras harum seriem continentes fideliter intimare curetis. Dat' Avinion' Kal. Novembris anno secundo.

19

THE UNIVERSITY COMMENDS MAG. THOMAS DE HOTOFT TO
THE BISHOP OF LINCOLN

About 1317 *or* 1318. *Fol.* 147

Littera directa domino I. Lincolniensi episcopo

Memores vestre suauissime pietatis, que nos multiplicibus beneficiis perfudit temporibus retroactis, ad quantas possumus graciarum assurgimus acciones, superni respectus clemenciam humiliter
inplorantes, ut quibuslibet precisis obstaculis ad regimen ecclesie
sue vobis adaugeat annos pacis. Verum quia illi, quorum conuersacionem celebris fama & lucida morum venustas decorat, iudi-
cantur digni priuilegio gracie & fauoris, paternitatem vestram
cum omni qua conuenit deuocione rogamus quatinus magistro
Thome de Hotoft,[1] rectori ecclesie de A. vestre diocesis, in nostra
Uniuersitate magistrale officium in artibus nuper laudabiliter [in-
gresso],[2] quem suis meritis exigentibus decet nostro gaudere testimonio in omnibus suis agendis, coram vestra paternitate precum
nostrarum interuentu exhibere dignemini graciam & fauorem.
Diu floreat sanctitas vestra prosperis incrementis & successibus
graciosis.

20

THE UNIVERSITY RECOMMENDS TO THE POPE MAG. H. ELYE,
WHO HAD RECENTLY BEEN MADE D.C.L.

About 1317 *or* 1318. *Fol.* 148

Domino Pape pro H. E.　　　　　　　Lutterel

Naturalis virtus, qua vita regitur, sollicitudinis sue participium
singulis membris adaptat, ut dum, armonica sui distribucione,
corporis bonam valitudinem & forme pulcritudinem efficit, eterne
sapientie vestigium, que attingit a fine usque ad finem fortiter &
disponit omnia suauiter, cernentibus lucide representet;[3] qua
eciam natura sic instituit ut hiis membris quorum est usus nobilior cura sollicitior[4] impendatur, &, ut assit eisdem quod expedit,
labori & instancie cura peruigili seruiatur. Hoc nos, pater sanctissime, qui sub uno regimine eodemque fine, in agro scolastici
exercicii desudantes, naturalis tipum corporis gerimus, suauiter
allicit efficaciter & inducit pro venerabili magistro H. Elye, nostro

---

[1] He was one of the leaders in the
Stamford schism (*Snappe*, p. 295).
[2] Not in MS.

[3] representat, MS.
[4] sollicior, MS.

socio & commagistro, pro modulo nostro vires apponere, & precibus votiuis instare, ut eius prouideatur honori & utilitati salubrius
consulatur, qui per longa temporum spacia facultatis iuris ciuilis
subtili mente profunda scrutatus, in eadem ad doctoratus apicem,
meritis hoc exigentibus, est assumptus, in qua nunc apud nos
regens actualiter, docendo fructum multiplicem auditoribus attulit annis multis. Ad sanctissime maiestatis vestre celsitudinem,
viris scolasticis semper propiciam, quamuis exigui, filii tamen
sanctitatis vestre humiles et deuoti, oculos de profundis erigimus;
& ex eo sumpta fiducia quod, ut deserti speciosa pinguescerent &
per eam [sic] male bestie non transirent, inter cetera loca infra
mundi climata constituta, viris proficientibus in Uniuersitate
nostra studentibus ulterius prouidistis, & ut nuper fama ferente
didicimus, quod et cum ineffabili graciarum accione referrimus
[sic] letantes, pacis & quietis nostre emulum in vestri venerabili
presencia constitutum mirifice confutastis, prefatum doctorem
vestre sanctissime paternitati nobis non immerito amantissime
confidenter offerre & cum filiali humilitatis reuerencia recommendare presumus,[1] rogantes si fas sit & attentius supplicantes humilibus precibus et deuotis, quatinus laboris & meritorum intuitu
& Uniuersitatis nostre humili interuentu, de profundo pelagi bonitatis vestre magnifice, rorem salutiferum fauoris & gracie ad
negocii sui expeditionem optatam senciat eliquare, ut qui filiis
matris ecclesie cum labore multiplici & noctes agens insomnes
doctrine pabulum monstrauit, sanctissimo patri, patrem cogno-
scens acceptum, virilius ex nunc laboret & aliorum manus remissas
animet ad profectum. Sub vestro sacratissimo regimine sancta
mater ecclesia fidei firmitate proficiat & caritatis feruore suauiter
inardescat per tempora feliciter duratura.

21

THE UNIVERSITY COMMENDS MAG. I. DE LUNDERORF TO THE
POPE

Probably 1317 or 1318. Fol. 149

Domino Pape   Lutterell

Cum filiali reuerencia, recommendacione humilima, deuota pedum oscula. Veteris testamenti legislacio hoc habebat quod tempore messuum [sic] colligerentur primicie fructuum & colligencium
ministerio sacerdoti deferentur,[2] per eius manus deo offerende.
Quod, quoniam, sicut cetera sub illo testamento, secundum

---

[1] Probably *presumimus* is meant.   [2] i.e. deferrentur.

apostolicam sentenciam figura temporis est instantis, nos qui
olim commagistros & socios nostros viros senes & etate prouectos ad
vestre sanctitatis presenciam transmittentes, eos graciis postea &
immensis beneficiis recepimus honoratos, pro quo spiritui sancto
qui vestro reuerendo ministerio & beatitudini vestre que eiusdem
familiari consilio, bonitate largiflua, Uniuersitati prospexit, quamuis vestre sanctitatis merito incomparabiliter inferiores, ad graciarum quas possumus unanimiter consurgimus acciones, nunc tamquam noue nostre messis primicias magistrum I. de Lunderorf,[1]
genere quidem clarum, sed moribus & sciencia clariorem Cristi
summo sacerdoti per manus nostras offerimus,[2] & tantillam si
placet recommendare vellemus hostiam, ut credimus ecclesie utilem & deo placentem, qui a lacte iuuenilis etatis per adeptam
scienciam ablactatus, & per morum venustatem auulsus ab uberibus voluptatis, in facultate arcium nuper magistralis honoris est
ascriptus; pro quo tante excellencie, seruuli quamuis indigni,
humilibus precibus concorditer supplicamus, quatinus ex illa
potestate mirifica, cui plena dispensacio ministeriorum est tradita,
nostrum humili instancia eius negocia prosperentur, ut dum,
coniectis in eum paternis dignacionis oculis benignius, nobis inter-
cedentibus, exaudit[3] radiis luminosis consueti fauoris & gracie,
Uniuersitas vestra profundissime senciat, ut ad antiquam dignita-
tem beniuolencie tanti patris se gaudeat plenius restitutam, quam
per angelum Sathane in lucis angelum transformatum suggestionibus mendacibus & dolosis amissam dolens ex coniecturis credidit;
ex quo multis temporibus ante tante maiestatis conspectum oculos
leuare pertimuit, donec hiis diebus nouissimis accusatorem fratrum
nostrorum vestra circumspectione sapientissima proiectum cogno-
uerimus, & obstetricante manu vestra quam regebat dei dextera
ad deteccionem iniquitatis & mendacii tortuosus coluber est
eductus. Unde ympnum deo laudis leti persoluimus, & operum
vestrorum magnalia in benedictionis memoria unanimiter celebra-
mus. Sub vestro ducatu sanctissimo illuc tendat cursu prospero
felix piscatoris nauicula, ubi nostre spei fixa est anchora per
secula diucius permansura.

[1] In 1335 (*Cal. of Papal Registers*, ii. 517) John de Lunderthorp, M.A., S.T.P., had the provision of a canonry at Lichfield, notwithstanding that he held the church of Cottes-more, value 30 marks.
[2] offerrimus, MS.
[3] This word must be wrong. Should it be *exardet*?

22

THE KING REPEATS HIS COMMAND TO THE CHANCELLOR TO
PUNISH THOSE WHO HAD MADE AN ATTACK ON THE BLACK
FRIARS

Date uncertain. Fol. 146

Edwardus &c. Cancellario &c. Cum nuper ad lacrimosam queri-
moniam dilectorum nobis in Cristo fratrum de ordine Predicatorum Oxonie continentem quod quidam scolares dicte Uniuersitatis
mansionem & ecclesiam dictorum fratrum ibidem vi armata in-
gredientes[1] in dictos fratres insultus multiplices fecerunt & quosdam eorum verberauerunt & male tractauerunt ac ostia mansi sui
predicti fregerunt, altaria, ymagines ac alia diuino dedicata
[seruicio][2] inhumaniter fregerunt & conculcauerunt, dictosque
fratres quominus cultui diuino intendere potuerunt impediuerunt,
necnon eisdem fratribus de corporibus suis & de incendio domuum
suarum infeste comminando alia enormia quamplurima eisdem
intulerunt, in ipsorum fratrum dispendium non modicum & cor-
porum suorum periculum & diuini cultus diminucionem ac pacis
nostre lesionem & dicte Uniuersitatis perturbacionem manifestam,
vobis, domine Cancellarie, mandauerimus quod eisdem fratribus
fieri faceretis iusticie complementum, iuxta libertates & priuilegia
vobis per progenitores nostros quondam reges Anglie de delin-
quentibus ibidem puniendis concessa, dictos malefactores, prout
ad vos pertinet, taliter secundum sua demerita puniendo quod
punicio illa aliis preberet timorem delinquendi; ac vos, Cancellarie, obaudito & neglecto mandato nostro predicto dictis fratribus de predictis iniuriis & violenciis nullam omnino in hac parte
iusticiam seu emendam hactenus facere curaueritis, quin pocius
iniuriam iniuriis permittitis cumulari &c.

23

THE UNIVERSITY COMMENDS MAG. JOHN DE BRAYBROK TO
THE NOTICE OF THE ABBOT OF RAMSEY, AS FIT TO RECEIVE
PROMOTION

End of 1317 *or early in* 1318. *Fol.* 145

Lutterel

Venerabili in Cristo patri ac domino, domino G. abbati de
Ramesey &c. Vestra nouerit discrecio reuerenda quod, inter
cetera loca que per orbis climata speciali semine doctrine celestis
agricola fecundauit, ipso eodem irrigante & incrementum pre-
stante, Uniuersitas Oxonie ut speramus non inferiori laboris merito,

[1] We have no record of this event.   [2] Not in MS.

tamquam ager fertilis, iacti[1] seminis fructu multiplicato occidenta-
lem partem militantis ecclesie morum suauitate & doctrine venustate, velud refectione quadam viatica, a tempore cuius non
existit memoria, impinguauit, qua sicut pane viuo interim cibata,
dulcius vegetatur, donec in patria, triumphata morte, mense
celestis alimonie participes fieri mereantur. Hunc noster [agellus][2]
morum & sciencie pacatissimum fructum, hoc triticum amenissi-
mum protulit, quod tamen, relictis granis in paleam[3] coniectis,
oculis hominum negligencia obliuione diutina sepeliuit, donec
novissimis diebus Cristi vicarius, scilicet apostolicus, ventilabrum
tenens in manibus, bene meritis premia reddens, grana a paleis
separaret, que per ministrorum manus conmagistrorum & con-
sociorum [nostrorum][2] ad diuersas ecclesias regni Anglie transmitti
precepit, ut effecti cultores agri dominici, semen sanctum utilius
seminent [et] ad honorem dei & edificacionem corporis Cristi animarum salutem procurent. Inter alios vero nostre Uniuersitatis
magistros, quos in consummacionem huius operis destinauit, magistrum I. de Braybrok,[4] iuris ciuilis professorem, eminencia
sciencie & morum venustate preclarum, sicut multiplex experiencia docuit, amplius vero manifestauit magistrorum contestacio
unanimis & deposicio eorundem legitima, ad beneficium ecclesiasticum cum cura vel sine per eundem sanctissimum patrem &
dominum nostrum papam &c. ad nostri instanciam promouendum
vestre discrecioni reuerende commendamus, attencius supplicantes
quatinus, ob reuerenciam mandati apostolici & in augmentum
profectus studii, in presenti negocio rigorem iusticie condimento
fauoris & gracie temperare dignemini, nostrorum precaminum
interuentu, & ut omni impedimento & difficultate subductis
permittere velitis quod mandatum apostolicum circa eundem
magistrum exitum capiat oportunum. Quod si diuina clemencia
vestraque prouidencia contigerit fieri, non minus quam persone
credimus ecclesie prouideri. Senciamus, quesumus,[5] hac vice in
persona cari nostri, amoris & beniuolencie vestigia, ut vestre
prestantissime dileccioni assurgere teneamur ad grates & ad vestre
voluntatis beneplacitum futuris temporibus [efficiamur][2] prompciores.

[1] iactu, MS.
[2] Restored from the letter of the
University recommending John de
Grayvile in the *Register of Bishop
Halton of Carlisle* (Cant. and York
Soc. ii. 166), of May 5, 1318. From
the same source come the correc-
tions in the MS.

[3] patriam, MS.
[4] *Cal. of Papal Registers*, ii. 154.
On July 8, 1317, the Pope grants
to mag. John de Braybroke, D.C.L.,
a provision of a benefice in the gift
of the Abbot of Ramsey of the value
of 50 marks.
[5] quatinus, MS.

24

To a bishop, asking for his help that mag. I. de K. may obtain a benefice granted him by the Pope

About 1318. *Fol.* 149

Lutterel

Reuerenda dileccio, quam experti erga Uniuersitatem nostram concepisse vos nouimus, que eciam ociari non nouit sed in tempore necessitatis virtutem ostendit, nos allicit & ortatur quod ad vos, cum urget necessitas aut suadet utilitas, audacius recurramus. Sane, domine reuerende, sanctissimus pater apostolicus, annuens Uniuersitatis nostre precibus & instancie, magistro I. de K. graciam contulit specialem, quod beneficium ecclesiasticum, quod vacacionis tempore[1] iuxta gracie sue modum & formam duxerit eligendum, spectans ad collacionem &c., de iure poterit vendicare veluti equitate iusticie debitum, quod sibi fuerat auctoritate apostolica primitus reseruatum. Quem quoniam tanquam confratrem nostri collegii fraterna caritate diligimus, timemus quod in dicto abbate graciam non inueniet quam vellemus. Vestre igitur amantissime dominacioni preces fundimus corditer speciales quatinus dicto socio & commagistro nostro manus adiutrices porrigere & pro negocii expedicione dictum dominum inducere, ac eciam pro loco & tempore quibus expedire videritis eidem suadere dignemini, quod subducto omni impedimento benignius dignetur annuere, quod mandatum apostolicum finem debitum sorciatur ; quod eum vestri rogaminis interuentu facturum firmiter credimus & speramus. Hec contemplacione nostri in augmentum nostri[2] meriti, si placet, attencius procurare velitis, ut ad vestra beneplacita & mandata futuri euentus inueniant nos paratos.

25

The University thanks I. de Wynchelse for his efforts at Rome

Probably summer 1318. *Fol.* 153

Lutterel

Ex parte dileccionis magistro I. de Wynchelse[3] cetus &c. Inenarrabili nimirum leticia mater Uniuersitas[4] natum colligeret, ut, eius olim suggerentem ubera, nunc intra sinus secreta foueret, qui[5] eiusdem caniciem venerandam non passus sine honore ; que diu ita repudiata a discolis fuerat, quod eius fecunditas sterilitati

---

[1] temporis, MS.
[2] *Sic.* But *vestri* seems preferable.
[3] He was a canon of Salisbury.

[4] Universitatis, MS.
[5] que, MS. Some verb is required after *passus.*

extitit comparata, ut antiquam[1] sui nominis famam resumens sit
mater glorificata in filiis Marie. [Mare] tumescens[2] non timuit,
montium altitudines non abhorruit & thesauri consumpcionem
velut lustrum[3] reputans prouide[4] temptauit, quod nos ex huius
matris ventre[5] geniti & quasi eius sectarii gratissima vestra dileccione factum didicimus, quod huius rei gracia sumptibus propriis
gratis ad Romanam curiam properauit & ibidem mortuo cancellario, in quo mortuo [mortuam][6] spem nostram timuimus, a
domino apostolico eiusdem filiis prouideri uberrius impetrauit, ut
sit ipsa mater pulcre dileccionis exnunc & timoris, & omnes fines
terre ab eius generacionibus impleantur. Ex quo enim oriens ex
alto ad vestram instanciam visitare nos dignatur, nec mater nec
filii verebuntur exnunc vultum principis vel faciem presulis
respicere, qui ante hec tempora oculis obliquacibus simplicitatem
nostram riserunt. Propter quod ex parte Uniuersitatis tocius
vestre reuerende amicicie graciarum quas possumus referimus
acciones. Verum, quia nos pauci, qui residui sumus in hac
vacacione[7] sicut racemi cum fuerit finita vindemia, sumptus com-
putantes quo tam salubre opus perfici poterit, ad manum non
habemus, scientes quod ad amicum non fictum est regressio,
cuius temporis consummacio virtutem ostendit, ex preteritis
futura sperantes & de firma dileccione, quam leti inuenimus,
audacius presumentes, gratitudinem vestram fusis precibus
exoramus, quatinus que negocii finem concernunt, que talis
vobis[8] reseret, dignemini exaudicionis, si placet, et expedicionis
solitam diligenciam impertiri, ut exinde perficiatur Uniuersitatis
nostre leticia inchoata.

26

THE UNIVERSITY ASKS H. DE S. TO SUPPORT THE REQUEST
THEY ARE SENDING TO THE CHAPTER OF SALISBURY FOR HELP
TO PAY ITS DEBTS

Probably 1318. *Fol.* 146

Magistro H.[9] de S. Cancellarius &c. Dum venerandorum nostre
Uniuersitatis magistrorum numerum in nostre consideracionis speculo intimius intuemur, in quibus licet[10] fiduciam deuocionemque

[1] antequam, MS.
[2] intumescens, MS.
[3] *lucrum* may be suggested.
[4] This word is doubtful.
[5] vestre, MS.
[6] Not in MS.
[7] Probably the long vacation of 1318.
[8] nobis, MS. The original would have a name in place of *talis*.
[9] H. is on an erasure. Should it be T., i.e. Thomas de Staunton, Subdean of Salisbury?
[10] The words *licet fiduciam* must be wrong.

debitam congruis temporibus perpendimus hactenus inuenisse, & in futurum firmiter credimus reperire, dum hec eisdem ex suorum iuramentorum debito iugiter incumbere dinoscantur, vestre tamen persone[1] consueta constancia, specialisque fidei vestre prerogatiua, experta plenius ab antiquo, ad vos nunc in agendis[2] nos cogunt currere confidenter. Cum itaque nos in expensis in litigio nostro cum fratribus in plerisque partibus factis, ut audistis, diuersorum onera contraximus debitorum, que sine amicorum subsidiis a nostris humeris excutere non valemus, vestro venerabili Sar' capitulo litteras pro remedio iuxta sue liberalitatis arbitrium in premissis impetrando pridie duximus destinandas. Hinc est quod vos dicte Uniuersitatis iuris ciuilis professorem requirimus & rogamus quatinus dictum nostrum negocium apud omnes & singulos eiusdem capituli promouere dignemini graciose ut sic nobis Uniuersitatique vestre grati effecti, domino disponente, possitis fieri graciores.

27

THE UNIVERSITY EXPRESSES THANKS TO CARDINAL GAUCE-LINUS AND COMMENDS TO HIM THEIR REPRESENTATIVES IN THE DISPUTE WITH THE FRIARS PREACHERS

Probably 1318. *Fol.* 146

Lutterel

Venerabili in Cristo &c. domino Gaucellino Cardinali &c. ac sancte Romane ecclesie vicecancellario sui humiles & deuoti Cancellarius &c. cum affectuosa sui recommendacione, reuerencie & honoris continuum incrementum. Quanta caritatis dulcedine & liberalitatis munere nos vestros fueritis hactenus prosecuti, immemores esse non valemus; nam quo illud perspicaciori contemplamur intuitu, eo in nostro suauius dulcescit affectu. Considerantes tantam excellenciam ad nos tam benigne inclinatam, mirantes obstupescimus, et ex cordis intimo, id modicum quod possumus, vestre reuerende paternitati graciarum acciones referimus pleniores. In mente nostra continuata reuoluimus beneficia & verba consolatoria, quibus nos in nostro Cancellario & procu-*ratore*, prout ab eisdem recepimus, pluries refouistis, quos eciam in prolixis & arduis salutaris consilii munimine protexistis. Si ergo vobis astringimur, si pro nostro modulo tanto patri et domino tenemur, non igitur sileat lingua quod clamant opera per secula predicanda. Quoniam vero ex habundancia cordis os loquitur, tot & tanta suffragia & reuerendi amoris insignia non poterunt

[1] persona, MS.   [2] agentis, MS.

recitari, nec propter imperfectum nostrum ad plenum exprimi; eum in quo inhabitat omnis perfeccionis plenitudo, deuotis precibus exoramus, ut pro graciis multiplicibus, quas de exuberanti beniuolencia vestra [recepimus],[1] eterna premia recompenset. Ceterum, pater reuerende & amantissime domine, pro nostri negocii exitu, pro quo zelo feruenti[2] prout nouimus desudastis, pacis [scilicet][1] reformacionem inter nos & fratres predicatores, cuius rei gracia alias ad vestram reuerendam paternitatem nuncios nostros transmisimus speciales, modo dilectos nobis in Cristo magistros I. Lutterel &c. & R. de B., nostrum ad premissa procuratorem specialem transmittimus, iterato prestantissime paternitati vestre omni affeccione qua possumus supplicantes, quatinus eosdem paterna affeccione recommendatos habentes & experta beniuolencia recolligentes, sic circa presentis negocii consummacionem & eiusdem finalem expedicionem solita vestra diligencia inuigilare dignemini, ut ad studencium pacem & tranquillitatem & tocius Anglicane ecclesie valitatem, cooperante vobiscum omnipotente, ad effectum producatur prosperum & optatum.

28

THE UNIVERSITY ASKS FOR A GIFT OF MONEY FROM THE ABBOT OF ST. AUGUSTINE'S, CANTERBURY

Perhaps 1318. *Fol.* 145

Lut[terel]

Abbati sancti Augus[tini] honorem & reuerenciam cum desiderio complacendi. Discrecionem vestram reuerendam, fama lacius circumfusa, latere non sinit, quomodo Uniuersitas nostra, temporibus retroactis, per quarundam importunam litium instanciam ita grauiter erat turbata, & per earundem continuacionem extenuata in substancia, quod dominorum & amicorum nostrorum ubique coacti eramus subsidia mendicare, qui sui gracia sic nos compassionis oculo misericorditer respexerunt ad contractam indigentiam ex causa premissa celerius releuandam ac si[3] nostram necessitatem suam firmiter reputarent. Quoniam vero creditorum non cessat instancia, in quorum manus nos impulit controuersia supradicta, quamuis in presenti litibus non grauemur, confisi quod non minori caritate quam religiosi ceteri Uniuersitatis nostre profectum diligitis & honorem, reuerendam amiciciam vestram attentis precibus duximus exorandam, quatinus in instantis necessitatis articulo manus adiutrices ad nos extendere & quantum gracie vestre placuerit subuenire dignemini, quos[4] habeatis exnunc merito

---

[1] Not in MS.   [2] fermenti, MS.   [3] ni, MS.   [4] quod, MS.

promptiores ad ea que vestre voluntati sunt placita & accepta. Ad sancte religionis honorem & profectum diucius vos conseruet dominus Ihesus Cristus.

29

TO THE ARCHDEACON OF DURHAM, ASKING THAT WHEN HE NEXT HAS A SYNOD OF THE CLERGY HE WILL PUT BEFORE THEM THE WANTS OF THE UNIVERSITY

Perhaps about 1318. *Fol.* 156

Archidiacono Dulmolnensi per Uniuersitatem   Lutterel

Quoniam Uniuersitatis nostre multitudo numerosa velud unum collegium ex omnium Anglorum finibus est collecta, cum fratrum predicatorum instancia olim inportuna sua inquietudine nos vexaret, sicut membra de membris compassionis zelo in nos transformantes, regni huius incole tam clerici quam laici supportarunt, et viri ecclesiastici quos propinquius causa nostra immo causa ecclesie concernebat, non tam hii qui pace temporis[1] fruebantur quam eciam illi qui cedis & incendii discriminibus ex hostili rabie patuerunt, dexteras nobis dedere atque de suo habundancius contulerunt in nostre defensionis auxilium & iuuamen. Et quia dictorum fratrum potencia & litium controuersia diucius protelata Uniuersitatem nostram tantum depressit quod, ut nostris creditoribus satisfiat, qui a nobis cotidie contenciosis clamoribus quod ab eis mutuo recepimus exigunt, ibi mendicare compellimur[2] ubi alias imposito freno silencii ora nostra erubescencia[3] obturaret, quamuis non sine cordis amaritudine vestras angustias recordamur, quas vobis ex aduersariorum fortitudine audiuimus et ex minuto numero nostrorum scolarium nouimus accidisse, vestram reuerendam amiciciam, quam equo racionis libramine credimus scire ac velle vestras & nostras tribulacionum molestias ponderare, humilibus precibus exoramus quatinus cum ex aliis causis contingentibus ecclesiam clerum vestrum congregari contigerit, oportunitate quesita, indigenciam nostram, quam adhuc velut reliquias litium predictarum grauiter ferimus, coram eisdem proponere dignemini & si placet effectualiter promouere nostrorum precaminum supplici interuentu, ut exinde vobis ad gratiarum acciones unanimiter astringamur, cui ex speciali confidencia apercius duximus conscribendum.

[1] *pacis tempore* or *pace tunc temporis* should be read.
[2] compellimus ,MS.
[3] Modesty

30

THE UNIVERSITY, HAVING BEEN SUMMONED TO APPEAR
BEFORE THE CARDINAL, ASKS FOR A DELAY

Probably September 1318. *Fol.* 148

Cardinali

Vestram paternitatem credimus non latere qualiter scolares
ubicumque terrarum coadunati perfeccius hoc tempore,[1] eciam
feruencius quam ceteris anni temporibus studio se conferunt &
doctrine, nisi forsan (quod absit) eos ex aliquibus emergentibus
impediri contingat; in cuius euentu,[2] auctore instigante, grauissima tocius studii impeditiua transactis temporibus didicimus pulu-
lasse. Ea propter, conuocaciones solempnes quas in reuocacione
statutorum aut ex modificat*ione*, prout in eorum edicione fieri
oporteret, facere pertimentes, & sanctorum patrum antiqua rudimenta, que nos edocent quod ab hiis, que per antecessores nostros
prouide & cum diligencia summa statuta fuerant & diutissime,
pacifice & inconcusse seruata,[3] subito & indeliberate nullatenus
recedamus, diligencius aduertentes, quia super hiis, que nobis
auctoritate apostolica, prout precedentis,[4] significastis, ita subito
& breui spacio ad plenum deliberare non potuimus, vestre paternitati reuerende statum Uniuersitatis predicte, si placet, recommendantes, reuerendos & discretos viros I. Lutterel &c. vestre
presencie destinamus, supplicantes attente quatinus, premissis
concorditer ponderatis, super hiis pro quibus comparere coram
vobis debeamus, nobis dilacionem aliqualem concedere velitis, ut
senioribus nostris dudum in hac Uniuersitate regentibus ac sociis
nostris absentibus, quorum festinum regressum speramus & acces-
sum, accitis & consultis, vestre paternitati responsum congruum
prestare valeamus; & credimus verisimiliter quod processus festi-
nus discordie finalis plurimum incentiuus[5] ac econtra dilacio bona
pacis & tranquillitatis poterit esse plurimum inductiua; nec
diffidimus nisi per viam concordie commocio huiusmodi cedari[6]
poterit, qui deo auctore talia coram vobis pro loco & tempore pro-
ponemus, que vos ad totaliter supersedendum mouere poterunt
& debebunt.

[1] The end of the letter suggests
that the date is the end of the long
vacation, Sept. 1318.
[2] euentum, MS.

[3] seruate, MS.
[4] i.e. presidentis.
[5] intencius, MS.
[6] i.e. sedari.

31

To the Bishop of Ely, Chancellor of the realm, describing the misdeeds of the Friars Preachers

About Christmas 1318. *Fol.* 150

Domino Eliensi episcopo per Uniuersitatem

Mentis turbacio pro auditis rumoribus, necessaria acceleracio nuncii recedentis, tanto patri scribendi formam deformauit & materiam decurtauit; vestre tamen paternitati reuerende, que apud nos in presenti geruntur, inter multa necessaria aliqua saltim scribere necessitas ipsa compellit, qualiter, preter ea que dilecti socii & procuratores nostri vobis referent viua voce, nuper fratres predicatores nouis modis & prius inauditis iurisdiccionem Cancellarii & Uniuersitatis nostre, ex potestate regia & episcopali contextam, ex utraque parte dirumpere molliuntur. Citati namque auctoritate Cancellarii, protestacione premissa quod per potestatem regiam procederetur, a qua nullatenus sunt exempti, prouocaciones emittunt & comminaciones superbas adiungunt, protestantes se in istis casibus ad examen vetitum euocatos. Cancellario minime parituri, aliam eciam sine racione racionem confingunt, quod vocati in huiusmodi causis ad ecclesiam beate virginis Oxonie comparere non tenentur, affirmantes ibidem tales causas ciuiles tractari non debere contra consuetudinem Uniuersitatis a tempore cuius contrarii non existit memoria, sicque ut asserunt exempcionem, gladio spirituali subtracto, temporali per eorum rebellionem & potenciam ebetato, confractis legibus quibus Uniuersitatis membra uniri solebant, quid restat nisi quod Uniuersitas in proximo dissoluatur? Inter tot et tantas Uniuersitatis nostre aduersitates, quibus cotidie inquietamur, ut nuper didicimus, burgenses & layci, qui nobis a cunabilis infesti fuere, tempora eligentes, quibus nos inuadant caucius & confundant si possint facilius, ne exnunc cessiones[1] fiant, quas ad studencium sustentacionem consuetudo fieri permisit multorum regum temporibus antiquata, ne eciam Cancellarius per censuram ecclesiasticam pro assisa ceruisie ad querelam scolarium punire valeat delinquentes, sicut in hiis & in aliis delictis omnibus facere consueuit, breuia regia impetrarunt;[2] neque eciam hiis finibus sunt contenti, sed priuilegia nostra si possint auferre vel saltim [*sic*] restringere, auxilio ut timemus fratrum in concilio isto, proponunt. Super quibus ut de congruenti remedio, quo tantis periculis occurratur,

---

[1] i.e. cessiones actionum.
[2] For the King's writ, dated Oct. 25, 1318, see *Munim. Civ. Oxon.*, p. 30.

ut in laqueum cadant quem in Uniuersitatis[1] exterminium para-
uerunt, solita vestra paternali beniuolencia prouideatur, vestram
reuerendam dominacionem, quanto affectuosius possumus, humilibus precibus exoramus, ut ad vestre voluntatis beneplacita &
precepta, sicut hactenus, futuris temporibus pro modulo nostro
merito teneamur.

32

THE ARCHBISHOP OFFERS HIS SERVICES TO SECURE A CONCORD
BETWEEN THE UNIVERSITY AND THE FRIARS

Date the end of 1318. *Fol.* 150

Uniuersitati per Archiepiscopum

Walterus &c. dilectis in Cristo filiis venerabili viro domino
Cancellario ac nobili cetui &c. Consueta presumpcio litium et
sumptuosa calamitas iurgiorum que singulis ea sequentibus quietem impediunt, caritatem extenuant, odium generant & tam personarum quam rerum miserabilem consumpcionem inducunt;
quorum malefactorum radices a statu cetus tam[2] nobilis, si ad
id facultas suppeteret, funditus extirpare vel saltim ea minuere
affectamus; de contencionibus siquidem & antiquis desidiis[3] inter
vos et fratres predicatores motis, tot lites[4] & iurgia, multiplicatis
excessibus grauibus & dampnosis, totque pericula evenisse dicun-
tur, ut undique circumfusa testatur infamia, [quod][5] inter vos &
illos caritatis deuocio tepuit usquequaque, licet cautela[6] contencio
per viam concordie, si ad id vestra & illorum inclinaret affeccio, de
facili posset, ut creditur, comode terminari. Ne igitur hostis
antiqui premissa procurantis incommode machinosa calliditas,
continuatis progressibus, studium tam nobile, quod absit, depri-
mat aut dispergat, decet & expedit ut, contencionis huiusmodi
subductis iurgiorum ambagibus, vestro ad id accedente consensu,
per viam concordie decidantur. Quocirca vos caritatiuis monicionibus excitamus, inducimus & hortamur in domino, consulentes
quod[7] vie pacis huiusmodi pro vitandis supradictis damnis &
periculis annuentes, nobis, prout qui[8] incumbere nouimus ministerio nostre sollicitudinis & virtutis in nostra precipue prouincia
discordantes votiuis affectibus ad unitatis fedus amicabile reducere peroptamus, significare curetis si de nostris ministerialibus

---

[1] Uniuersitate, MS.
[2] nam, MS.
[3] i.e. discidiis.
[4] litis, MS.

[5] Not in MS.
[6] This must be the ablative.
[7] vel, MS.
[8] *qui prout* would be better.

42   FORMULARIES, ETC.

clericos aliquos tamquam pacis et concordie zelatores, in quorum perfeccione fideli & fidelitate perfecta vestra fides quiescat, ad vos,[1] [pro][2] firmande pacis dulcedine, sua meditacione[3] sollicita volueritis nos missuros, & nos equidem, licet huiusmodi ministerialium carencia nobis dispendiosa fuerit, ut ad cicius[4] actum, proficere curabimus, vestra dummodo ea[5] ex vestro reuerendo[6] responso hiis nostris exhortacionibus appareant inclinata. Quod si nostre sollicitudinis presenciam corporalem pacis, per dei graciam, in eodem tractatu pocius eligeritis astituram, cum nobis super hoc de vestra constiterit voluntate, parati et erimus et vires et vota laboribus voluntariis dedicare. Primam nempe viarum huiusmodi a secunda vobis sub disiunctione duximus offerendam, ut vestris parceremus laboribus & expensis.[7] De hiis igitur per viam concordie, fauente domino, decidendis quid de finali deliberacione proponitis, vestra epistola relatiua, infra sex dies per harum baiulum nobis reciproce transmittenda, effici plene petimus cerciores, una cum tempore, quo per nos intendi volueritis tractatui obtinendo, si forsan ex deuocione sincera nostram in hac parte assistenciam duxeritis eligendam. Sed ut vos scire volumus citra consecracionis Londoniensis electi confirmati completa sollempnia, die dominica post festum sancti Hillarii ordinacione prima celebranda, hiis nequimus opera[8] nostra dare. Ad quod idem dictos fratres modo simili nostris curauimus litteris protinus excitare; eo quoque pocius ad premissa manus extendimus, quo, pensatis huiusmodi litium periculis, vestram quietem ac indempnitatem super hiis amplius affectamus. In Cristo et virgine gloriosa feliciter valete.[9]

33

The University thanks the Archbishop for his letter and leaves to him to decide by which method he will act

Dec. 1318. Fol. 151

Archiepiscopo

Mira dulcedine filiorum auditum afficit & ad obediencie deuocionem suauiter allicit, quod princeps reuerendorum antistitum

[1] nos, MS.
[2] Not in MS., perhaps not absolutely necessary.
[3] We might guess *mediacione*.
[4] cuius, MS. Possibly the text is corrupt.
[5] *ea* is impossible; *corda* would make sense.
[6] referendo, MS.
[7] To entertain an archbishop was expensive.
[8] Perhaps an error for *operam nostram*. The bishop was consecrated Jan. 14, 1319.
[9] This seems to have been written about the beginning of Dec. 1318.

Anglie, pater patrum, mons in cacumine montium, nostre paruitati excellencie¹ sue magnitudinem contemperauit, & angustias
quas patimur in se compassionis spiritu transformauit, sicut reuerendi mandati nuper nobis transmissi series comprobat evidenter;
ubi vestram puram affeccionem desolati gregis nostri ad consolacionem ita cernimus extensam in obsequium caritatis ut ad
exstirpandum radices amaritudinis litium & succidendum pestiferos palmites iurgiorum totus animus inardescat. Unde nobis
oritur concordie & pacis spes ab eo qui prius post tempestatem
tranquilla dat tempora, a quo & tanti boni exordia vestro sincero
pectori credimus inspirata. Sane, reuerentissime pater & domine,
quod volante fama undequaque diffunditur, vestram excellentiam
latere non creditur, quam controuersias graues et lites intollerabiles ab olim impulit statutorum & legum nostrarum preuaricacio
& fratrum ordinis predicatorum & magnatum confidencialium
presumpcio, que de iure foret in pauperibus monstruosa. Hii
etenim, quod eo dolentius referimus quo Uniuersitatis nostre
quondam fuerant porcio electa & pars preclara, dum apud nos
longa leta pacis silencia agerentur, procurante bonorum omnium
inimico, leges nostras acriter blasphemante, sine causa nodum in
cirpo querentes, nos querelis & suggestionibus venenosis de
quiete studii attraxerunt & in laboribus & litibus sumptuosis
predictarum legum defensionem per multorum annorum curricula
in Romana Curia tenuerunt. Modernis vero temporibus, grauaminibus grauamina noua minoribus maiora adiciunt, internis
iniuriis &, quod auditus abhorret, grauibus violenciis externis
defamacionibus pessimis persepe nos impetunt, sic quod in personis & rebus grauiter nos ledentes, patrum suorum maturitatem
nullatenus imitantes, more insolencium puerorum, aures prelatorum nostrorum & principum orbis terrarum querulis vocibus &
clamosis replentes, lesionis reatum in nos lesos retorquent. Quorum dominorum dum potencia fulciuntur, lex nostra laceratur,
rethe rumpitur, & sub exempcionis colore disciplina spernitur
et delictis & sceleribus immunitas preparatur. De vobis enim
nouiter exierunt & se a Cantuariensi iurisdiccione penitus sub-
traxerunt. Non eis libet quod libuit, neque nobis licet quod prius
licuit. Qui enim olim, Cancellario vocante, dicere solet libenter
'obedio', iam erecta ceruice & indomabili corde 'provoco' clamitat
& 'appello'. Inter tot inquietacionum abrupta non facile inuenitur via pacis nec semita, nisi ab ea caritate que omnia aspera
lenia reputat uniuersa. Nos tamen, dominacionis filii humiles
& deuoti, ad concordie unitatem inuitatorias paternas voces &

¹ excellentissime, MS.

caritatiuas exhortaciones attentis auribus audientes, unanimes
uno ore caritati, nos tanto impetu preuenienti & inter tot aduersa
stupidos¹ excitanti, cum benediccionibus & laudibus occurrentes,
ex intimis medullis cordium quantas possumus tanto patri graciarum referimus acciones, non solum pretacte paci cordibus annuentes, sed ad eam totis viribus aspirantes, si tamen hoc crederemus
parti adverse placitum & acceptum; quod, ventura ex preteritis
mensurantes, non credimus super dolo & fraude futurum; quoniam prius, interposito arbitrio inter nos, firmam pacem callide
infirmarunt, alias² eciam [cum]³ coram reuerendis fratribus dominis scilicet Cardinalibus pacis tractatus et concordie Londoniis
haberetur, ibi sermones super oleum mollientes, alibi nos flagello
lingue crudeliter nos⁴ percutientes, eiusdem tractatus tempore nos
in Romana Curia falso et nequiter accusarunt. Ceterum, pater
reuerende, non potest silencio dissimulandum sed cum spirituali
leticia suscipiendum, quod Anglorum pastor summus gregem
nostrum pusillum non deserit, sed tam sollicite diligencie manu
perquirit, ut ad pacis & quietis pascua, terrore sublato, perducat,
ut nec suis laboribus parcat vel suorum dampna postponat⁵ fami-
liarium negociorum & necessitatum, ut nobis exiguis eligendi
liberam tribuat facultatem, utrum in pace (annuente domino)
reformanda reuerendam suam presenciam personalem debeat
exhibere, vel suos clericos ministeriales sollicitudinis sue participes
tamquam pacis mediatores & nuncios mittere speciales. Humilitatis paterne dulcedinem, de tam profunde caritatis fonte manan-
tem, manu discrecionis contingere sive spiritui⁶ sancto qui in vobis
loquitur modum prefigere temerarium reputamus,⁷ sed cum reuerencia expectantes tempora que duxeritis eligenda, tanti patris
humilitatem laudum preconiis extollere & precibus deuotis insistere nostrum erit, ut ipse vobis quam fructuosam magis & com-
pendiosam viam eligendi tribuat, qui propositum tam salubre
inspirat. Interim autem retia nostra reficiemus, & pace reddita
refluentes nunc pisces tamquam prius perditos cum magno gaudio
suscipiemus, eos fauoribus & graciis prosequentes, quantos antiqua
tempora nescierunt.

¹ Stunned.
² aliis, MS.
³ Not in MS.
⁴ This word is otiose.
⁵ Logic requires *preponat*.

⁶ spiritu, MS.
⁷ It is not easy to construe this sentence. The original has no stops or capitals, and it is impossible to say where the sentence begins.

34

THE ARCHBISHOP DECIDES TO HEAR THE CASE IN PERSON
AFTER THE MIDDLE OF JANUARY NEXT

Dec. 1318. *Fol.* 151

Uniuersitati per archiepiscopum

W. &c. Tanto prompciores ad actus pacificos manus extendimus dilatatas, quanto in expenso labore rei publice fructum maiorem speramus firmiter ampliare, quodque id de quo agitur est censendum meriti amplioris ex euentu ; et quamquam voluntarios labores nobis incumbat appetere, ut quietem subditis preparemus, eo tamen ad pacem procurandam cum maiori insistamus feruore, quo ex necessitate suscepti regiminis [ad] corda discindencium et vota ad vere caritatis dulcedinem pro posse reuocanda artius nouimus nos astrictos. Orta siquidem inter vos ex parte una & religiosos viros &c. iamdudum grauis materia questionis, vobis scripsimus non est diu quod ad pacem inter vos reformandam per nos aut per clericos nostros, pacis zelatores, iuxta opcionem vestram operam nostram daremus totis viribus efficacem. Vos, nedum pacis tractatum sed ipsam pacem studiose amplectentes, nobis insinuare curauistis vestra epistola responsiua, quod eleccionem viarum huiusmodi per nos vobis oblatam nostre voluntatis arbitrio prudenter decreuistis relinquendam. Quam quidem responsionem, tamquam ex prouida deliberacione procedentem, commendacione reputamus esse dignam. Ex parte vero fratrum nobis ad consimiles litteras inter cetera extitit sic responsum, quod, oblata[1] eis per nos disiunctione, alteram partem, videlicet quod personaliter intendamus negocio, precise preoptabant ac eciam eligebant. Cum igitur in hiis que ex libero dumtaxat pendere noscuntur arbitrio, contra aut ultra terminos sui consensus nequaquam valeat quis de iure artari, illam partem in qua vestrum quam[2] ipsorum fratrum consensum comperimus inclinantem, ut videlicet rei agende personaliter intendamus, nobis assumendam esse decreuimus pro tractatu. Tante itaque liti, tamque controuersie dampnabili finem imponere totis viribus cupientes, ut disscidii ac dissencionis radicem huiusmodi, diuina operante clemencia, radicitus exstirpemus ad laudem dei & quietem studencium tociusque rei publice utilitatem, vigilanti studio circa premissa vacare proponimus, et operosam diligenciam impendere, incompatibilium[3] sollicitudine negociorum pro nostra possibilitate tunc

---

[1] oblate, MS.
[2] 'as well as'. In medieval Latin the preceding *tam* is often omitted.
[3] This is a guess; the MS. reads *inemptalilum.*

cessante. Ceterum, quia visitacioni diocesis nostre Cantuariensis iam incepte usque ad instans festum Natalis domini, deinde post idem usque ad consecracioni[1] domini electi Londoniensis expleta sollempnia, que nostra Cantuariensis ecclesia circiter instans festum sancti Hillarii iam futurum per dei graciam iminet facere, in partibus Can*tuarie* nos vacare iugiter oportebit, sicut ante consecracionis predicte tempus[2] vestro negocio, de quo maiori anxietate concutimur, quo ex tanta dilacione nonnulla posse pericula interim peruenire verisimiliter formidatur, intendere non valemus, vestra super hoc circumspecta prudentia nos habere dignetur excusatos; scientes quod tali die[3] cum continue sequentibus vobis & vestro negocio vacare intendimus, ceteris occupacionibus nostris pro nostra possibilitate circumscriptis. Ad quos dies & locum [mittatis][4] viros prudentes, pacis zelatores, facti plenam instruccionem habentes, ad tractandum de premissis amicabiliterque componendum, ac eciam considendum, ac in pacis viam adinueniendam vice & nomine vestro consenciendum; necnon illa, que in consensum fuerint communiter per partem utramque pena vel iuramento vel alio modo legitimo vallandum, in animas vestras cuiuslibet generis licitum sacramentum prestandum, & cetera faciendum que circa dicti negocii expedicionem necessaria fuerint vel eciam oportuna, eciam si mandatum exigant speciale, cum ceteris clausulis necessariis, prout vobis videbitur expedire. Ad hec vos scire volumus quod litteras pene consimilem tenorem habentes priori & conuentui predictis quatinus eos premissa contingunt dirigimus per presencium portitorem. Quid vero duxerimus faciendum, nos dictis die & loco faciatis constare vestris litteris responsiuis.

35

THE ARCHBISHOP WRITES THAT AS HE CANNOT COME TO OXFORD ON THE DAY APPOINTED, THE KING HAVING SUMMONED HIM TO A COUNCIL, HE SENDS HIS OFFICIAL IN HIS PLACE. IF AGREEMENT CANNOT BE PROCURED BY THIS MEANS, HE SUMMONS THE UNIVERSITY TO APPEAR BEFORE HIM AT LONDON IN THE QUINDENE OF EASTER

Probably Jan. 1319. *Fol.* 153

Uniuersitati per archiepiscopum

Walterus &c. Dum circa unitatis fedus amicabile inter vos et fratres predictos solidandum, prout ad id pre ceteris attingere

[1] We should expect *consecracionis*.
[2] tempore, MS.
[3] In the original there would be

a date.
[4] Not in MS., but some such word is required.

cupimus, intendentes, nos ad iter in die nostra epistola prenunciato, tribuendi[1] nostre presencie copiam pararemus, post ipsius epistole missionem a casu fortuito (quem infortunium tenemus) preuenti, inuitacione illustrissimi principis domini Regis nostri, cui, utpote precellenti in hiis presertim que dei honori & utilitati rei publice congruunt, conuenit obedire, quibusdam arduis regis regnique communibus negociis ex insperato nouiter emergentibus & nouo sic celeri medicamine indigentibus, cum aliis sui consilii nobis adiunctis personis sollempnibus cogimur indulgere. Ex quo ad vos veniendi nostro predestinato proposito destituti, graues amari doloris sentimus in animo punctiones. Igitur discretum virum, officialem nostrum, de cuius creditis sub dono celesti virtutibus plenam fiduciam optinemus, & qui controuersiarum ortarum deliberacioni interfuit, ut pacis amicabilis mediator, ad vos loco nostri die Sabbati quo nostrum ad vos aduentum premuniauimus, vel die sequenti, disposuimus destinare venturum pro pace coram nobis inchoata tractatu prosequendo ulterius ad effectum, vestram deuocionem rogantes pariter et hortantes per aspersionem sanguinis domini nostri Ihesu Cristi, quatinus motus iracundie racionis excellenti iudicio compescentes, nichil contra fratres, quod maioris fructum turbinis inducere valeat, sinatis in quantum poteritis attemptari; sed ipsos prosequamini affluencia pietatis; ut pater eternus, vobis pacis consiliis intendentibus, pro merito largitatem tribuat graciarum & laudabiliores fructus in agro religionis succrescant. Si autem, hoste antiquo pacis emulo procurante, mediacione huiusmodi nequiueritis conuenire, quesumus ut ad nos in quindena Pasche, secundum quod idem suo recessu a vestris procuratoribus petebamus, ad effectum cepti operis deo propicio consummandi London*ias* declinetis. Nos enim pro bono huiusmodi optamus exponere nos & nostra.

36

THE ARCHBISHOP WRITES THAT SATAN HAS DRAWN AWAY SOME FROM THE WAY OF PEACE WHICH HAD BEEN AGREED UPON BY THE UNIVERSITY AND THE FRIARS IN THE PRESENCE OF THE ARCHBISHOP; HE THEREFORE WILL POSTPONE THE VISITATION OF HIS DIOCESE WHICH HE HAD PLANNED FOR THE PRESENT LENT, AND WILL COME TO OXFORD ON A CERTAIN DAY

Probably Lent 1319. *Fol.* 152

Uniuersitati per archiepiscopum

Walterus &c. Agentibus nobis cum vestris et fratrum predica-

[1] This is nominative agreeing with *nos.*

torum Oxonie procuratoribus post eorum regressum circa viam
adinuentam & coram nobis consensu mutuo concordatam, ad
effectum finalis concordie inter vos et illos ut credimus solidande,
contigit ut temptator callidus, pacis emulus, adueniens (qui nonnunquam iustos & timoratos serpentina deceptione seducit) aliquos a concordatis in partem sinistri lateris declinare suasit; ex
quo tanto acerbioris iaculo punctionis affligimur quanto amplius
discensio amaras circumstancias nostris obtutibus representat.
Igitur vos et illos, turbacionum malleis appetitos, de hostili plaga
huiusmodi eripere & opus ceptum ad bonum profectum producere
cupientes, omisso ecclesie nostre visitacionis officio, quod in inicio
huius quadragesime, nostris adhuc premissis litteris premuni-
toriis, intendebamus in nostra Cantuariensi ecclesia & exinde
ulterius in nostra diocese impendisse, inter vos die Veneris aut
Sabbati tali,[1] duce Domino, disponimus nos offerre, & per graciam
illius qui in sue benedicte natiuitatis exordio pacem per angelum
nuntiauit, unitatis fedus amicabile procurare, ut Uniuersitas
vestra que rudes erudit & debiles efficit virtuosos, quiete votiuis
gaudiis perfruatur. Vos autem rogamus, inducimus & hortamur
per aspersionem sanguinis domini nostri Ihesu Cristi, quatinus
interim fratres ipsos uere caritatis viscerosis amplexibus per-
stringatis, ne aliquando ipsos impetat leuitas aliquorum. In
Cristo cum gaudio floreat vobis salus.

37

THE UNIVERSITY TO THE CONVOCATION OF CANTERBURY.
THE PROSPERITY OF THE UNIVERSITY IS NECESSARY TO THE
HEALTH OF THE CHURCH. THE UNIVERSITY IS REDUCED TO
POVERTY BY THE FRIARS PREACHERS, WHO EVEN OFFER
VIOLENCE TO SCHOLARS. THE BEARERS OF THE LETTER WILL
EXPLAIN OUR TRIBULATIONS. WE ARE FORCED TO ASK FOR
YOUR AID

At Easter 1319 *Convocation voted help to the University. This may
be of Easter* 1319. *Fol.* 159

 Reuerendo in Cristo patri & domino, domino Waltero dei
gracia Cantuariensi archiepiscopo, tocius Anglie primati, ac ceteris venerabilibus patribus & dominis episcopis & prelatis aliis

[1] Here the original would have the in Feb. 1319.
date. It would have been probably

RIC. DE BURY, c. 1316-1322 49

provincie Cantuariensis sui deuoti & humiles Cancellarius Uniuersitatis Oxonie cetusque eiusdem magistrorum, cum affectuosa sui
recommendacione, tantis patribus debitos reuerenciam & honorem. Antiquorum patrum exemplaris sanxit auctoritas, quod in
sancta synodo reuerendi congregentur antistites & alii dominici
gregis pastores & duces, ubi circumspecto consilio tractent &
diffiniant quomodo mores fructuosos instituant &, prout eius
integritati congruit, ruine militantis ecclesie reparentur; verum,
que ad huiusmodi integritatem non tam racione Cristiane milicie-
cui cum ceteris Cristi fidelibus ascribuntur, quam racione discipline, quam specialiter profitentur, tamquam porcio preclara perti-
nent viri scolastici; ex hiis enim columpne firmissime exciduntur
que aliis vetustate[1] consumptis & cum tempore labentibus in
templi dei vivi edificio subrogantur, ab eis triticum salutaris
sapientie preparatur, quod per eorum manus qui super familiam
domini constituuntur seruis dei in tempore ministratur. Idcirco
conuenientibus tot & tantis patribus & diuersis reuerendis, expedit ecclesie eorum statui prouida deliberacione prospicere, in
quibus omnia que ab ipsa ecclesia congregantur in messe velud
in radice & semine conseruantur. Quoniam igitur nos vestri
desolationem studencium, immo quasi studii finale exterminium,
non in figmentis poeticis seu cronicis antiquatis sed quod mente
lugubri [referimus][2] per fratrum Predicatorum Oxon' crudelem
proteruiam & diu continuatam maliciam oculata fide[3] cernimus
hiis diebus, quod[4] iniurias quas patimur & angustias quibus
tociens implicamur brevi epistola retexere non valemus. Que
enim pagina ad plenum exprimeret ab ipso quam nobis mouere
ceperunt litis exordio cum quantis laboribus et expensis de quiete
studii ad curias remotissimas nos trahentes indebite pregrauarunt,
in tantum ut communibus bonis que in usus pauperum scolarium
cedere debuerunt prius consumptis, ad collectas, ubi de singulis
tam maioribus quam minoribus, qui vix immo sibi in aliis non[5]
sufficiebant, porciones singule soluebantur, recurrere compulerunt?
Interim autem de parentibus[6] nostris dominis et amicis sub specie
elemosine, unde nos deiecerunt copiosius mendicantes, nos in
sparsim congregatis pecuniis excedentes, virtutem nostram resi-
stendi pro nichilo computauerunt, ut iam prothdolor, Uniuersitate
si placet nostra ere alieno intollerabiliter onerata, exinanitis nostris viribus, ipsis super nos plus solito irruentibus, quoniam in

[1] venustate, MS.
[2] Some words must have been omitted at this point.
[3] fides, MS.
[4] This word is otiose.
[5] Otiose.
[6] Perhaps the original read de-pereuntibus.

E

nobis tante fortitudini resistere non sufficimus, nisi disponente
domino nobis aliunde cicius succurratur, heu sola fuga per studii
dispersionem eorum superbiam vincere nos speramus. O si illos
qui simplicitatem columbinam coram prelatis & dominis nostris
fingere consueuerunt, ipsi domini nostri clarius conspexissent,
quam superbos oculos in nos istis temporibus coniecerunt, quam
terrificas minas magistris & scolaribus intulerunt, confisi de suis
defamatoriis mendaciis & suggestionibus venenosis, quibus in
curiis dominorum nostrorum, summi pontificis, domini regis &
aliorum dominorum nostrorum fidem accommodauit sanctitas si-
mulata, & quod execrabilius est nec quidem manus suas ab inferendis violenciis nostris scolaribus compescere voluerunt! Inter
hec autem omnia, magistris in litibus & contencionibus occupatis,
scolaribus leccionibus & profectu frustratis tanto tempore, studii
& studencium dampna quis estimet? Ne igitur oracionem proli-
xam auditui dominorum nostrorum fastidium generare contingat,
in huius littere supplementum, quod hic incomplete est digestum,
ad vestram reuerendam presenciam accedentes venerabiles viri
magister I. de L. &c., nostre tribulacionis comparticipes & iniu-
stam nostram vexacionem experimento multiplici cognoscentes,
viue vocis oraculo plenius intimabunt; quibus caritatis intuitu et
nostrarum precum humili interuentu, fauoris et gracie fontis
uenas ulterius aperire, & de illius fluminis impetu aliquam stillam
dignemini nobis exiguis impartiri, atque causam que si proficit,
ecclesia prosperatur, si deficit, ipsa ruinam minatur, quam nos
hucusque fouentes iam nunc manu tremula supportamus, vestram
si placet causam fore recognoscentes, pia sollicitudine pertractare
& in eius subuencionem & defensionem dextram pietatis extendere
vestra dignetur paternitas & dominacio reuerenda, ne nobis tamquam membris precisis aduersorum superbia dominetur & se
aduersus nos, qui causam ecclesie defendimus, preualuisse letetur;
recolentes si placet quod nos nunc ultima necessitas clamitare
compellit. Quamdiu viribus nostris contra aduersarios nostros
sepedictos suffecimus, nec vos importune sollicitauimus, nec vobis
dominis nostris aliquando fuimus onerosi. Sub vestro venerabili
regimine ecclesie sue sancte fructus incorruptos adaugeat & lupos
in vestibus ouium ei insidiantes coherceat in longitudinem dierum
dominus Ihesus Cristus.

38

A LETTER TO THE ARCHBISHOP OF CANTERBURY TELLING HIM ABOUT THE DOINGS OF THE FRIARS PREACHERS AT THEIR LATE GENERAL CHAPTER

About Easter 1319. *Fol.* 148

Archiepiscopo & prelatis[1] provinc*ie* per Uniuersitatem   Lutterel

In carnalis generacionis serie patres filiis thesaurizare & sollicicius[2] prouidere scriptura natura efficacius contestatur; eo tamen amplius spiritualis originis vinculum hoc exposcit, quanto spiritualia, in amoris puritate coniuncta, nectuntur federe forciori. Quod nos vestros, patres reuerendi, voce querula, cum compassionis spe firma, vestris benignis auribus docuit intimare quantis *scilicet*, preter continuas vexaciones in variis curiis, laboribus & expensis intollerabilibus, detractionibus iniustis lacerantur, et figmentis inauditis falso & nequiter accusantur, non solum apud mediocres sed eciam apud magnates & nobiles dominos nostros eciam summum pontificem & regem Anglie illustrem, Uniuersitatis vestre filii per fratres predicatores Oxon*ie*, qui ampliores gracias ceteris ante hec tempora consecuti, grati & beniuoli non inmerito gratis esse deberent. Quia vero non iam semel sed pluries medicinam querere compellit in dies dolor crescens, vestre reuerende paternitati humilibus precibus exoramus, quatinus exhibitoribus presencium, nostris utique amicis & sociis karissimis, in hiis que ex parte nostra vestre amantissime dominacioni referent, fidem & audicionis graciam accomodantes, statum studii qui ex aduersariorum fortitudine & nostra imbecillitate casum & ruinam minatur, pietatis oculis intueri & protectionis vestre ac consilii munimine, precum nostrarum instancia, dignemini roborare; ne scintilla, cui continue ministratur materia, in incendium coalescat, & quod apud nos paruulos in diminucione profectus scolastici geritur, dum ei non resistitur, in manifestam tendat ecclesie subuersionem. Quoniam enim horum insolencia, latente dolo, magnatum fulta presidiis, diu liberis gaudebat habenis, iam in tantum ascendit superbia & excreuit malicia quod plus solito Uniuersitatis membra contumeliis afficere & irrisionibus impetere non verentur, et, quod deterius [est],[3] proth pudor, pacis & immunitatis ecclesiastice inmemores, nuper in ecclesia sua in generali capitulo[4] Oxonie celebrato de duris verbis in nostros ad dura

[1] If this means that Convocation was sitting, the date would be Easter 1319; but the words need not imply so much.

[2] *sollicius*, MS.

[3] Not in MS.

[4] In Aug. 1318.

verbera processerunt, & in irritacionis augmentum, hec & huiusmodi scelera, que eciam a scolaribus fieri adhorreret auditus, sereno
& gaudenti vultu iactitant se fecisse; neque enim hiis finibus sunt
contenti, sed racione sue exempcionis super altitudinem nubium
se ipsos estimantes, contra sanctam matrem nostram Cantuarien-
sem ecclesiam os sacrilegum aperire non formidant, conceptam
superbiam publice eructantes, et ut verbis eorum licencia utamur
prict sir'[1] pro curia Cantuariensi. Quoniam igitur tales dei &
ecclesie iniurias, maxime ubi maiora timentur pericula, tollerare
nimis periculosum existit, nostram impotenciam solita pietate
paterna, si placet, supportando, quomodo tot periculis occurri
poterit, prouida vestra circumspectio excogitare dignetur.

39

THE UNIVERSITY WRITES TO THE ARCHBISHOP THAT THEY
CAN FIND NONE IN THE UNIVERSITY WHO ARE WILLING TO
ACT AS PLENIPOTENTIARIES TO SETTLE THE DISPUTE WITH THE
FRIARS BEFORE THE ARCHBISHOP, BUT THEY ARE SENDING
DEPUTIES FOR A PRELIMINARY MEETING WHICH WILL NARROW
THE ISSUE

Probably 1319. *Fol.* 152

L[utterel]

Venerabili &c. Paterne caritatis sollicitudinem venerandam, in
pacem & quietem studii preparantis, quam in priori mandato
venerabili vestro conspeximus in duarum viarum proposicione,
veluti in biuii capite, redidisse,[2] postea sumpta via compendii zelo
feruenti sensimus ad nos propius accessisse, & reuerendam suam
presenciam gracius offerendo pro pacis nostre reformacione, proprios humeros supposuisse laboribus inauditis. Quod idcirco
letanter suscepimus, & extentis manibus in laudem & graciarum
acciones tanto patri concorditer ora resoluimus, quoniam illius
radicis profert odorem & expressam gerit ymaginem, qui non
manu vicaria sed sua forti dextera pacificauit que in celo que in
terra. Verum quoniam reuerendi mandati vestri, nobis vestris
ultimo directi, series hoc exposcit, quod tali die ad talem locum
viros prudentes, pacis zelatores, facti plenam instruccionem
habentes, ad tractandum & componendum, ac litibus & discensio-
nibus inter nos et fratres predicatores olim exortis & diucius
continuatis pacem finaliter imponendum mittere curaremus, nos

---

[1] These two words are written
clearly; they must be words of con-
tempt.

[2] This word seems to be wrong;
residisse would do.

tam reuerendi patris, in mediatorem & amicabilem compositorem
pia sollicitudine transformati, salutaribus monitis, ut inscrutabili
consilii altitudine (ut credimus) deriuatis, parere affectuosius cupientes, diligencia qua potuimus vota magistrorum nostri collegii,
qui pro tam arduo negocio indi*u*iso[1] essent ydonei, scrutabamur;
qui sibi ipsis credentes prospicere, & grauiora dampna studii, que
in sancte matris ecclesie detrimentum redundare valerent, caucius
declinare, tantum onus subire uno animo renuerunt, reuoluentes
priora tempora; et que apud nos gesta sunt ad memoriam reuo-
cantes, aduersariorum hastuciam & circumuencionem callidam
suspicantes, causam tantis perplexitatibus irretitam tantisque
calumpniis obsessam, coram tanto patre ac domino pertractan-
dam, suscipere ac omnibus controuersiis & litibus finem imponere,
ut asserunt, plurimum pertimescunt, nisi prius inter partes collo-
cucione facta, amputatis excessibus, coram tanto mediatore, si
tamen hoc placeat, viam pacis mediam inuenire contingat, que
Uniuersitati directa & plenius notificata, deliberato consilio, utilis
appareat & honesta. Ne tamen manus tanti medici, ad nostram
liberacionem extenta de tot pressuris & angustiis, vacua (quod
absit) redeat & inanis, tante caritati cum gaudio obuiantes, & tam
salubribus exhortacionibus quantum possumus inherentes, viros
venerabiles &c., quorum zelum pacis experti, de industria plenam
in domino fiduciam gerimus, ad diem & locum prefixos modis
omnibus transmittemus, qui ea que sunt partis aduerse humiliter
audient & pro nobis sunt proposituri; oblatam vel inuentam formam
attencius audient & Uniuersitati vestre (si placet) & nostre plenius
referent, in qua forsan utraque parcium conquiescat, assistente
eis spiritus sancti gracia, vestreque[2] mentis circumspecta prudentia, qui sicut fama testatur non fatali fortuna sed sollicitudine
plurimum gloriosa discordantibus animis pacis & concordie federa
tamquam pacifici vestri pectoris vestigia multis vicibus exprimere
consueuit. Dominus vos conseruet per tempora feliciter permansura.

40

THE UNIVERSITY THANKS G. DE M. FOR HIS SUPPORT IN THE
RECENT CONVOCATION, AND ASKS FOR A LOAN OF HIS COPY
OF THE TAXATIO OF THE SOUTHERN PROVINCE

Probably after Easter 1319. *Fol.* 145

Lutterel

Venerabili viro & discreto magistro G. de M.[3] &c. salutem cum

[1] The University desired to limit the matter under discussion.
[2] *n͞risque*, MS., i.e. *nostrisque*.
Perhaps an error for *p͞risque*, i.e. *patrisque*.
[3] Perhaps mag. Gilb. de Middle-

54 FORMULARIES, ETC.

condigno honoris & gaudii prospero incremento. Olim cum ex aduersariorum importunitate necessitas nos compulit prelatorum & cleri auxilium postulare, quod cum graciarum accionibus recordamur, manum vestram in negocii nostri expedicione pre ceteris inuenimus adiutricem. Unde nos tam ex illo quam ex aliis precedentibus beneficiis, per vos Uniuersitati nostre collatis, pleniori fiducia confortati, reuerende dominacioni vestre unanimiter supplicamus quatinus copiam taxationis beneficiorum Cantuariensis provincie, quam apud vos esse quorundam relatu didicimus, eam nostro nuncio, istam litteram deferenti, velitis liberare nostris, quesumus, precibus & amore.

41

THE ARCHBISHOP REQUESTS THAT NOW THAT THE UNIVERSITY AND THE FRIARS IN THE PRESENCE OF THE ARCHBISHOP HAVE AGREED ON A SCHEME OF PEACE, THE UNIVERSITY WILL ALLOW THOSE FRIARS TO TAKE THEIR DEGREES WHO HAVE BEEN HELD BACK DURING THE DISPUTE

Date 1319 *or* 1320. *Fol.* 152

Walterus &c. Multiplicata longo temporis decursu grauis animorum discensio inter vos ex parte una & fratres predicatores ex altera, satore zizanie procurante, hinc inde dampna parturiit & iacturas, et animarum corporumque plurium personarum lesionem rerumque consumpcionem induxit. Verum cum ea[1] durius afficeremur angustiis & multiplici molestia vexaremur, nos exemplo illius qui, de populo suo fomentis odiorum exclusis, voluit in eo pacis consilia seminari, sollicitudine exposcimus & studia nostra conuertimus, ut sedatis scandalis pacis & concordie reformacio proueniret. Demum placuit illi qui gloriosos fructus ministrorum suorum laboribus impartitur, quique ad graciam facile flectitur, dum apud eum pacis bonum queritur & sue propter hoc maiestatis benignitas imploratur, quod vos, domine Cancellarie, ac quidam alii pro parte vestra ac prior & ceteri fratres alii dicti ordinis & conuentus pro parte sua, ob nostre inuitacionis graciam in nostra pridem presencia constituti, nostris in hac parte acquiescentes consiliis, pacis beatitudini formate annuistis. Nos itaque desiderantes ut huiusmodi reformacio felicis & oportune reformacionis

ton, Canon of St. Paul's, who in 1313 was appointed by the Bishop of Worcester to be his deputy as a judge delegate in the dispute be-

tween the Friars and the University (*Register of Bp. Reynolds*, p. 73).
[1] *ea*, i.e. *discensione.*

roboretur effectibus, nullusque remaneat scrupulus nec scintilla discordie, quibus tam fructuosi operis possit in posterum decor in aliquo maculari, vestre deuocionis puritatem obsecramus inducimusque in domino Ihesu Cristo, quatinus fratres dicti ordinis, quibuslibet[1] dignis honore gradus scolastici alcioris, pretextu discensionis suborte, retardacionis dispendium ut dicitur prestitistis, in recompensacionem perpensi incommodi preueniendo gracia in hoc & aliis, fauore prosequencium liberali, necnon et imposterum fratribus aliis in graciis, si eciam illis indiguerint, repetendis consensus beneficio sinum propicium aperire velitis, ut sic inter vos et ipsos incrementis continuis caritatis igniculus inardescat, ac beneficencie communi eius solacium interueniat donum intimum repensiuum. Nos autem rogamus ut ipse deus spei & consolacionis det vobis et illis id ipsum sapere & intelligere in alterutris, quatinus Uniuersitas vestra, que velud fertilitatis ager fructus profert uberes, in quo grana sciencie colliguntur, virique producuntur virtutum varietate fecundi, votivis honoribus floreat & concrescat.

42

To the Bishop of Lichfield, that he will give aid to those who collect in his diocese the subsidy voted to the University

Probably about the end of 1319. *Fol.* 158

Domino Lichfeldensi episcopo per Uniuersitatem

Caritatis eximie clemencia qua vos, pater, necnon & reuerendi patres coepiscopi & confratres vestri, pro nostris oppressionibus subleuandis & insidiis variis iminentibus reprimendis nuper presidium ordinastis, adeo extollenda & commendabilis existit quod cum iuris conditore[2] artamur clamare quas laudes quasque graciarum acciones vobis referre debeamus, veraciter non sufficimus, sed hanc caritatem aduertat & retribuat omnipotens, a quo[3] vera summa & perfecta caritas comprobatur. Sed quia, pater reuerende, ad huiusmodi subsidium absque vestro adiutorio prouenire non possumus, paternitatem vestram eo fidencius excitamus ut inter ceteras sollicitudinis vestre curas & ad nostrum subsidium efficaciter colligendum vestram dexteram porrigatis; adeo, si placet, quantum audemus, reuerenciam uestram requirimus & rogamus ut collectoribus in vestra diocese canonice cohercionis sufficiens auctoritas tribuatur.

---

[1] Should it be *quibus licet*?
[2] Should it be *iuris conditori*?

[3] *qui,* for *a quo,* MS.

43

To a friend of the Archbishop of Canterbury; to use
his influence with the Archbishop that steps should
be taken at the coming convocation of Canterbury to
secure what is owing to the University of a halfpenny
in the mark which had been promised

*Parliament was summoned to meet in mid-Jan. 1320. This letter
may be about Jan. 1, 1320. Fol.* 158

In necessitatis angustiis amica gratitudo experiencia comprobatur quam prosperitatis tempora consueuerant occultare; quod
in negociis nostris expediendis, ubi ex impotencia non suffecimus
pluries in vobis repperimus; quod cum graciarum multiplici accione recognoscimus. Unde, nobis orta fiducia pleniori, vestre
amicicie reuerende, quam¹ reuerendi patris & domini nostri domini
Cantuariensis archiepiscopi nouimus pre ceteris familiari allocu-
cione potiri, ipsumque vestro uti consilio veluti saniori, affectuosius supplicamus, quatinus habito tractatu cum prefato domino
nostro, quando vobis videbitur oportunum, pro obolis de marcis
non solutis, sicut venerabilis vir dominus Cancellarius noster
vobis referet viva voce, eumdem aliunde in variis & arduis isti
tempori congruentibus occupatum, hora captata, pulsare & vestra
solertia excogitatis mediis excitare dignemini, nostri cetus sedulo
interuentu, ut vel per viam compulsionis, si possitis, vel allectiuis
persuasionibus ad supplendum, quod de dicta pecunia immodera-
cius deficit, vestra industria plenius satisfiat. Unde nos habeatis
in futurum ad vestre voluntatis beneplacita merito prompciores.
Timemus namque quod si in hac congregacione de remedio vestra &
aliorum amicorum instancia non contigerit prouideri, cum propter
varios temporis huius euentus alia congregacio cleri non speretur
in breui, ex dilacione nos quod hactenus non recepimus amissuros.

44

To a bishop, probably of the northern province, asking
for the money which his diocese voted for the University; and requesting help in acquiring the books of
Harcla, the late Chancellor, which he bequeathed to
the University

About 1320

L[utterel]

Vestre amicicie necessitate urgente meminimus alias nos scri-

¹ tam, MS.

psisse quod rogaminum nostrorum intuitu erga prelatos & clerum
vestre diocesis instaretis quod Uniuersitatem nostram in defensione cause nostre contra fratres Predicatores Oxonie aliquali
auxilio defenderent & iuuarent; ubi, sicut audiuimus, in tantum
instancia vestra & aliorum amicorum preualuit quod ex compassionis feruore secundum taxacionem antiquam, non obstante illius
patrie lamentabili vastitate,[1] nostre indigencie subuenire unanimiter concesserunt; in quo vestram gratitudinem cum laude &
graciarum accionibus recognoscimus, ut tenemur. Verum quia,
dante domino pace nobis reddita, creditorum compulsi instancia,
ad concessa nobis subsidia recurrere est necesse, indubitanter
sperantes de beniuolencia vestra, quam pluries experimur, vos
affectuosius exoramus quatinus A. de B. presencium portitori,
nostrum precibus & amore subuenire dignemini, ut de promissa
pecunia ad obturandum ora creditorum nimis acriter nos hiis
diebus impetencium vestra industria quamcicius poteritis satisfiat, ut exinde vestro crescente honore pro tanto beneficio vobis
arcius teneamur. Ceterum quoniam bone memorie magister H. de
Harcla &c. ad usum magistrorum & scolarium dicte Uniuersitatis
nostre libros suos olim legauerat moriturus, qui si iuxta voluntatem defuncti ad manus nostras cicius peruenissent nulli dubium
quin pro percepta utilitate oracionum suffragia anime sue plurimum valuissent; quid igitur de libris predictis accelerata ut optamus decreti sui ultimi execucione facere volueritis, celerius nobis
quesumus innotescat.

45

THE UNIVERSITY HEARING THAT THOMAS DE CANTILUPO HAS
BEEN CANONIZED THANKS THE POPE AND ASKS THAT ROBERT
DE WINCHELSEY MAY BE CANONIZED

Not before May 1320

Pape, per Universitatem   L[utterel]

Beatissimo &c. Discipline scolastice nostris finibus vineam
excolentes, sanctissimi apostolatus vestri tempore, plurima beate
nouitatis gaudia perlustrarunt, dum paterne vestre benediccionis
gracia ad nostrorum inopiam releuandam, velut roris celestis

---

[1] This word suggests that the diocese was Durham. Louis de Bellomonte, who was Bishop of Durham, had been a member of the chapter of Salisbury together with Harcla and may have been his executor.

dulcedine, saginamur, & post litium & controuersiarum amaritudinem lugubrem Uniuersitatis vestre, si placet, & nostre membra nostra nuper discidencia, recolenda cum laudibus tanti patris diligencia operosa, inuicem sic coherent vinculo caritatis, ut, extinctis obliuione perpetua grauaminibus singulis, restitute pacis integritas discordie pristine cicatricis non reliquerit maculam siue rugam; pro quibus tam preclare celsitudini sanctitatis, vestris pedibus preuoluti, id modicum quod sumus & possumus offerentes, eum a quo est omne datum optimum deuotis precibus exoramus, ut utriusque hominis salute concessa multos nobis adaugeat annos pacis, cuius circumspecta sapientia post tempestatem ita tranquilla tempora refulserunt, quod recollectis viribus, per multiplicis inquietudinis angustias prius distractis, sola inter nos superest scolastici certaminis in agone pia contencio de profectu. Verum, ne sub laboris pondere continuati diucius ex defectu spiritualis solacii Uniuersitatis membra lassata torpescant & matris nostre senectam uberem manus remisse infructuosam relinquant, nouissimis hiis diebus in occiduis huiusmodi partibus gloriosus Cristi confessor Thomas olim particeps nostri laboris, consors et consocius, postea Herfordensis ecclesie antistes sol nouus offulsit; cuius nos pre ceteris speramus patrocinio communiri, quem matris nostre Uniuersitatis uterus protulit, & in artibus liberalibus sacrisque litteris sufficienter imbutum demum in Cancellariatus custodem recepit, quem ad nominis vestri gloriam perpetuam & honorem spemque studencium erigendam apostolica auctoritas sanctorum cathalogo fore censuit inscribendum.[1] Unde, capite nostro prefato celorum sublimia penetrante, eius membra cetera cum tripudio iubilant & precellentis maiestatis operum magnalia, per quam istud mundo innotuit, milia nostra deuota memoria venerantur. Ad hec, pater sanctissime & nobis exiguis amantissime domine, ne nos vestre sanctitatis seruulos occidentalis huius solis claritas sic suis lucis radiis illustraret ut aliunde relinqueret obumbratos, in orientalium Anglorum finibus inter nebulas glorie, sanctissimos patres nostros archipresules Cantuariensis ecclesie, nuper felicis memorie Robertus[2] dicte ecclesie archiepiscopus cepit velut stella clarescere matutina, ut Uniuersitas nostra, que sibi situm elegit in meridie utrimque, velut ad medium concurrentibus spiritualis proteccionis luminibus, tantorum patronorum auxilio glorietur. Hunc enim archipresulem reuerendum post prefatum sanctum Thomam habuisse Cancellarium & rectorem suo tempore letabatur & exultabat Oxonia eius moribus et doctrina, tam in philosophia quam in sacra pagina, in quarum utraque

[1] On April 17, 1320.   [2] Rob. de Winchelsey.

cathedram magistralem conscendit, decorata et firmius radicata;
qui eciam in dicto Cancellarie officio, sicut a senioribus nostris
accepimus, feruidus zelator iusticie tanta prudencia commissum
sibi gregem regebat, ut, penis & premiis equo libramine moderatis,
ad consolacionem humilium pietas non deesset, nec rigor in rebellium argumentum. Quem denique lapidem pollitum & quadratum
humano iudicio ad ecclesie edificium utilem a nobis tanquam de
manu inferiorum artificum sancta Cantuariensis ecclesia mater
nostra subtraxit, et factum archiepiscopum in capite anguli spiritualis illius fabrice collocauit, ubi fama teste tanto[1] fortitudinis
robore restitit hiis, qui antiquam soliditatem illius ecclesie materiam estimantes, in eam irruere nitebantur quod, verus & legit-
timus sancti Thome martiris successor et eterni regni coheres,
pro defensione ecclesie dampna & opprobria, confiscatisque possessionibus singulis horrendum exilium per multorum annorum
curricula, velut diu protelata martiria, gaudenti vultu sustinuit
& sereno, ostendens exterius ad secure mentis iuge commercium persecutionis malleum nullatenus attigisse. Animarum vero
curam sic prospexit ut sine personarum accepcione a vinea domini
vulpes excludens, viros probatissimos utpote magistros theologicos
& alios litteratos decedentibus rectoribus subrogauit; sicque ha-
bunde miserabilibus personis viscera pietatis apperuit, ut sepissime,
oculis in lacrimis resolutis, manibus copiosissime ad subueniendum
extentis, cuncta corporis membra apparerent in obsequium caritatis & misericordie dedicata. Ne igitur tanti viri putrescat memoria, iam innumera, sicut pie creditur, domino operante corus-
cant miracula, que sanctam matrem ecclesiam frequencia sua
pulsant, templum quondam spiritus sancti sub humili tumulo
contegi indignum fore suo modulo proclamantes;[2] deuotis eciam
precibus, ut audiuimus, auribus apostolicis se ingerit huius rei
gracia clangor tubarum celestium nostrorumque instancia prelatorum, cum quibus vestre sanctitatis filii humiles & deuoti, exem-
plarem prelatorum nostrorum ut decet diligenciam imitantes,
maiestati nobis pluries misericorditer inclinate oraciones humiles
fundimus, quantum paruitati nostre permittitur, supplicius exorantes quatinus, ad certancium pro ecclesia animos confortandos
et meticulosos plenius confortandos, eius qui ecclesiam pre ceteris
nostri temporis exaltauit, memoriam in uniuersali ecclesia exaltari
precipere dignetur apostolice auctoritatis firmitas inconcussa, ut
hee due oliue quondam in ortulo nostro plantate deinde in paradiso dei felicius transplantate, in atriis domus domini particu-
laribus ecclesiis in odorem suauitatis florentes ad refeccionem

---

[1] tanta, MS.   [2] *proclamantia* is required.

animarum fructus afferant salutares. Sub vestro sacratissimo regimine gloriosis successibus felix prosperetur ecclesia per secula diucius permansura.

46

To the Abbot of St. Edmund's. The University thanks him for collecting the money which the prelates and clergy of the diocese of Norwich, at the last convocation in London, granted to the University. The University is sending a letter to the Chapter (of the Benedictine Order) explaining their poverty

Probably the summer 1320. *Fol.* 154

Abbati sancti Edmundi

Quamuis sollicitudo proficiendi viris scolasticis, qui ad militantis ecclesie utilitatem non modicam continuo insistunt exercicio & labori, in triumphanti ecclesia quod in cor hominis non ascondit[1] premium futurum expectat, si tamen aliunde ad vices condignas rependendas non suppetant recipientes, de eo quod possunt non paciuntur percepta beneficia excusari. Vestre igitur paternitati reuerende, non habentes commodius hac vice quo ex parte vestre beniuolencie occurramus pro collatis nobis beneficiis & diligencia vestra in colligenda pecunia, nostre Uniuersitati per prelatos & clerum Noruicensis diocesis in concilio ultimo London' celebrato concessa, graciarum cordiales referimus acciones, parati nostro modulo ad ea que vestro beneplacito consonant & honori, omni affeccione qua possumus attencius supplicantes, quatinus diligenciam illam solitam, in qua dileccionis vestre signa sentimus, ad dicte Uniuersitatis nostre profectum non modicum continuare dignemini, nostris precibus & amore; negocia nostra erga cetum venerabilem vestri capituli,[2] que lator presencium vive vocis officio intimabit, si placet, efficacius promouentes ad indigenciam releuandam, quam etiam vobis & illis littere per nuncium nostrum porrigende distinctius manifestant, ut exinde vobis ut optamus condigni honoris & meritorum proueniant incrementa. Ad tam religiosi nobilisque collegii regimen valeatis temporibus prosperis & longeuis.

[1] *Sic.*
[2] The General Chapter met at Oxford Sept. 21, 1318, at Oxford April 25, and Sept. 20, 1319, at Northampton Sept. 21, 1320 (*Chapters of English Black Monks*, i. 295).

47

The University thanks the Bishop of Hereford for
securing the canonization of Thomas de Cantilupo

*This took place April 17, 1320. The letter may be of July 1320;
certainly before August 30, when the bishop had reached his diocese.
Fol. 157*

Vobis, pie pater, ac tocius ecclesie Anglicane cedat ad gloriam
quod ecclesiam Herfordensis civitatis et diocesim, cooperante
magnifico facto vestro in canonizacione beati Thome, predecessoris vestri, specialius redditis gloriosas. De prosperis successibus
vestris exultant filii summe vestri qui in magnis a vobis multiplicem graciam senciunt, qui ex mirata nobis benivolencia canoniza-
cionis gloriam & appropriacionis commodum nobis, non alta
conspicientibus, mero motu conferri fecistis. O quantum vobis
debet ecclesia sponsa vestra, quantum civitas & diocesis, immo
verius tota ecclesia Anglicana! Quis enim posset amplissime[1]
prepotens tanti presulis insignia promereri, in cuius pectus con-
fluit quicquid virtutes[2] habent, quoniam nubes pluerunt iustum &
super eum celi desuper irrorarunt? Tali namque presulis presidio
protecta ecclesia talem decet habere dominum et pastorem qui in
strenuis actibus preclarus, in claritate benignus, in benignitate
sapiens & providus & in summa providentia compaciens & humanus. O miranda et prompta divina clemencia, que labenti Herfor-
densi ecclesie de tali ac tanto tam consulte quam utiliter providisti!
O nature et loci felicitas, que tanti thesauri prerogativa dicatum
ecclesie et civibus antistitem donasti felicem! Grates vestre paternitati referre filii non sufficiunt aliquales, qui tot et tanta,
nullo commercio estimanda, a vobis, nullis humanis meritis precedentibus, acceperunt. Magistrum R. de Iclesham, canonicum
vestrum et confratrem nostrum, virum providum et honoris ecclesie fervidum amatorem, pro magnis et arduis nostre ecclesie
negociis vestre dominacionis excellencie duximus destinandum. In
ea que vestre reverencie ex parte ecclesie nostre exposuerit ac si nos
ipsi presencialiter diceremus, adhibere dignemini plenam fidem.
Patrem ad filios benefactorem & dominum ad suos subditos et
devotos reducat[3] cum leticia clementia creatoris. Valeat et vigeat
vestra provida paternitas ad regimen ecclesie sue sancte.

[1] amplo famme, MS.
[2] virtutis, MS.
[3] The Bishop was at Avignon in
April, May, and June. He reached

England early in August and re-
mained at London for a week or
two; see *Orleton's Register* (Cant.
and York Soc.).

48

THE UNIVERSITY SENDS REPRESENTATIVES TO THE ARCH-
BISHOP TO SETTLE TERMS OF PEACE WITH THE FRIARS, WHO
HAD BROKEN THE PREVIOUS PEACE

Perhaps 1320. *Fol.* 147

Domino archiepiscopo pro inquietacione fratrum predicatorum
Lutterel

Olim a vestra paternitate reuerenda missa nobis epistola, que
in fines nostros pro pacis federe reformando tanti patris promitte-
bat adventum, caritatem mirantes que, spei excessum passa, de
lapidibus obduratis, scilicet mentibus, filios Abrahe suscitare spera-
bat, quantum leticie tunc concepimus, tantum nos eiusdem mandati recusacio[1] displicencie attulisset, nisi domini nostri regis
regnique negociis, quibus vos intendere illis temporibus oportebat,
nostra merito cedere debuissent. Quibus[2] cum reuerencia qua
decebat protinus fuisset responsum, si nos futurorum euentu
pendenti, quod in utroque mandato recepimus, vestra paterna &
caritatiua monicione pulsati & obnixius adiurati.[3] Propter quod
diem istum expectare decreuimus[4] & rescribere ex causa distuli-
mus, ut mandati tanti patris nec iota nec apicem preterisse nos
constanter possemus asserere, quod eius series suadet & exposcit.
Expectato enim iuxta formam nobis traditam venerabilis viri
domini officialis Curie Cantuariensis aduentu, qui velut precursor
tante dignacionis in viam concordie mentes discordium si posset
dirigeret & rupta pacis federa reformaret, in ipso suo aduentu
stante Uniuersitate per omnia in finibus prioribus iuxta formam
ordinacionis in quam partes consenserant, fratres predicatores adhuc viam pacis non cognouerunt, sed in sua rebellione rigidi &
inflexibiles perstiterunt, ac in sermonibus suis mentiri puplice non
verentes, compertam in eis dupplicitatem & firmate, ut credeba-
tur, pacis infirmacionem in Uniuersitatem nostram assercione
constantissima retorserunt. Ceterum, reuerendissime pater &
domine, quamuis recta racio suaderet quod qui veritatis amore
precare[5] non oderunt, salua semper iusticia, pene formidine ter-
reantur & ad illam rectitudinem a qua exciderant reducantur,

---

[1] Apparently a second letter *can-
celling* the first.
[2] 'to which two letters' or 'to
which things'. It must be remembered that the letters are written
without capitals and without punctuation, for the most part.
[3] Some words must be missing
here.
[4] decremus, MS.
[5] This word must be wrong; we
may guess *peccare*.

vestris tamen monicionibus, quas spiritu dei plenas censemus, prompcius obedientes, hucusque continuimus & simpliciter nichil amplius fecimus quod eis materiam offense vel querele iure debeat ministrare. Iam quod restat nobis assignatum; quamuis cum eis quorum dolus & malicia diutissime latuerunt & iam inuerecunde erumpentes, volente domino, mundo (quamuis non totaliter) patuerunt, ne quouismodo ulterius tractaremus nec fedus cum eis iniremus, qui nos in verbis capere & nouis calumpniis irretire semper conantur, seruili[1] tamen etsi inutiles tante excellencie, ut omnia impleamus que ex iniuncto vestro recepimus, sicut teneri nos firmiter recognoscimus, quos innumeris graciis & beneficiis prosequentes caritate mirabili preuenistis, quorum eciam fugientes quietem & pacem inauditis laboribus & sollicitudinibus, omissis illis magnis & arduis, studuistis, viros venerabiles magistrum I. Lutterell &c. ad pacem quam non violauimus inter nos & fratres predicatores firmius solidandam &, quantum in nobis est, perpetuo obseruandam, ad vestram reuerendam & nobis amantissimam presenciam transmittimus in presenti, quos sub alis vestre proteccionis colligere & ad preces nostras quas per ora eorum fundimus aures soliti fauoris & gracie inclinare dignetur vestra paternitas reuerenda. Ex preteritis enim futura conicientes, securi ad vos confugimus, & ubi habundancius eam pre ceteris inuenimus, exaudicionis graciam, quam tamen non meruimus, inuenire speramus.

49

THE UNIVERSITY TO THE ARCHBISHOP OF CANTERBURY. IN ACCORDANCE WITH THE ARCHBISHOP'S MANDATE THERE HAS BEEN ANOTHER DISCUSSION WITH THE FRIARS PREACHERS, AND THEY HAVE COME TO TERMS. THE CHANCELLOR WILL BE AT LAMBETH ON THE OCTAVE OF THE EPIPHANY THAT THE ARCHBISHOP'S SEAL MAY BE ATTACHED TO THE TERMS

The date must be mid-December 1320. *Fol.* 157

Lutterel

Cum sui recommendatione humillima honoris et reuerencie obsequia debita pariter et deuota. Paternam vestram sollicitudinem reuerendam cum labore multiplici retroactis temporibus occupatam, ut discordancia Uniuersitatis vestre et nostre membra

---

[1] This must be wrong; *servuli* is possible; also a verb is wanting at the end of the previous clause, such as *disposuissemus* 'although we had determined, &c.'

ad solite caritatis reduceret unitatem, hoc agente veritatis emula duplicitate quorundam, ad tempus interruptam, domino ut credimus permittente, ut ab effectus intenti constitucione caritas ad modicum impedita fortius se recolligeret excitata, unde se plenius postea excuteret in ministerium pietatis, ad perficiendum inter studentes perpetue fines pacis.[1] Quod reuerenda epistola nobis a vestra dignacione nuper transmissa lucidius manifestat, que sopitos[2] a diu inter nos & fratres predicatores tractatus pacis persuasionibus resuscitat allectiuis, ut si quo modo fieri posset inter nos & ipsos per collaciones mutuas sine strepitu iudiciali ulteriori diucius inueniatur quesita via pacis. Quodsi concedente domino ut optastis contingeret, in octabis Epiphanie in manerio vestro apud Lamhuth per aliquos instructos in dicto negocio plenam potestatem habentes, ad finaliter faciendum in eodem, nos vestros voluistis una cum fratribus affuturos, ut quod laboriose inchoastis, presentibus partibus felicius consummetur. Nos igitur tanti patris salutaribus monitis ad fere desperatum nobis negocium nos conuertimus indilate, & cum eisdem per aliquot dies continuato tractatu tandem, operante spiritu sancto, viam inuenimus cui utraque partium acquieuit. Attenta igitur diligenter forma dicti vestri mandati, cui nos decet pre ceteris affectuose obedire, ad diem quem nobis dicta littera designauit, Cancellarius noster ad reuerendam presenciam vestram accedet, qui vice et nomine Uniuersitatis vestre, quam inter grauissime persecucionis procellas fluctuantem defensionis vestre munimine protexistis, quod unanimes cum graciarum nobis possibilium actionibus firmiter recognoscimus exultantes, consuetam paternam beneuolentiam deuotis precibus implorabit, quatinus in concordie & federis initi testimonium, ad ea que inter nos acta sunt, quorum vobis totum & plenum tenorem ostendet, in contestacionis nostre supplementum, quam vestre assencionis comparacione minorem reputamus infirmam, sigilli vestri impressionem precipere dignetur vestra paternitas predilecta, ut exinde veritatis agnite inimici, quos ex preteritis conicimus futura tempora paritura,[3] imposito freno silencii obmutescant, & facto tam celebri ab ipso sui exordio vestra operosa diligencia inchoato atque ad finem graciosum usquequo perducto, nomini vestro laudem & gloriam presencium ora proclament & conseruet memoria futurorum.[4]

[1] Some verb is required.
[2] sopitas, MS.
[3] parituros, MS.

[4] The Friars nominated their delegates on Dec. 11, 1320 (*Medieval Archives of the Univ.* i. 99).

50

A LETTER ADDRESSED APPARENTLY TO THE ARCHBISHOP OF
CANTERBURY, THANKING HIM FOR KINDNESSES, AND RECOM-
MENDING TO HIM THE REPRESENTATIVES THAT ARE SENT FOR
THE PURPOSE OF MAKING A SETTLEMENT WITH THE FRIARS

Jan. 1321. *Fol.* 157   Lutterel

Quanta caritatis dulcedine & quante liberalitatis munere nos
vestros fueritis hactenus prosecuti, esse immemores non valemus.
Nam quo illud perspicaciori contemplamur intuitu, eo in nostro
suauius dulcescit affectu, & considerantes tantam excellenciam
humiliatam & ad nos tam benigne inclinatam mirantes obstupescimus, & vestre dominacioni gratiarum acciones offerimus pleniores,
dum itaque in graui mente continuata reuoluimus beneficia &
verba consolatoria, quibus nos in vestris &c., prout ab eisdem
recepimus, pluries refouistis, & in arduis salutaris consilii munimine protexistis, nec mente concipere nec linguis sufficimus
enarrare, ut condignas vobis gracias exsoluamus, sed pro vestris
in nobis multiplicatis beneficiis superna clemencia inestimabilis
boni vobis premium recompenset. Ceterum finem & exitum negocii reformacionis pacis que adhuc pendere dinoscitur coram vobis
(pro quo alias ad vestram presenciam nuncios nostros & procuratores transmisimus speciales, pro quo eciam dilectos nobis in
Cristo &c. ad vos mittimus iterato) desiderabiliter expectantes,
paternitati vestre reuerende, cum prece qua possimus, supplicantes quatinus eosdem nuncios &c. paternis affeccionibus recommendatos habentes, sic si placet circa expedicionem finalem &
consummacionem ipsius negocii curam solitam dignemini adhibere, quod per vos pro bono pacis & utilitate tocius ecclesie
Anglicane ad prosperum & optatum, diuina cooperante clemencia,
producatur effectum.

51

TO THE ARCHBISHOP, THAT AT THE COMING CONVOCATION HE
MAY TAKE STEPS TO SECURE TO THE UNIVERSITY THE
PROMISED SUBSIDY

Spring 1321. *Fol.* 158

Archiepiscopo Cantuariensi   Lutterell

Inter varietatis mundane fluctus pestiferos, qui procurante
zizaniorum satore in tantum seuiunt hiis diebus quod ferreas
eciam mentes domarent & a tranquillitatis sue quiete deicerent,

F

paternam vestram sollicitudinem, in quam plus ceteris ista redundant, ne dolorem super dolorem & affliccionem addamus, quod absit, afflicto, pertimescimus ampliare, & a rogaminum interuentu repulsa verecundia vox sileret, si nobis aliunde speraremus remedia prouentura & querendi tempora aptiora. Verum [quia]¹, ut didicimus, prelati tam maiores quam minores reuerenda vestra auctoritate ad parliamentum nunc instans² pro regni & ecclesie negociis sunt vocati, ipsique prelati seorsum litteris nostris supplicatoriis multociens excitati pro obolis pia vestra instancia nobis ab eisdem concessis, querentes subterfugia varia, nuncios nostros ad nos vacuos remiserunt, nisi in congregacione presenti (cum alia, quoniam dies mali sunt, in breui non speretur) vestre circumspeccionis prudencia excitentur & ad soluendum quod superest inducantur, tocius sortis pecunie dicte nobis concesse terciam partem & amplius nos credimus amissuros ; cum non tam exempti cuiuscumque ordinis quam non exempti quod per se vel per procuratores suos promiserunt hactenus soluere recusarunt. Confisi igitur ex retroactis beneficiis quod vestre paterne pietatis habundancia, quam multiplicius sumus experti, attentis premissis importunam nostram instanciam excusatam habebit, reuerendam paternitatem vestram & dominacionem, nobis vestris non inmerito predilectam supplicius exoramus quatinus ut id, quod ad releuandam indigenciam Uniuersitatis vestre domino inspirante graciosius inchoastis & cura peruigili continuastis sollicicius usque modo inter incumbentia vobis, ut timemus, laboriosa certamina, captata hora vires apponere dignemini operosas, ad vestri augmentum meriti et honoris, debitum finem capiat & optatum, creditorumque strepitus qui quietem studii impedit, satisfacto eisdem, vestra prouidencia conquiescat, ipsamque Uniuersitatem habeatis ad preces & oraciones deuotas pro status vestri incolumitate & salute non immerito perpetuis temporibus obligatam.

52

THE ABBOT OF AN EXEMPT MONASTERY, PROBABLY ST. AUGUSTINE'S, CANTERBURY, PROMISES TO SEND TO OXFORD HIS SHARE OF THE SUBSIDY VOTED TO OXFORD BY CONVOCATION

Fol. 158

Per abbatem sancti Augustini, de contribucione subsidii

Dignus est honor venerabili tot doctorum Uniuersitati deditus

¹ Not in MS.
² Parliament met in July 1321. It also met in Jan. 1320, but the letter implies that a long time had passed since Easter 1319, when the grant was first promised to the University.

ac laudis titulus qui de ipsa celebris est per orbem, ut, ad cuius releuandas oppressiones & onera, ecclesiastica undique concurrunt suffragia, nos qui inter ceteros religiosos huius regni Uniuersitatem eandem non impari in domino caritate diligimus, in beneficio debeamus huiusmodi reddere nos conformes. Ut autem de nostra in hac parte beneuolencia deuotis vestris precibus plenius satisfiat, amicissimo cetui vestro tenore presencium volumus esse notum quod etsi ad contribucionem in vestri subsidium clero impositam diocesana auctoritas nequeat nos artare, ad vos tamen uberius extendi debet gracia quos honoris preclaritas & virtutum insignia efficiunt graciosos. Quod igitur alias vobis super hoc promisisse recolimus nos facturos gratis, per manus confratrum nostrorum apud vos studencium, ad quos largissime, sui gracia, vestra se diffundit humanitas, citra diem talem complere proponimus graciose. Vos autem conseruet &c.

53

A LETTER ADDRESSED BY THE UNIVERSITY, PROBABLY TO THE LORD CHANCELLOR, ASKING THAT A COMMISSION MAY BE GIVEN TO CERTAIN PERSONS NAMED, TO MAKE A GAOL DELIVERY AT OXFORD, WHERE MANY SCHOLARS ARE IMPRISONED. A LETTER HAD PREVIOUSLY BEEN SENT TO THIS EFFECT, BUT IT CANNOT HAVE BEEN DELIVERED

Fol. 158

De scolaribus Oxon' a carcere liberandis　　　Layrm*er*

Ex beneficencie effectu multiplici concepta, fiducia pleniori vestre amicicie reuerende nuper scripsimus, affectuosius supplicantes quod discretis viris &c. commissionem pro liberando Oxonie carcere regio, in quo multi de scolaribus nostris per sathellites Sathane, quosdam burgenses Oxonie, nequiter indictati diucius detinentur, mittere dignaremini per nostrarum baiulum litterarum. Verum quia execucionem optatam inde consecuti non sumus, unde sepius in arduis exaudicionis recepimus graciam & fauorem, ex negligencia nuncii, qui amissas litteras nostras ut credimus vobis liberatas asseruit, id conjicimus accidisse. Vestre igitur beniuolencie gratitudinem consuetam attentis precibus denuo requirimus & rogamus quatinus pro liberacione dictorum scolarium, quorum innocenciam fama publica contestatur, personis superius nominatis dicta commissio nobis, si libeat, transmittatur, ut exinde vobis meritum augeatur, nosque ad vestra beneplacita plurimum obligati futuris temporibus merito artius teneamur.

54

A LETTER TO THE KING SAYING THAT PEACE HAS BEEN MADE
BETWEEN THE UNIVERSITY AND THE FRIARS

Early in 1321. *Fol.* 159

Littera regratiatur regi pro pace & concordia finali   G.
Dignitatis regie sublimitas reuerenda Uniuersitatem vestram
Oxoniensem utriusque temporis discursu, belli utique & pacis,
munimine regio continens sub quiete plena, pacis tranquillitate,
super sedicione discordie per fratres predicatores contra nos, clericos vestros & Uniuersitatem vestram prefatam, procurante pacis
emulo, dudum mota, inter cetera beneficia innumera litteras venerabiles vestras, zelum pacis & quietis plenarium continentes, nobis
vestris nuper porrigere dignabatur; quibus in omni reuerencia gratanter susceptis, quod in mandatis recepimus, viis quibus potuimus
ad effectum perducere nitebamur, et, assistente pacis amatore, ad
pacem & concordiam firmam et perpetuam ut credimus negocium
est deductum ut quibus antea superbia prouocans graciarum ab-
struxerat aditus, humilitas profunda veniam promerens habundancius aperiret; et sic dicto negocio iuxta tante dominacionis
vestre mandatum ad finem deducto[1] exitum & finalem sub tam
illustris domini proteccione cum solite benignitatis fauore & gracia in pacis pulcritudine & quietis credimus confoueri, assistente
nobis si placet tanti patroni patrocinio & fauore quem ad regni &
incolarum eius regimen diu conseruet altissimus sanum & incolumem.

55

NOTICE BY THE CHANCELLOR THAT HE WILL USE MORE
SEVERITY IN FUTURE AGAINST DISTURBERS OF THE PEACE

Fol. 159

Quoniam hoc sacro tempore,[2] instigante pacis inimico, inter
scelerosos plus quam aliis temporibus contenciones & discordie
suscitantur & scelera que auditus abhorret plurima perpetrantur,
quorum eciam nonnulli infulcimentum sue malicie, qui ad com-
plenda facinora soli non sufficiunt per[3] domos circuiendo quos
ad malum pronos inuenerint ad sui erroris consensum inducunt,
deinde conuenticulas facientes illicitas & innocencium pacem
plurimum perturbantes, nocte dieque armati incedunt ut per-
ficiant quod nequiter inchoarunt; ut igitur vitentur maiora pericula
in futurum, conuictos de pacis perturbacione multo rigidius atque

---

[1] deductum, MS.   [2] No doubt Lent, perhaps Lent 1321.   [3] pro, MS.

diucius solito punire intendit Cancellarius, & a suspectis quos multos inuenit caucionem magnam exigere iam intendit, ne senten-cia &c. multociens lata, quicquam excuset conficta ignorancia in sentenciam prefatam &c.

56

A LETTER, PERHAPS TO THE PRIOR OF DURHAM, ASKING HIM TO BE URGENT FOR THE COLLECTION OF THE SUBSIDY VOTED BY THE NORTHERN CONVOCATION TO THE UNIVERSITY

Fol. 159

Ut quis instet penes dominos rogaturus &c.   G.

Expedicionis experiencia quam de vestra sollicitudine circa Universitatis nostre negocia, pro firmanda perpetue tranquilli-tatis pace, percepimus, nos nimirum vestros ad graciarum assur-gere excitat acciones, spem insuper & audaciam prebens denuo vestre reuerencie consilium & auxilium pulsandi, quatinus erga dominum nostrum & vestrum qui votiue exaudicionis aures be-nignas vestri rogaminis voto pro nobis facile exhibet & inclinatas,[1] pro completi subsidii expedicione, nobis per eum & vos ceterosque dominos & amicos graciose concessi, benignitate cum reuerencia, qua decet, instare placeat cum effectu. In vestre beniuolencie promptitudinem eo firmiorem fidem habemus, quo propria vestra quamuis depopulata & hostili incursu depredata multiplici, in tot & tantis aduersis nobis vestris, etiam in nostre turbacionis seda-cionem, subsidium non negastis, vestrasque angustias non sine cordis amaricacione conceptas, nostras non immerito reputamus, qui dum in pacis pulcritudine fuistis in peculiarem Uniuersitatis porcionem multos et magnos de vestris magistros habuimus & consortes. Rogamus altissimum ut pacem vobis celerem annuat, luctumque vestrum commutet in gaudium & conuertat.

57

TO ONE OF THE CLERGY, ASKING THAT HE WOULD URGE HIS BISHOP TO COMPLETE THE COLLECTION OF THE MONEY VOTED TO THE UNIVERSITY

Fol. 159

Illuc in necessitatis articulo cum magna fiducia solent recurrere indigentes quo in ferendis auxiliis manus frequencius senserant adiutrices. Cum igitur, domine reuerende, in omnibus Uniuersi-tatis nostre expediendis negociis benignitatem vestram certiori experiencia promptam nouimus & paratam, ad vos tanquam ad

---

[1] inclinata, MS.

matris nostre Uniuersitatis prolem spectabilem, de cuius promocione merito gratulatur, nunc sicut frequenter alias accedi-
mus confidenter, rogantes humiliter & deuote quatinus ceptum
negocium de obolis, qui ad instanciam & piam procuracionem
vestram & ad defensionem Uniuersitatis nostre alias liberalius
sunt concessi, apud predictum dominum vestrum & clerum
prudencie vestre placeat promouere & ad optatum finem perducere
& felicem, pro quo vestre discrecioni A. de B. mittimus, cui fidem
adhibere dignemini pleniorem.

58

THE CHAPTER OF LINCOLN TO THE ARCHBISHOP OF CANTER-
BURY, ASKING THAT HE SHOULD WRITE TO LUTTEREL, WHO
HAD FOR SOME TIME BEEN CHANCELLOR OF OXFORD, TO
ABSTAIN FROM ACTIONS WHICH ARE LIKELY TO CAUSE A
DIVISION AT OXFORD

Probably 1321. *Fol.* 155

Archiepiscopo Cantuariensi per capitulum Lincolniense

Quietem studencium in locis quibus vigere noscitur studium
generale fouere & exaduerso ascendentibus obuiare expedit uniuersali ecclesie sacrosancte, cum eorum studio quid in iusticia
exhibenda, quid in consiliis impendendis, quid in salute animarum
procuranda status ecclesie notorium recipiet incrementum. Cum
igitur, occasione quorundam per discretum virum magistrum I.
Lutterell, sacre pagine doctorem, egregium dudum Uniuersitatis
Oxonie Cancellarium attemptatorum, scisma[1] non modicum toti-
que ecclesie Anglicane pericula, nisi deus aduertat, & ineuitabilia
dispendia pariturum fuerit suscitatum, quod idem magister I.,
quamquam consilio amicorum suum honorem zelancium inductus
ut desisteret, per facta sua sinistro fretus consilio nititur, ut
accepimus, augmentare; vestre igitur paternitati premissa dolen-
tes referendo, flexis genibus supplicamus quatinus dicto magistro
I. litteratorie suadere velitis, quod ad dispendia, scandala, pericula que ex dicta discensione prouenerunt & prouenire poterunt
in futurum, oculum sue consideracionis conuertens desistat con-
sulcius ab inceptis, ne a filia Syon decidat decor eius, per cessionem
in dicta Uniuersitate, doctrine sapientie et sciencie salutaris, vel
alia mala eueniant que adhuc inoppinata remanent & vix poterunt

---

[1] Finally, in the summer of 1322,
the Bishop of Lincoln, at the request
of the University, withdrew his
commission to Lutterel, so that
practically he was deposed, the only
instance recorded of such a step.

cogitari; et si vestris sanis consiliis acquiescere non curauerit
dignetur vestra paternitas prefate Uniuersitati vestris adesse
consiliis & auxiliis oportunis, ut ipsis mediantibus, sufflatis aduer-
sari uolencium machinacionibus, in sua iusticia foueatur.

59

THE CHAPTER OF LINCOLN TO MAG. G. DE MIDELTON, THAT
HE WILL SUPPORT THEIR LETTER TO THE ARCHBISHOP, AND
THAT HE HIMSELF SHALL WRITE TO LUTTEREL

Probably 1321. *Fol.* 155

Magistro G. de Midelton per idem

Ex discencione inter Uniuersitatem Oxonie ex parte una &
magistrum I. Lutterel sacre pagine doctorem, dudumque cancellarium Uniuersitatis predicte ex altera, procurante pacis emulo
suborta anxie conturbati, pro sedatione discensionis huiusmodi
reuerendo in Cristo patri domino W. dei gracia Cantuariensi
archiepiscopo &c. nostris litteris duximus supplicandum,[1] vestram
caritatem obnixius requirimus & rogamus quatinus dictum dominum excitare velitis quod ob ecclesie Anglicane commodum &
honorem ac quietem dicte Uniuersitatis dignetur preces nostras
sibi fusas benignius exaudire, vosque si placet dicto magistro I.
exhortatorias[2] litteras destinare velitis, ut Uniuersitatem pre-
tactam permittat quiete[3] solita congaudere, ut studentes in ea pace
potiti liberius possint in agro studii sciencie querere margaritam.

60

TO THE BISHOP OF LINCOLN. THE RISE IN PRICES AND THE
FACT THAT THE UNIVERSITY HAS SPENT ITS FUNDS ON LAW-
SUITS WILL CAUSE WANT AMONG THE POOR SCHOLARS. THE
UNIVERSITY PRAYS THAT THE MONEY VOTED IN THE BISHOP'S
DIOCESE MAY BE COLLECTED AND THAT HE MAY BE GIVEN
THE NAMES OF THOSE WHO DO NOT PAY SO THAT THE NEXT
CONVOCATION MAY ARRANGE SOMETHING ABOUT IT

Date about 1321. *Fol.* 155

Episcopo Lincoln.   Lutterel

Quoniam temporis caristia, que ex euidentibus coniecturis
futura timetur, scolarium indigenciam plus solito venturam de-
nunciat, & sicut reuerende paternitati vestre tam vive vocis

[1] supplicare, MS.   [2] exhortorias, MS.   [3] quieta, MS.

ministerio quam litteris nostris supplicatoriis super hoc directis pluries innotescit, per litium & contentionum dispendia bona communia que in usus pauperum scolarium fuerant reseruata, quod dolentius referimus, sunt consumpta, dominacioni vestre, de qua plene confidimus, attentis precibus supplicamus quatinus ad releuandam dictam indigenciam, quam plurimum formidamus, collectoribus vestre diocesis, sicut vos sepius nostri instancia fecisse recognoscimus cum accione multiplici graciarum, precipere dignemini, attenta premissa indigencia, si placet, artius iniungendo, quod si quid de obolis de marcis, nobis vestri & aliorum prelatorum gracia olim concessis, in manibus eorum remansit, tradatur latori presencium, receptis litteris acquietanc*ie* iure ab eodem, quodque ad leuandum residuum pecunie, quod hucusque non recepimus, interponant diligencius partes suas, atque termino statuendo per vos, si placet, de nominibus tam non exemptorum quam exemptorum non soluencium vos certificent indilate, ut cum de eorum nominibus consueta vestra beniuolencia nobis constiterit, quod quocicius vobis placuerit fusis precibus votiuis fieri supplicamus, nostra sollicitudine excitati reuerendi patres & domini, dominus Cantuariensis archiepiscopus ceterique domini episcopi & prelati Cantuariensis prouincie, quando vos annuente domino alias congregari contigerit, super hoc aliquid quod[1] in utilitatem Uniuersitatis vestre, pro cuius profectu vos experimento multiplici zelare didicimus, valeant ordinare.

61

To the Bishop of Carlisle. There is now peace in the University; the Friars on bended knees have asked for pardon and have been forgiven. The clergy of the diocese of Carlisle at the instance of the Bishop had voted a subsidy for the expenses of the University. The Bishop is asked to see that the promise is carried out

Date 1321. Fol. 154

Episcopo Carliolensi per Uniuersitatem   Lutterel

Inquietacionum molestie,[2] quas, sicut vestre reuerende paternitati nos olim scripsisse recolimus, nobis fratrum predicatorum proteruia suscitauit, & tam acri instancia protelauit ut & ipse omnium grauissime fierent, quas ab ipsius Uniuersitatis funda-

---

[1] Either *quod* must be omitted, or some such word as *vertat* must be added.

[2] molestias, MS.

cione nostre memorie cronice reliquerunt, sic operante spiritu
nouissimis hiis diebus pace firmata, sedatis controuersiis singulis,
quieuerunt ut,[1] renunciatis omnibus quibus fratres ipsi ceteros
in agone scolastici laboris secum currentes prius excellere nitebantur, ut sub legibus nostris communiter viuant nobiscum, statutis & consuetudinibus nostris per omnia saluis manentibus &
illesis, ad statum pristinum redierunt. In cuius pacis & concordie
complecione finali hoc admiracione dignum apparuit, quod in
plena congregacione &c. fratres ipsi flexis genibus procumbentes,
de suis excessibus veniam postularunt humilibus precibus &
deuotis. Uniuersitas vero more matris ecclesie, que non claudit
gremium reuertenti, omnium iniuriarum [recordatione post-
posita],[2] eos protinus ad gracias & fauores admisit, quantos nullis
antea temporibus audiuimus esse concessos. Nunc igitur, ipso
operante qui post tempestatem tranquillum facit, utrimque eo
fortius animamur ad profectum quo multorum temporum curricula apud nos in litibus et iurgiis sunt expensa. Hec, pater &
domine reuerende, cui semper cura fuit de scolastici profectus
augmento, referimus cum omnimodis[3] accionibus graciarum, ad
quas nostra modicitas se extendit, supplici nostrorum interuen-
cione rogaminum exorantes quatinus ne ex hac pace nouella
color queratur, unde per clerum vestrum concessa nobis subsidia
retrahantur. Erga subditos vestros diligencia paterna inuigilet
viis et modis quos duxeritis eligendos ut de eo quod sponte
concesserunt vestre mediacionis gracia satisfiat; quoniam etsi
litigancium calumpnia non perstrepit, creditorum tamen ex-
acciones continue nos infestant & querulis vocibus incessanter
concutiunt aures nostras; ut sic vestra Uniuersitas, quam in
aduersis & prosperis sub alis proteccionis vestre recognoscimus
militasse, exnunc vestre circumspeccionis prudencia, aduersariorum repulsa fortitudine, securius in restitute pacis finibus requiescat. In domino &c.

62

ANOTHER LETTER TO THE BISHOP OF CARLISLE. THE SAME
SUBJECT AS THE LAST

Fol. 154

Item eidem super eodem

Turbacionis tempora procellosa nonnunquam occasio sunt profectus, dum sui exercicio insolenciarum, quas ocium efficit,

---

[1] If *redierunt* is right, we require
et.

[2] Not in MS., but some such

words are required.

[3] omnibus modis, MS.

absorbent rubiginem & vires quas prosperitatis hora pigritantes disiunxit, solicicius adinuicem reuocant operosas. Unde multociens, subtracto persecucionis malleo, in virtutis obsequium clariora & firmiora vasa exeunt puritatis. Quod in Uniuersitate vestra, si placet, & nostra, via pacis iam inuenta, uenturum credimus & speramus. Quantas enim tribulacionum angustias & inquietacionum molestias ipsa istis temporibus sit perpessa, ab ipsa eius fundacione, quantum nostre memorie cronice reliquerunt, priora tempora non viderunt. Omnium autem grauissima, quam ut sepius audiuistis, fratrum predicatorum presumpcio suscitauit; sed pace firmata hoc contigit quod eorum superbia, que nuper nubium altitudinem transcendere videbatur, ut et ipsa omnibus regni incolis fieret onerosa, ad tam profunde humilitatis decenciam est perducta quod *ut supra.* Hinc dominacionem vestram &c. quatinus dictam Uniuersitatem[1] quam in temptacionum durissimarum turbinibus spiritualis & temporalis subsidii umbraculo defendistis, ut que sub vestro ducatu, dum in profundissimo pelago[2] inquietudinis iactaretur, seruabatur illesa, erepta de naufragio, sub alis paterne beniuolencie futuris temporibus requiescat. Ceterum reuerende pater & domine quoniam auara manus cito se retrahit & in singulis querit materiam excusandi &c. *ut supra.*

63

To the Pope. There is now peace in the University. A petition that he will grant an indulgence to those who attend the University sermons, which are delivered in St. Mary's every Sunday, and that the Chancellor might be empowered to make a limited number of notaries

Probably 1321

Pape   Lutterel

Eterne sapientie incomprehensibilis altitudo, ne sui corporis membra, in carne corruptibili militancia, spiritualibus destituantur auxiliis, ascensurus ad patris dexteram, ad amputandos defectus in decursu temporis crebrius emergentes, cum plenitudine potestatis, inconuincibilis auctoritatis vicarium reliquit in terris, apostolice dignitatis apicem gubernantem, ut ab eodem fonte, in medio ecclesie constituto, in fines orbis terrarum vita spiritualis & motus proueniant, et recreacionis gracia ad principium velud

---

[1] The scribe has omitted the verb.   [2] pelagi, MS.

ad cor attenuatum, spiritus quociens indigencia hoc exigit, redeant
uniuersi; quod nos, sanctitatis vestre filii, quamuis a venerabili
vestra presencia multarum terrarum distancia elongati, experi-
mentis multiplicibus edocemur; exinde namque vita nostri collegii,
que in membrorum suorum soliditate consistit, que eciam orta
graui discordia, discedentibus ipsis ad inuicem, quondam fere
defecerat, non sine vestre paterne sollicitudinis pregrandi labore,
operante spiritu sancto, ad pristinam integritatem rediit, unitatis
compacta federe forciori. Unde, spe nobis orta multiplici, sicut ad
locum unde exeunt flumina, ut iterum fluant vicibus multis,
rediuimus leti reportantes expedicionis effectum quem natura
nostri negocii postulauit. Confisi igitur quod maiestatis vestre
excellencia singularis fouere non desinet quos de tante tribulacionis laqueo liberauit, magnificam vestram clementiam cum
filialis humilitatis attentione supplicius exoramus, quatinus ad
deuocionem fidelium excitandam pro sermonibus, qui ad fructu-
osum sacre scripture exercicium atque ad inestimabilem profectum
studencium in ecclesia beate Marie virginis Oxonie a sacre pagine
magistro vel baculario singulis diebus dominicis predicantur, de
thesauro illo mirifico, cuius vos amministracionem plenissimam
habere non ambigimus, aliquot dies indulgencie, cum ratificacione
indulgencie ab aliis conferende primitusque collate, accedentibus
concedere dignemini, nostri qualiscumque rogaminis interuentu,
in cultus diuini & vestri precelsi meriti incrementum. Ceterum,
sanctissime pater & domine, quoniam studencium, inquietudine
exteriorum[1] compulsus, in disciplina veritatis non proficit nisi ab
occupacionibus foris strepentibus reuocetur & euagacionis materia
subtrahatur, in quibus quantum notariorum copia valuit (quos
edictum regium[2] abstulit) eorundem absencia manifestat; cre-
brescentibus enim ex variis causis supra modum pre ceteris curiis
in Uniuersitate nostra controuersiis & litibus, temporis amissio-
nem & expensarum inportabilem magnitudinem, ex absencia
testium per fluxum & refluxum scolarium successiuum multociens
contingentes, dicti notarii suis laboribus redimerunt; gesta eciam
varia per eos conscripta venturis generacionibus ad vite & morum
rudimenta nobis non modicum valuerunt & valere poterunt in
futurum; quibus utilitatibus Uniuersitas vestra, si placet, &
nostra dolens se priuatam, si fas esset, aures apostolicas nobis

---

[1] There is no punctuation in the
original; *compulsus* is difficult; *con-
cursus* would be better.

[2] On April 26, 1320, the King
forbade, that notaries *by imperial*

authority should be recognized in
any way in England (see *Foedera*
and *Cal. of Close Rolls*). The date
of this letter would be about May
1320.

semper propicias humili prece & votiua pulsaret, attencius obsecrans quod de consuete beneuolencie vestre gracia deuoto clerico vestro Cancellario nostro concederetur potestas aliquos creandi notarios, in numero vestre preclare circumspeccionis funiculo limitando; unde utilitate percepta, pro status vestri incolumitate oracionum nostrarum instancia futuris temporibus non quiescat, sed cum prius collatis hiis in memoria recollectis feruencius coalescat. Conseruet &c.

64

You have helped us with money and above all with your wisdom; for this we render thanks. Though we have secured the victory, there has been much expense. We ask that you, who moved the clergy of the diocese of York to help us, will induce them to pay the rest of the money they granted

Probably 1321. *Fol.* 153   Lutterel

Quamuis iuxta veredicam sentenciam sapientis, sicut protegit sapientia sic protegit & pecunia, in vestra tamen beneuolentia reuerenda, in qua ad conuincendam aduersariorum potenciam utraque nobiscum utpote manu dextera & sinistra nouimus decertasse, multo amplius sapientiam vestram in causa nostra preualuisse letamur, que velut tuba celestis aduersam fortitudinem terruit & multorum manus remissas in nostre defensionis auxilium animauit; pro quo deo laudes referimus, qui de Uniuersitatis ortulo arborem talem produxit, que nobis in persecucionis estu proteccionis umbraculum fieret & fructus afferret suis temporibus oportunos, vestreque dominacioni graciarum cordiales referimus acciones, que fraterne memor impotencie causam nostram iam fere periclitantem in se suscipere dignabatur. Verum quamuis vestra & aliorum amicorum virtuosa instancia Uniuersitas ipsa gloriosa victoria pociatur, tamen pro hiis, que circa litem imposita fuerant & expensa, non modicum creditorum implicatur calumpniis hiis diebus. Vestram igitur venerandam amicitiam affectuosis precibus exoramus, quatinus clerum Eboracensis diocesis quem ad nostram releuandam indigenciam allexistis, ad soluendum quod restat de concessis obolis insolutum efficaciter inducere dignemini, dicte Uniuersitatis votiuis precibus & amore, ut inde vobis meritum, quod tanti boni contulisti exordia, augeatur nosque, qui pro perceptis primitus beneficiis vobis imperpetuum obligamur, exnunc arcius teneamur.

65

To MAG. R. DE BAALDON, WHO HAD BEFRIENDED THE
UNIVERSITY, ASKING HIM TO PERSUADE THE KING TO
HELP THE SCHOLARS OF BALLIOL, REDUCED TO POVERTY
THROUGH THE RAVAGES OF THE SCOTS

Early in 1322. *Fol.* 161

Magistro R. de Baaldon per Uniuersitatem

Amiciciam firmam temptacionis tempus elucidat amplius quam
quietis; in quorum utroque, quamuis vicibus exhibicio operum
gratuita in vobis ambiguitatem cuiuslibet fictionis excuset, in eo
tamen quod difficilius noscitur, pro nostra innocencia excusanda
vos intelleximus nuper effectuosius decertasse, dum, occasione
accepta ex nostris apicibus dominis de Mortuo Mari[1] et quibusdam
aliis olim transmissis, quorundam suggestio, nescimus quo spiritu,
contra nos animum domini nostri regis turbauit & voluntatem
auertit, qui ad exasperandam offensam regiam in Uniuersitatem,
siccatum fontem morum & sciencie arbitrantes, in domini regis
presencia ad nostram verecundiam in argumentum insipientie &
contemptum regie dignitatis Cancellario nostro opposuerunt cau-
telam prudencie; qua verborum dulcedine amicicia conseruatur
& inimicicia mitigatur. Quamuis eciam litterarum nostrarum
scriptura,[2] ut nostis, timore extorta, si inperturbato animo sit
inspecta, a consuetudinis scribendi racionabili medio non rece-
dat, hec eo grauius ferimus quod illis temporibus ne quid fieret
aut loquacitatis quicquam[3] garriret quod honori regio derogaret,
sub pena et censuris grauissimis per Cancellarium strictissime
extitit interdictum, in quibus omnibus, ut ab eodem Cancellario
nostro accepimus, quantum tunc licuit mediatoris et intercessoris
affectum pia sollicitudine ostendistis. Unde graciarum acciones
innumeras vestre reuerende dilectioni referimus, ut tenemur; atque
ex hiis et aliis magna nobis exorta fiducia attencius supplicamus,
quatinus hora captata dominum nostrum regem, ut nostis, allicere & ad opus tanti meriti excitare si placet curetis, quod compassionis zelo manum misericordie porrigat lamentabili et Uniuersitati sue indigencie multum dampnose, quam scolaribus aule de
Baliolo Oxon', prout vos latere non credimus, in marchia Scocie
per terrarum suarum destruccionem & bonorum dereptionem

[1] Two of the Mortimers were in
Oxford in Aug. 1321 (*Munim. Civ
Oxon.* 260).

[2] scripturas, MS.
[3] cuiusquam, MS.

Scotorum intulit hostilis rabies effrenata; in quorum utroque negocio lator presencium sue vocis organo vos plenius informabit, cui in dicta negocia concernentibus benignum auditum & consueti amoris graciam quesumus nobis ostendere dignemini nostris precibus ac intuitu caritatis.

66

The University sends a messenger to the Bishop of Lincoln, who had sent a letter containing things which would be to the subversion of the University

Fol. 146

Venerabili &c. episcopo Lincolniensi Cancellarius &c. cum veneracione debita & honore. Litteras vestre paternitatis nuper inspeximus in quibus quia aliqua per incuriam, occupacionem, seu alias non ex vestra consciencia, ut credimus, sunt contenta, que nedum in preiudicium Uniuersitatis nostre, sed si diu tollerentur in ipsius subuersionem tenderent manifeste, ad vestre reuerende paternitatis presenciam A. de B.[1] ad informandum vos de premissis viue vocis oraculo, ac ad petendum ipsorum preiudicialium, cum ea qua decet [reuerencia],[2] retractacionem unanimes destinamus; paterne vestre beniuolencie humiliter supplicando quatinus pii patris more laudabili ipsos nostros nuncios ad exaudicionis graciam admittentes, facere benigne dignemini quod optamus, ac statum Uniuersitatis nostre, quem non solum vestris temporibus sed et omnium precessorum vestrorum obtinuit & quem sicut [filius][3] vos tenemini, ut arbitramur, defendere, si ipsam ampliare nolueritis, saltim ad quietem nostram & nobiscum studencium tollerare. Super vero peticione nostra placeat vobis litteratorie dirigere velle vestrum.

67

The University sends venerable men to the King to ask his aid against oppressions

Fol. 150

Excellentissimo in Cristo principi domino E. &c., sui humiles Cancellarius &c. Cum pro immensis beneficiis & graciis innumeris, quibus vestre regie majestatis excellencia, postquam regni gubernacula suscepistis ac eciam antea, nos & Uniuersitatem nostram

---

[1] Evidently the original had more than one name here, for the plural *nuncios* is used below.

[2] Not in MS.

[3] Some such word is wanted, or *sicut* may be omitted.

multipliciter honorastis, nostre paruitatis impotencia ad aliud
non sufficit nisi ut preces pro vestra vestrorumque salute ac
animabus progenitorum vestrorum deuotis mentibus regi sup-
premo, ut tenemur ex debito, porrigamus, ad quod¹ sumus et
erimus sinceris affectibus prompciores, vestram sublimitatem regiam ea qua decet reuerencia humiliter exorantes, quatinus zelum
quem progenitores vestri ad dicte Uniuersitatis vestre tranquillitatis & utilitatis augmentum gesserant vosque geritis & gessistis,²
nostras oppressiones & molestias pie compassionis affectu plenius
advertentes, venerabiles viros &c. exhibitores presencium nostros
in hac parte nuncios speciales, preces quas per eosdem fundimus
misericorditer exaudire.³

68

The University of Oxford requests the masters of the
English Nation at Paris to send a copy of their privilege, whereby, if they are injured anywhere in France,
the trial of the case is at Paris

Fol. 150

Magistris Anglicis Parisius⁴   Lutterel

Salutem et optati profectus exitum graciosum. Speciali quadam affectione profectum Anglorum et honorem studencium
diligere vos ostenditis, qui, ut fama nationis nostre in exteris
regionibus amplietur, cum graui bonorum vestrorum dispendio,
a parentela & patria elongati, noctes insompnes ducitis, & vires
vestras grauis studii expenditis in labore. Hoc vobis desiderium
natalis soli amor inseruit & fedus prius nobiscum initum docuit,
quod tamen fides Parisius data posterius nullatenus irritauerit.
Hinc fiduciam certam sumentes, vestre dileccioni attencius supplicamus, quatinus priuilegii vestri transcriptum, cuius auctoritate
contra vos alibi in regno Francie delinquentes Parisius conuenitis,
procurare curetis [et]⁵ presencium baiulo vestra instancia liberari;
ut ad eius ymaginem simile nobis formetur, unde vobis Oxoniam
redeuntibus aliquando, accedentibus eciam nobis Parisius, secu-
rior via sternatur, & quod transeuntes offendit facilius auferatur.

---

¹ *id* would make better sense.   ³ Some words have been omitted.
² Some word is wanting, such as   ⁴ Parusius, MS.
secundum before *zelum.*   ⁵ Not in MS.

II
ROYAL MS. 12 D. XI

ROYAL MS. 12 D. XI

THE *Catalogue of the Royal MSS.* says that 12 D. XI is a collection of formularies, of which one, dealing with the diocese of Salisbury, is of the thirteenth century, the others of the fourteenth. One of the formularies is a collection of letters (fol. 11 to 30) of which some are about Oxford, but others are royal letters sent to foreign potentates; in other words the man who collected the letters was at Oxford at one time but in London at another while the collection was being made. The second formulary, which extends from fol. 30 to fol. 53, is entirely concerned with Oxford and contains such documents as would come before a lawyer in the Chancellor's court about the years 1336–40. Many of them are commonplace, but the whole collection has been printed, as it would be difficult to decide what should be omitted. The transcript was made by Mr. Strickland Gibson.

Addendum to page 92

As the Berne MS. 69 contains this letter on fol. 160ʳ, it is possible to improve the text as follows:—

l. 2: insert *suis* before *mandatis.*

l. 3: the Berne MS. reads *in solercia*, like the Royal MS., but *insolencia* must be right.

l. 6: Berne MS. reads *vestrorum*, which is possible.

l. 11: read *fuissent.*

l. 13: Berne MS. omits *in ordine.*

l. 14: Berne MS. omits *talis.*
For *in personam* Berne MS. reads *racione* but probably by error from the subsequent *racione.*

l. 16: insert *sicut precepistis* before *nequiunt.*

l. 18: read *per intervenientem.*

l. 21: read *exinde contingat* for *inde contingere.*

The Berne MS. is closely related to the Royal MS. as it gives the same three errors *in solercia, dirigendorum,* and *vestre.*

LETTERS, MAINLY 1334 TO 1338

THE following 25 letters which are found in Royal MS. 12 D. XI were printed in *Collectanea* i, issued in 1885, with useful introductions by the present Bishop of Durham, who after 53 years is still a loyal supporter of the Oxford Historical Society. The reason why they are reprinted is that the transcript, which was made by some professional in 1885, was very inaccurate, and it is remarkable that Mr. Henson could do the editing so well when he was presented with a text which in many places could not be translated.

Most of these letters, but not all, are found in Lambeth MS. 221. The two MSS. are evidently independent, each being copied from the University letter-book, or letter-roll. Monasteries kept such books or rolls from as early as 1250.

Since 1885 many of the national records at the Record Office have been calendared, and the dating of the letters is less difficult. Acknowledgement must be made of the help received from the new *Catalogue of the Royal MSS.* in 4 vols. In these letters, as in all the medieval University letters, the verbiage is great, the historical facts few.

1

A letter to J., Bishop of Winchester, asking that he will pay the University his debt of 11½ marks, which he incurred by a judgement in the Chancellor's court in the time of Henry de Harclay, chancellor (Dec. 1312—midsummer 1317). The University has had heavy expenses from a suit in the Papal Court; it is not yet finished. This is probably addressed to John de Sandale (July 1316—Oct. 1319), not John de Stratford (June 1323—Nov. 1333), in whose time the University had no lawsuit at Rome. The date must be 1318 or 1319.

Reverendo in Cristo patri ac domino, domino J. dei gracia Wyntoniensi episcopo, sui supplices et devoti Cancellarius Universitatis Oxon' cetusque magistrorum eiusdem unanimis, cum recommendacione sui status humilima, reverenciam et honorem debitos tanto patri. Innatus amor prolis novissime materne jacture dissimulacionem non sustinet, quin pro oportuno remedio quod etas infirmior adhibere non sufficit fratres suos natu maiores saltem lacrimis interpellet ut memores[1] uberum matris sue que in tenera etate suxerunt, matrem consolentur infirmam et relevent pro viribus inopia pregravatam. Nos igitur Universitatis Oxon' matris nostre indicole, eiusdem langores et gemitus non ferentes, fraternitati vestre mature, iam divinitus sublimate, eosdem cum altis de corde suspiriis reseramus. Ecce, reverende pater et frater, propter quandam causam Universitatis Oxon' matris vestre in curia domini summi pontificis, nobis invitis, diucius agitatam ac varias et graves vexaciones burgensium Oxonie, exhaustis eius sumptibus universis, eadem diuturno merore consumitur, finale discidium citissime perpessura, nisi eidem sue gloriose sobolis, quam ad habundantes copias sui lactis vigore provexerat, gracioso remedio celerius occurratur. Non pugnandi, pater et domine, licet fortuna parvuli, allegamus inertiam, set a vestre fraternitatis gracia imploramus que nobis deficit armaturam. Ad memoriam insuper dominacionis vestre reducimus undecim marcas cum dimidia non solutas de summa viginti librarum, quarum penes Universitatem nostram tempore Henrici de Harclay cancellarii Oxon' condempnacione premissa obligacionem spontaneam reliquistis. Vestre, si placet, pietatis affectum ministerio exhibitoris presencium, magistri Iohannis de Newbygging', nobis insinuare dignemini, eidem in ceteris que ex parte nostra vobis referet viva voce fidem indubiam adhibentes. Ad regimen ecclesie Anglicane vestra reverenda paternitas in Domino diutine prosperetur.

2

This and the next two letters are probably all of one date. The Stamford schism was in full swing; Pope Benedict XII had been recently elected (December 20, 1334); and as one of the letters is dated February 14, we may assign all three to February 14, 1335.

Domino regi Anglie per Universitatem

Inclite magnificentie principi, domino nostro, domino Edwardo, dei gracia regi Anglie, domino Hibernie et duci Aquitanie, sui servientes humillimi, Cancellarius Universitatis Oxon' cetusque eiusdem unanimis, cum subjectione omnimoda quicquid poterunt reverencie et honoris. Sub alis vestri principatus eximii jugiter

---

[1] Royal MS. inserts *instar sui* here; the better text in Lambeth MS. 221 omits.

conversantes, tociens ad vestre pietatis presidium cum fiducia plena recurrimus, quociens necessitas aliqua nos coartat, illic sperantes indesinenter et assidue protegi ubi nunquam comperimus proteccionis refugium defuisse. Cum igitur plurimi nostrum, et indubitanter pars maior, ecclesiasticis beneficiis careamus, nec alios pro cotidiano victu redditus habeamus, dignetur et velit vestra regia celsitudo summo pontifici literas graciosas dirigere, ut gracie alique, sicuti solent in summorum pontificum novis creacionibus emanare, pro optinendo beneficia ecclesiastica nobis fiant. Et quia pondus diei potissimum et maiorem studii sarcinam magistri, regentes et non regentes, in scolis gerere dinoscuntur, vestre regie sublimitati eosdem complaceat peculiariter sedi apostolice commendare. Suggerimus insuper pietati regie plurimas apud nos pululare molestias, quibus tam profectus studii quam pacis unitas conteritur[1] et turbatur, quarum una gravis et grandis est controversia antiqua, que vertitur iam ab annis inter dominum cardinalem de Mota, archidiaconum Oxon', ex parte sua et nostram Universitatem ex altera; qui quidem dominus, viribus et potencia prevalens, multipliciter nos infestat; super quo dignetur excellencia regia dicto domino literas efficaces dirigere, quatinus idem dominus forme pacis et concordie, pro qua alias sibi scripsit regia celsitudo, condescendere velit regiis precibus et amore. Reliquum siquidem malum, quod per omnem modum nocivum et pestiferum arbitramur, novum scilicet concursum scolarium ad oppidum Stanfordie pretextu scolastice discipline, quod fortassis quia tam in dispendium studii nostri quam in tocius regni discordiarum seminarium generale redundare presumitur, per potenciam regiam obsecramus et petimus extirpari, ut quod improvida temeritate fuerat incohatum per providenciam regiam ad malorum futurorum cautelas cicius finiatur. Magnificenciam regiam Altissimus dirigat et de hostibus faciat honorifice triumphantem. Scriptum &c.

3

A la reigne d'Engleterre de par la Universite

A sa tresnoble et treshonurable dame, dame Philippe, par la grace de Dieu reyne d'Engleterre, les soens si lui pleist subjectz le Chancellier et les maistres de la Uniuersitee d'Oxenford, ou[2] treshumbles obeyssances toutes reverences et honeurs. Treshonurable dame, de grauntz biens et honeurs qe vus avez sovent fet a vostre petite Universite de Oxenford, devotement de queor vus enmercions; en qui avons en toutes·nos bosoignes pleinement

---

[1] This is the reading of Lambeth MS. for *concurritur.*   [2] i.e. oue = avec.

trovetz refut et aie. Par quoi fiablement esperoms qe toutes eschoses qi nous touchent, par vostre treshaute noblie seront mises en bon esploit. Treshumblement vus requerrons qe plaise a vostre excellence recomander vos clerks les maistres regentz de vostre dite Universite a nostre seint piere le Pape, qil vullie de sa grace otreier les peticions queles lui seront purposees de par la Universite, en pourvoiant au ditz maistres dauquns benefices de saint eglise, dount il¹ soi pouront sustener en le travaile descole, en qoi il¹ se painent ja en poverte, qe pour nostre seignur le roy et pur vus selonc nos estatutz devotement nus assemblons en orisons et en proiers. Dautre part, tresnoble dame, vus plaise escrire au Chardinal de la Mote, archidiacres d'Oxenford, ou qi nus avons ja tenutz grant temps plaiz sur nostre droit, et par son pooir nus abesse a grantz coustages et greveuses, qil se vullie acorder a la pais en la fourme pur la qele nostre seignur le roie altrefoitz la sue mercie deigniast escrire pur nus. Et pur ceo, dame, qaukunes gentz, qi toutz ses honeures ount resceuz entre nus, en destruction, quant en eus est, de nostre Universite sen sont treez² a Estanford, et toutz les iourz treount aultres par leur fauses covines; vuliez, tresnoble dame, a vostre humble filie par tant conseillier,³ qe par ses faus fiutz⁴ ne soit deseuree ne devisee, mais, par vus maintenue, puisse les fiutz de grantz et altres enseignier en bons mours et en sciences, en eiant (si le pleist) regard de bone gentz et sages, qel ad avant ces heures, a grand honeur de vostre realme, norriz par encres de vertuz et entendement de sa juvent tanqe a veilliage, et ne vulliez qe la vile Doxenford, qest a nostre seignur le roi et a vus par honur daultre soit en ceste part desheritee. Vostre treshaute nobleie voillie en sancte et honeur sauver le fiutz Dieu et sa glorieuse mere, et de vos anemis envoier hastifs victoire. Escript le jour seint Valentin.

4

Ista directa fuit episcopo Lincoln' per Universitatem Oxon

Reverendo in Cristo patri ac domino suo, domino Henrico, dei gratia Lincoln' episcopo, ac illustrissimi principis et domini nostri regis Anglie Tesaurario, sui si placet filii humiles et devoti cancellarius Universitatis Oxon' cetusque unanimis magistrorum, regentium et non regentium in eadem, cum sui status recommendacione humillima reverencias omnimodas cum honore. De fonte bonitatis vestre gratissime ad nos habundans latex gratie emanavit, que vestram Universitatem brigis et persecutionibus arefactam

---

¹ i.e. ils.   ² withdrawn.
³ take such counsel for your humble daughter.   ⁴ sons.

jocundo quamsepius subvencionis dulcore uberius irrigavit; et quia in speculativis studiis cum pleniori zelo persistimus, plerique paupertate depressi, cum perpauci nostrum titulis ecclesiasticis sulleventur, ut studencium animus, suo fretus viatico, scienciarum studiis tranquillus insistat, decrevimus, peritorum nostrorum ducti consiliis, ad sanctissimi patris et domini nostri pape Benedicti duodecimi presenciam certos nostros nuncios destinare, si forsan nobiscum impartiri de plenitudine gracie dignaretur. Et quia indigentes vos semper graciosum reperimus, et in omni necessitatis articulo per hoc dominacionem vestram presumimus prompciorem, vestre paternitatis gratissime fulti fiducia speciali, quod per nos expediri non poterit, vobis securius indicamus, attente et humiliter deprecantes quatinus Universitatem vestram predictam et filios vestros devotos, regentes et etiam non regentes in eadem, qui noctes transeunt insompnes jugis laboris pondere conquassati, pro suis benefactoribus orationibus et debitis obsequiis insistentes, reverendis patribus nostris cardinalibus quibusdam et aliis, qui in curia domini nunciis nostris favere poterunt in nostris negociis pretaxatis vel pro maturiori exitu subvenire, qui in vestre dominacionis aspectibus funguntur noticia potiori, placeat insigne et laudabile testimonium tante paternitatis offerre, quo in oculis eorum magis reddamur accepti, et eis mediis uberiori pro voto gracia perfruamur; ad dominum nostrum papam et assistentes prefatos pro nobis regias, si placet, literas inpetrantes, et presertim domino cardinali de Mota archidiacono Oxon', cum quo nostra Universitas causam habet, ut transaccionis forme, pro qua dominus noster rex alias sibi scripsit, adhuc favorabiliter condescendat, ad quod si placet et vestris literis inducatur, et sic ad gratiarum acciones provoluti, gaudeamus nos eius promotos suffragiis, sub cuius patrocinio felicioribus pacis successibus respiramus. Ad hec, reverentissime pater et domine, de benevolentia vestra preces adicimus ampliores, quod cum ad dissipacionem Universitatis nostre quidam filii degeneres, quos dicta Universitas de pulvere produxit in viros et honoribus quamplurimis decoravit, de corpore matris sue perperam divisi, non eo contenti ad loca vetita, quos sibi elegerant passim quos possunt dampnabiliter alliciunt et inducunt; ideo devotius supplicamus ut pro integrando statu dicte vestre Universitatis, adversancium frustrato conatu, et erga dominum nostrum et alios quoscumque curam dignemini impendere paternalem, ut disperse iam oves gregi conformiter counite pascuas suavissimas et uberrimas repetant, in ovili solito conquiescant, fetus virtutum parturiant, et vellera pariant discipline. Ad ea siquidem que nobis percipienda decreveritis, nos semper reperiet reverenda vestra paternitas devocius coaptatos, quam ad ecclesie sue regimen conservet Altissimus per tempora feliciter duratura.

5

It is clear from the previous three letters that the University appealed to the Pope early in 1335 that, after the usual custom, he should mark his election by a liberal grant of provisions, and no doubt had sent him a list of suitable names. This letter shows that after an interval they made a second appeal for provisions. The date, as the next letter suggests, is probably between March 1337 and July 1338.

Domino Pape per Universitatem Oxon et optima

Sanctissimo in Cristo patri et domino, domino Benedicto digna dei providentia sacrosancte Romane ecclesie summo pontifici ac vero vicario Cristi in terris, sui humiles filii &c. cum sui recommendacione humili devotissima pedum oscula beatorum. Si congruum est ut opera suum benedicant opificem et creatorem creata magnificent, in hiis diebus potissime convenit ut in opificis benedictionem et laudem tota machina mundialis assurgat, utpote qui tot benedictionibus dulcedinis suum preveniens benedictum vos ad orbis dominium, ecclesie regimen et regni celestis dispensacionem mira magnificentia[1] sublimavit, ut, qui tam nuncupacione vocali quam exhibicione reali dinoscimini benedictus, de vestra dextra benedicta copie benedictionum in subditos deriventur. Harum profecto benedictionum participium gloriosum nos itaque minima porcio filiorum recognoscimus percepisse, dum in primitivis[2] consecrationis paterne quosdam nostre communitatis alumpnos ad benedictiones beneficiorum ecclesiasticorum dignabamini promovere; pro quo sanctitati paterne quantum sufficimus gratiarum exsolvimus actiones. Vestram nichilominus latere sanctitatem nullatenus arbitramur apud nos cotidie nova magistrorum pululare genimina, qui solis theologicis et philosophicis tendentes, licet in illis eminenter fructificent et multum reperiantur idonei in sciencia et vita, rei tamen familiaris penuriam paciuntur, quia sciencie quibus vacant non sunt plurimum lucrative. Quocirca sanctitatis vestre pedibus humiliter prevoluti, quatenus audemus et possumus, obsecramus quatinus in illos qui nullum beneficium obtinent unde vivant, quales apud nos plurimi conversantur,

---

[1] Restored from Lambeth MS.   [2] From Lambeth MS.

paterna benedictio se diffundat, ut provisis eisdem necessariis vite sine quibus subsistere nequiunt, liberius valeant spiritualia speculari. Sanctitatem paternam diu conservare dignetur Altissimus ad honorem et regimen ecclesie sponse vestre.

6

The University requests Robert de Stratford to support the letter sent by the University to the King, that the Pope should be asked to make provisions for Masters. The letter says that Stratford was at the time head of the state and of the University. The date therefore is between March 1337 and July 1338.

Litera supplicatoria cancellario per regentes directa

Reverende discrecionis viro magistro Roberto de Stratford &c. cetusque eiusdem unanimis &c. reverenciam omnimodam et honorem. Inmensitatis vestre benignitatem eo confidencius precibus devotis instanter pulsamus quo eam fervencius nobis vestris singulariter propiciam senserimus in agendum. Verum quia studio insudantes favorabiliter educare et ad continuandum allicere meritorium credimus et deo preeminenter acceptum, dignetur vestra dominacio reverenda de literis per Universitatem domino nostro regi inclito et regine directis pro optinendis literis summo pontifici ordinare, qualiter uberius ad relevandam indigenciam magistrorum, vos ut speramus non latentem, debitum poterunt sortiri effectum; ut, sicut negocia regni et Universitatis proinde geritis communia, ita, domine reverende, specialia magistrorum dignemini acceptare, et tanti patris educacio filiorum mentes pro incolumitate vestra precibus devotis apud deum, ut suffecerint, reddat vigiles et acceptas. Super hiis que de istis negociis vobis planius non scribuntur, informacioni magistri Iohannis Wyliot consocii nostri plenam fidem placeat adhibere. Ad honorem ecclesie sue sancte Dominus diu vos conservet.

7

The following letter to the King may be of any date, but it is not unreasonable to assign it between March 1337 and July 1338. It will be noticed that the second sentence is copied from the letter to the King in February 1335. On that occasion the University pleaded for regents and non-regents; on this occasion only regents are mentioned.

Littera supplicatoria domino regi per Universitatem

Excellentissimo ac magnifico principi, illustrissimo domino nostro regi Anglie, domino Hybernie, duci Aquitanie, cetus Uniuersitatis Oxon' unanimis magistrorum cum omnimoda subjeccione, quicquid poterit reverencie et honoris. Sub alis vestri principatus eximii jugiter conversantes, tociens ad vestre dominacionis presidium cum fiducia plena recurrimus, quociens necessitas aliqua nos coartat, illic sperantes indesinenter protegi, ubi semper comperimus refugium affuisse. Et quia inter opera pietatis deo credimus preeminenter acceptum ad honorem sui studio insudantes favorabiliter educare et ad continuandum alicere, ne dum temporalis requisita subvencio tepescit, manus lentescat scolastica, sicque discipline retardato profectu dei ecclesia desoletur; ac eciam quamplures magistri regentes qui in profectum studencium et ad Universitatem confluencium singulorum studii et laboris sarcinam inter nos pre aliis gerere dinoscuntur, exili subventione, immo non competenti, ut plurimum opprimuntur; dignetur vestra regia celsitudo sanctissimum patrem dominum nostrum papam vestris literis graciose pulsare, ut sicuti solent gracie precum regiarum instancia regentibus de Universitate a summis pontificibus emanare, ita temporibus vestris, sicut cetera excellenti regimini vestro commissa virent, clerus ad cultum divinum floreat et in memorialem honorem vestri ad precum assiduarum excitacionem benignam districtius obligetur. Magnificenciam vestram regiam dirigat Altissimus et de hostibus faciat honorifice triumphantem. Scriptum &c.

8

This letter is of about the same time as the last. Robert de Stratford was still chancellor and was absent from Oxford, i.e. March 1337 to July 1338. He had asked to see the 'petitions' of the University to the Pope, which must mean the list of those for whom the University asked provisions. The list, before it was sent to Rome, needed the University seal, but Simon de Bredon one of the proctors, and therefore one of the custodians of the key, disagreed with the list made by the University and would not allow the use of the seal. It is not clear what the dispute was; it lay between the outgoing proctors (*antiqui*) and the incoming proctors (*novi*); perhaps the point was which set of proctors should head the list. Simon de Bredon was one of the new proctors, but at present it is uncertain whether he held office beginning

May 1337 or May 1338; the latter is the more probable, but the letter might be of either date. The text is corrupt in many places and unfortunately, as it is not found in Lambeth MS. 221, there is no means to correct it.

Supplicatoria

Immense probitatis et eximie domino et magistro, magistro R. de S. &c. placendi solicitudinem et mandatis obediendi voluntatem. Errantibus in umbra et insolencia[1] discordie sanum est ad lucernam radiis nitentem et ducem veritatis protinus inclinare, et inconstancie fluctibus importune depulsis ad portum salutis alligare. Hinc est quod per discordiam procuratorum nostrorum qui debeant preferri in ordine peticionum per Universitatem curie Romane dirigendarum,[2] consignacio predictarum peticionum est impedita, antiquis dicentibus ipsos debere preferri attento tempore gracie et consignacionis tunc facte, novis allegantibus quod nomina tunc fuisse [sic] obmissa et ideo indigent nova signacione, que tempore eorum[3] restat facienda; contra quos Universitas decrevit primos[4] procuratores in ordine debere preferri; quod decretum recusat talis Simon de Bredon alter procuratorum in personam sui admittere; ratione cuius in forma peticiones vestro[5] conspectui nequiunt presentari. Unde dignetur vestra dominacio reverenda pro expeditione subditorum vestrorum predicto procuratori per interveniente[6] iniungere quod consignacionem predictarum peticionum iuxta decretum Universitatis non impediat et quod a talibus contrarietatibus et inquietacionibus se de cetero abstineat ne deterius inde contingere [sic]. Valeat vestra celsitudo, in clerum benigna et populum, ratione previa[7] reddens unicuique quod suum est, exigentibus meritis adspirans in astra.

9

The following letter would suit 1335 or 1338 equally well; probably if it were of the earlier date there would be some mention of the Stamford schism.

Littera supplicatoria domino Wyntoniensi[8]

Dilecto ac venerabili &c. cetusque unanimis &c. cinceris imbutam pectoribus fraternam in domino caritatem. Membra pro

---

[1] in solercia, MS.
[2] dirigendorum, MS.
[3] i.e. the new proctors.
[4] MS. inserts *et* before *primos*.
[5] vestre, MS.

[6] Perhaps *peremptorie* was the original word.
[7] prima, MS.
[8] This title is found only in the Lambeth MS.

se invicem fore solicita suadet ratio et ipsa corporis compago compellit. Cum igitur unius matris Universitatis filii unius corporis sumus membra, fidenter recurrimus ad illum vestre dileccionis affectum quem singulariter erga matrem predictam et eius filios, viros scolasticos, vos gerere rerum experiencia sepissime comprobavit; et quia pro litteris graciosis domini nostri regis incliti impetrandis domino pontifici et aliis cardinalibus porigendis Universitas nostra scripsit, vos affectuosissime requirimus et rogamus ut vestra industria, de qua fiduciam gerimus specialem, sic ordinet et procuret, ut loco et tempore oportuno tanto domino nostro litere presententur, et pro expedicione tam pii negocii operas vestras petimus impendatis, ac pro negociorum expedicione dictorum vestra discrecio circumspecta congruis mediis ac modis dignetur insistere, ut saltem propter probitatem et prudenciam mediantis quod humiliter petimus efficaciter nobis detur. Deus vos conservet.

10

This letter may be equally well of 1335 or 1338.

Littera missa Cardinalibus per Universitatem Oxon

Cum in conspectu dignitatis apostolice tremat mundus, metuat universum, et ausus humanus omnimodus conticescat, non mirum si nostra plurimum terreatur modicitas in tantam sublimitatem intendere seu coram eadem preces effundere aut peticiones facere minus gratas. Quod ergo nostre non videmus parvitati sufficienter competere, vestram obsecramus dominacionem graciose supplere, quatinus nostre peticiones et preces, quas apostolice celsitudini porrigere vix audemus, vestris benignis paternis fulcite patrociniis, efficacius audiantur. Petimus itaque, prout grandis indigencia nos coartat, domini nostri summi pontificis gratiam, quoad quosdam nostre Universitatis magistros nostro judicio valentes et probos, non censu set sensibus habundantes, non opibus set operibus et bonis moribus insignitos, ad beneficia ecclesiastica promovendos. Quod eo graciosius prosperari confidimus, si vestra dominacio, que cum sanctissimo dicto Cristi vicario dominium orbis dividit, pro nobis intercedere dignaretur.

11

This letter to Cardinal N. of St. Adrian is probably of spring 1335.

Ista litera fuit directa Cardinali per Universitatem

Reverentissimo in Cristo patri ac domino, domino N. dei gratia tituli sancti Adriani diacono cardinali, sui humiles filii cancellarius Universitatis Oxon' cetusque eiusdem unanimis magistrorum cum sui recommendatione devota, condigne reverencie debitum et honoris. Benignitatis vestre dignacio tante latitudinis esse solet ut pium in egestate presidium, gratum in tribulacione solacium, et in omni prorsus pressura refugium petens accipiat, querens inveniat et pulsans nullatenus excludatur. Huius profecto pietatis participes tot a vestra celsitudine favores et gracias, tot a vestra clemencia vices beneficas impensas accepimus, quod beneplacitis vestris paternis commodis debemus pro viribus famulatum. Verum pro tantorum immensitate bonorum quid rependat, non invenit manus nostra nisi graciarum devotissimas acciones et preces supplices apud deum. Igitur quo devocius valemus et scimus referimus gracias ex intimo cordis nostri. Et quia ex collacione presencium munerum firma sit expectatio futurorum, humiliter deprecamur ut supplicationes nostras apostolice sanctitati directas pro viris utique virtutum fulgore conspicuis, magistris videlicet regentibus et non regentibus, quorum labor apud nos ad catholice fidei fulcimentum desudat in studio, porrigere dignetur vestra sublimitas et favore benivolo promovere. Statum tocius Universitatis nostre dicioni vestre ex intimo commendamus, sperantes in tante securitatis asilo tuti subsistere et paterni juvaminis dextera relevari. Dominacionem vestram conservet Altissimus ad honorem et regimen ecclesie sancte sue.

12

The following letter must be between March 1337 when Robert de Stratford became Chancellor of England and August 1337 when he was elected Bishop of Chichester. William de Barneby was the chief leader in the Stamford schism. He was now desirous to take the degree of Doctor of Canon Law at Cambridge. Stratford urges that it should not be allowed.

Universitati Canteb. per Rob. de Stretford ne ibidem inciperet
W. de Barneby

Viris venerabilibus et discretis, domino Cancellario ac magistrorum Universitatis Cantebr' cetui venerando, R. de S., archidiaconus Cantuar' ac Anglie et Universitatis Oxon' cancellarius, promptum complacendi desiderium cum salute. Circumspectionis vestre maturitas et quam de vobis supponimus affectionis sinceritas ordinata firmam nobis fiduciam repromittunt quod gratam vicissitudinem, que inter Universitates predictas hactenus laudabiliter viguit, et quam nostris cupimus temporibus adaugeri, debite recensentes, non prevenietis honoribus quos periuros et in subversione ipsius Universitatis noveritis nequiter conspirantes. Cum igitur magister W. de B. incentor precipuus periculosi dissidii pridem in Universitate predicta suscitati, licet per ipsam Universitatem ad magistratus honorem provectus, alitus et promotus extitisset, gratitudinis tamen debitum ingrate preteriens, ipsam provectricem suam pro viribus subvertere sit conatus, inducens immo seducens scolares quamplures ut ab ipsa divertentes adirent Stamfordiam, ubi studium adulterinum erigi procuravit, et ut ibidem stabiliretur ad ipsius Universitatis excidium instanter pre ceteris et pertinaciter laboravit, et quamdiu potuit actualiter ibi legit, reatum perjurii dampnabiliter incurrendo; et iam ut dicitur in Universitate vestra predicta incipere cupiat in decretis; super hiis vestram prudenciam premunimus, attente rogantes quatinus, inter cetera, ponderato quod dictum studium Staunfordie, si durasset, Universitatis utriusque detraxisset commodis et honori, prefatum W. tanquam perjurum notorium, cui patere non debent janue dignitatum, inter vos ad honoris fastigium vel statum magistrorum nullatenus admittatis; nam in vestri verecundiam redundaret, ut de periculis iuventibus[1] taceamus, si talis seminator discordie, contra provectricem suam precipuam in sensum reprobum totus datus, inter vos culmen ascenderet tanti status.

13

The University promises the King that the Chancellor may have leave of absence until Easter. The date is January 15, and the year must be 1337. By January 1338 Stratford had ceased to be archdeacon of Canterbury.

Litera dispensationis de mora et absentia cancellarii ad rogatum domini regis Anglie

Excellentissimo principi ac domino, domino Edwardo dei gracia regi Anglie, illustrissimo domino Hibernie, duci Aquitannie, sui servientes humillimi procuratores Universitatis vestre Oxon' cetusque unanimis eiusdem magistrorum cum subjeccione omnimoda quicquid poterunt reverencie et honoris et in decursu regie potestatis pace perfrui temporali. Licet presenciam venerabilis

[1] To the young.

viri magistri Roberti de Stretford, archidiaconi Cant', cancellarii Universitatis, qui dictam vestram Universitatem, alias dissolucionis periculo expositam, redintegravit sua preeminenti industria, experimento multiplici necessariam noverimus ac plurimum oportunam, illustrissime tamen dominacioni vestre regie, quam nos affluenter in negociorum Universitatis vestre expedicione graciosam reperimus et benignam, denegare non possumus quod a vobis literatorie cum humilitate omnimoda recepimus in mandatis. Hinc est quod vestre regie celsitudini humiliter inclinati, dicto domino cancellario nostro de gracia concessimus quod usque ad proximum sequens Pascha, statutis nostris non obstantibus, a dicta vestra Universitate licite poterit se absentare, vestram excellentiam devocione qua possumus unanimiter requirentes quatinus nos vestros, si vestro cedat beneplacito voluntatis, cum commode poterit, redeat visitare, prout multipliciter indigemus et eum credimus corditer affectare. Magnificentiam vestram regiam Altissimus dirigat et de hostibus faciat honorifice triumphantem. Scriptum Oxon' &c. quintodecimo die mensis Ianuarii.

14

The University begs R. de Stratford not to resign the chancellorship of the University. The date must be shortly after March 24, 1337, when he received the great seal.

Sapientissimo viro et reverendo magistro Roberto de Stratford excellentissimi principis Anglie cancellario, I. de T. &c. cetusque magistrorum salutem et omnis reverencie obsequia tanto domino laude digna. Digne namque divini numinis clemencia personam talem creavit in Anglia qui regni officio maiori prefectus oppressorum omnium succurret languoribus et protervorum omnium expulsis erroribus vere pacis unitatem cunctis daret subditis; per vos eciam celestis et inermis plaudit milicia, ubique nunc vera frui credens justicia, sicque Universitas Oxonie vestra que catholice fidei dicitur margarita, vobis mediantibus, privilegiis regalibus insignita, temporibusque vestris condignos flores producens in esse, indies laudabiliter cepit pululare. Set ex causa noviter intellecta, doloris amaritudine intime percussa gemens iam redditur et languida, eo quod ad regni jura gubernanda vos in Cancellarium prefecit celsitudo regia, planctusque omnium inibi existencium concussit corda, verens, ex potestate tradita, tanti capitis et pastoris carere presencia, cuius summe probitatis et regiminis prudencia Uniuersitas vestra, in casu ruine et meroris a malignis posita, ad statum debitum et laudabilem miraculose est producta.

Unde benignitatis vestre solitam suspiriis et gemitibus imploramus clemenciam, ne illius pretextu quo prefecti estis officio, matrem vestram et filios relinquatis destitutos pastoris solacio, nec
in vestro cadat corde cancellarii nostri officio cedere, set ipsius
regimen per vos assumptum continuare dignemini in futurum, et
quod vestra industria feliciter incepit gratiose complere non
desistat. Nam super absentia vestra vobiscum dispensabitur ad
vota, prout dilectus noster magister H. de C. lator presencium
vobis ex parte nostra dicet ad plenum, cui velle vestrum seriosius
reserare dignemini in premissis. Vigeat circumspeccio vestra ex
meritis commendanda per tempora feliciter duratura. Scriptum &c.

15

The University asks the king to induce Robert de Stratford
to retain the chancellorship of Oxford with the chancellorship of England. The date is probably the same as the
previous letter.

Domino regi per Universitatem ne Cancellarius renuat officium
cancellarie

Serenissimo ac magnifico principi illustrissimo domino nostro
regi Anglie &c. sui semper servi in Domino Iohannes de Aylesbury,
cancellarii Universitatis Oxon' vices gerens cetusque unanimis
magistrorum, eterno regi in celestibus conregnare. Rex pacificus,
pia miseracione disponens hostium Anglie vires elidere, lapsos
erigere, et regnum in integrum reformare, dispositione dignissima
in sublimi extulit clemencie vestre tronum, cui diligencia provida
contra iacula inimici attingit undique a fine usque ad finem fortiter, omniaque subiecta disponit suaviter, ut clerus et populus
sub tante securitatis asilo in quietudine vere pacis habitent super
terram; sic enim et nostra communitas majestatis regie fulta
presidiis, et privilegiis dotata precipuis, iam in spiritu unitatis
et ocio pacis viget, ambulantibus in ignorancie tenebris illuminare
non desinit, et in via labentis seculi fatigatis doctrine cibum pori-
git, qui non perit; unde et nostra modicitas preventa tot graciis
ac favoribus roborata ad graciarum acciones conatur assurgere,
quas licet impares beneficiis tam immensis preces assiduas humili
mente rependit pro excellentissimo statu vestro et omni tranquillitate terrarum vestro regimini divinitus commissarum. Ad hec,
piissime domine, magnificencie regie dolores nostros exponimus
et mentium molestias explanamus. Brevi siquidem tempore
iam elapso Universitatem Oxonie, sub alis dominacionis vestre

H

florentem, quidam degeneres filii pacis emuli discensionis alumpni
nitebantur, pacis soluta macerie et unitatis vinculo dissipato, totaliter demoliri; quorum regalis potencie dextera repulsa vesania,
adhuc non modico timore concutimur ne forte inimico supersemi-
nante zizania, dissensionum turbinibus iterum collidamus, provi-
dissimo pastore nostro ac capite magistro Roberto de Stratford,
nostro cancellario ac tutore, ad ministeria regalia iam assumpto.
Veremur quidem, precellentissime domine, ne si pretextu maioris
officii nostre custodie renuat subire laborem, lupi rapaces in
gregem in cleri discidium et scandalum populi pacem repudient
et conculcent, quam ipsius sollicitudine et industria novimus, deo
favente, plenarie restitutam. Quapropter assecucione conformi
et unanimi voluntate procumbimus ante preeminencie vestre
pedes, devotissime supplicantes quatinus predictum magistrum
R., cancellarium et pastorem, pietas regia ad nostras preces
supplices inclinata monitis dignetur inducere et mandatis, ne nos
deserat orphanos, set et, licet regiis assistat obsequiis, nostri
nichilominus regimen non relinquat, donec quod eius prudencia
mediante in nobis cepit divina clemencia opus bonum, feliciori
termino consummetur. Celsitudinem regie majestatis potencia
regis regum semper ad altiora promoveat, et eius dilatet im-
perium et confirmet ad exaltacionem catholice fidei cleri et populi
munimentum.

16

This and the next three letters are concerned with securing
the rank of notary for Robert de Appleby one of the bedels.
We hear of him as a notary on July 12, 1348,[1] and March 20,
1349;[2] he died at the end of May 1349.[3] All the four letters
must be between December 2, 1337 when the Cardinals
reached England and June 1338 when they left. When this
letter was written the Cardinals had reached London.

*Litera supplicatoria domino Bertrando[4] de Systre per I. et T. de
Trillek*

Quicquid poterunt obsequii, reverencie et honoris cum omni
promptitudine complacendi. Licet nulla meritorum nostrorum
erga vos, reverendissime domine, qualitate subnixi ad vestram
implorandam reverenciam pro alienis indigenciis presumere debeamus, qui nequaquam pro nostris sufficimus exorare, de inolita

[1] *Medieval Arch. of the Univ.* i. 146.
[2] *Oriel Records*, p. 21.
[3] *Book of Oxford Wills*, p. 47.
[4] *Bernardo* is meant.

tamen benignitate vestra confisi, qua cunctis in suis necessitatibus
ex viscerosa caritate vos deprecabiles exhibetis, pro illis specialiter
dominacioni vestre preces affectuosas ingerimus, quibus ad id
quod petitur efficaciter consequendum laudabilia probitatis merita
suffragantur. Hinc est quod pro Roberto presencium exhibitore,
Universitatis Oxonie matris nostre serviente, quem, directis ad
dominos Cardinales deprecatoriis litteris pro impetrando sibi
tabellionatus officio, in quo plurimum eidem Universitati prodesse
poterit, quem utique ad huiusmodi officium habilem utpote virum
competentis literature, bene scribentem, discretum, providum et
maturum nostro judicio reputamus, ipsa Universitas London*ias*
destinavit, vestre gratie devotissime supplicamus, quatenus eundem Robertum ejusque negocia predictis dominis Cardinalibus
vestris fructuosis instanciis commendare dignemini caritatis intuitu, et harum nostrarum precum humilium interventu, quatinus
optatum per vos ut sperat sui desiderii consecutus effectum,
vestris patrociniis titulum sue promotionis ascribens, merito debeat coad vivit pro statu incolimitatis vestre dei omnipotentis
misericordiam continuis deprecacionibus implorare, nosque devoti
reverende dominacioni vestre servuli intercessionem nostram
senciamus sibi consolacionis spiritum attulisse. In prosperitate
votiva dominacionem vestram conservare dignetur Altissimus per
tempora feliciter duratura.

17

This letter, dated March 20, 1337/8, is probably subsequent
to No. 16.

Item eidem Bern' de Systre per Universitatem pro eodem negotio

Cum sui recommendacione humili paratum ad beneplacita
famulatum. Favor spontaneus et beneficium, quod gratis im-
penditur, pluris estimanda sunt jugiter quam ea que vel meritis
comparantur vel instanciis improbis impetrantur. Tenentes igitur
in recenti memoria vicem gratam et benivolenciam gratiosam,
quam vestra dudum reverencia Roberto de A. nostro publico
servienti gratanter exhibuit, eo validiori nexu vestris beneplacitis
recognoscimus nos astrictos, quo penes vestram dominacionem
nec promeruerimus hactenus nec expectaverimus a vobis in isto
negocio quippiam gratie vel favoris. Itaque sicut solius proprie
benignitatis intuitu dicto Roberto gratiam vestram super tabellionatus officio spopondistis, pari pietate dignemini premissa
perficere et inchoata benignius adimplere. Ipsum siquidem ad

illud officium confidenter testificamur idoneum, utpote virum probum, pudicum et sobrium, et honestis undique moribus adornatum, literatum, intelligentem, egregieque scribentem, et omnino nostre communitati perutilem et fidelem. Ista vestram reverenciam deprecamur ut moueant, et spei quam concepimus ex promisso, res ipsa correspondeat in effectu. Reverenciam vestram conservet Altissimus per tempora feliciter duratura. Scriptum Oxonie XIII kal. Aprilis VII^{mo}.

18

This is probably of the same date as the last.

Domino episcopo Cicestr' Cancellario per Universitatem Oxon' pro negotio expediendo

Venerabili in Cristo patri ac domino, domino R. dei gratia Cicestrensi episcopo, suus si placet commissarius cetusque unanimis &c. cum recommendacione sui status humillima reverenciam et honorem tanto patri. Cum a vestre dominacionis patrocinio singulari vigor et valor noster omnino dependeat, et ad ipsum subieccionis[1] vestre gremium pertineamus potissime, nusquam tucius reperimus refugium quam ad vestram recurrere reverenciam, quociens quavis indigencia coartamur. Vestris igitur auribus reverendis presencium tenore simul suggerimus, paucos apud nos iam esse notarios, et illos nimium sumptuosos, et in cotidianis negociis in quibus notarii requiruntur difficultates assiduas patimur et expensas apponimus nimis graves. Quocirca vestram dominacionem obnixius deprecamur, quatinus penes dominos cardinales efficaciter agere placeat et instare quod R. de A. noster serviens communis, vobis notus, creetur notarius publicus, quo celerius fieri poterit, ad nostrum commune solacium et commodum multiforme. Ad regimen ecclesie Anglicane vestra reverenda paternitas in domino diutine prosperetur.

19

This letter also is of the first half of the year 1338.

Litera supplicatoria domino Cardinali per Universitatem

Venerabili in Cristo patri ac domino, domino Bertrando dei gracia titulo sancte Marie in Aquiro diacono cardinali sui humiles filii et devoti, cancellarius Universitatis cetusque unanimis magistrorum, cum reverencie debito quicquid poterunt famulari. Vestre dominacionis eminentiam precibus pulsare profusis eo

[1] jurisdiction.

fiducialius ausi sumus, quo passim percepimus et cotidianis pro-
bamus effectibus, quod penes eos qui paternis favoribus indigent
paterna clemencia satis patet. Hinc est, ut confidenter presumimus, quod ad has regiones vos dirigere singulariter preelegit
Vicarius Cristi summus ut de plenitudine virtutis et gratie, quibus
paternus animus habundare dinoscitur, reformentur que fuerint
reformanda, supleantur que fuerint imperfecta, reprimantur mala
et bonorum copia germinet in hiis terris. Cum igitur in nostra
communitate Oxonie pauci reperiantur notarii et negocia non
pauca frequenter emergant in quibus notariis opus esset, sublimitati vestre supplicamus quatinus tanto nostro defectui succurrere
dignemini gratiose, Robertum de Appelby, Lincolniensis diocesis,
nostrum publicum servientem, sacrosancte sedis apostolice
creando notarium, quem ad idem officium reputamus idoneum,
juxta commissionem ab eadem sede reverencie vestre factam.
Quod si fortassis nullos adhuc notarios vestra dominacio creare
decreverit, quo humilius poterimus obsecramus quatinus inter
creandos in posterum dictus Robertus de paterna gratia valeat
esse unus. Celsitudinem vestram Altissimus feliciter conservet et
dirigat ad tutamen ecclesie sue sancte.

20

The next three deeds are about the lengthy dispute
between the University and Cardinal Gailardus de Mota,
absentee archdeacon of Oxford, concerning the independence
of the University from the jurisdiction of the archdeacon.
It can hardly be doubted that the first two letters are of the
time when Cardinal Bertrand was in England, viz. December 2, 1337, to June 1338.

Domino Cardinali de Mota[1] pro pace reformanda per Universitatem

Reverendissimo in Cristo patri ac domino, domino Bertrando
dei gratia sancte Marie in Aquiro diacono cardinali, sui humiles et
devoti Cancellarius Universitatis Oxonie cetusque eiusdem unanimis magistrorum cum supplici eorum recommendatione quicquid
poterunt subieccionis, reverencie et honoris. Cum pacis bonum,
qua, ut testatur doctor egregius Augustinus, nichil valet in rebus
mortalibus gracius vel desiderabilius inveniri, passim sit ab omnibus hominibus jugiter appetendum, est tamen ab illis inquirendum
fervencius et diligencius prosequendum qui, ut interiori contempla-
cioni liberius serviant, se ab exteriorum occupacionum tumultibus

---
[1] *Bertrando* is meant.

elongarunt et pro querenda scientie margarita, seculi fluctantis undas fugientes, in sinu se tutissimi litoris collocarunt. Nos igitur, devotissimi paternitatis vestre et pacis filii, pacem super omnia inter reverendum patrem et dominum, dominum Gailardum de Mota diaconum cardinalem corditer affectantes, quoad litem quam contra nos et Universitatem nostram et aliquas singulares personas eiusdem super antiquis nostris consuetudinibus et juribus (nostro judicio voluntarie) nuper movit, licet nos ad id non compellat diffidencia juris nostri, excellentissimam paternitatem vestram humiliter imploramus, quatinus vos quem, ut credimus, auctor ipse pacis et amator per sui sanctissimi vicarii ministerium ad perpetuam Anglicane ecclesie et regni pacem tanquam pacis angelum destinavit, pretermissa iudicii figura, dictum dominum cardinalem et archidiaconum vel suum procuratorem inducere [velitis] ad consenciendum in aliquam illarum quas sibi offerre decrevimus viam pacis per venerabiles et discretos viros magistros W. de Skelton, sacre theologie doctorem, nostri laboris consocium in eadem, actu regentem, ac talem et talem iuris civilis professores, nuncios nostros speciales, quos insuper auctoritate ex parte nostra munitos ad vestram presenciam destinamus; cum quibus et procuratore domini cardinalis archidiaconi memorati, super antedicta pacis reformacione tractaturos aliquos de vestris dignetur pia vestra paternitas deputare, quatinus quod ab eis communiter inspirante spiritu pacis ordinari contigerit, in discreti vestri iudicii statera prius appensum, de communi vestro et nostro consensu ad dei honorem et communem parcium utilitatem et pacem perpetue firmitatis munimine roboretur. Ceterum, pater et domine reverende, dictis nostris nunciis magistris W. et B. in quadam nostra peticione vestre paternitati viva voce ex parte nostra humiliter facienda vestrum prebere dignemini auditum benignum et annuere petentibus, intuitu caritatis. Paternitatem vestram reverendam cum augmento continuo celestium gratiarum conservet Altissimus ad regimen universalis ecclesie sponse sue.

21

This is dated January 29, i.e. in the year 1338. It shows that the statement in Le Neve that Robert de Stratford continued to hold the archdeaconry 'for some years' together with the bishopric of Chichester, a thing in itself most unlikely, is incorrect. He was consecrated bishop in November 1337, and evidently Bernard de Sistre, who in this deed is styled archdeacon, immediately succeeded.

Domino Bertrando[1] de Systr' per Universitatem

Venerabili domino et discreto, domino archidiacono Cant' et domini nostri Pape in Anglia nuncio, cancellarius Universitatis Oxon' cetusque eiusdem unanimis magistrorum, sinceram in domino caritatem et augmentum continuum gratie et honoris. Domine reverende, juxta consilium apostoli suadentis 'si fieri potest, quod in vobis est, pacem cum omnibus hominibus habete', pacem veram invicem et ad exteros quoslibet totis desideriis affectamus et precipue ad patres et dominos, quorum protectionibus et subsidiis variis frequencius indigemus. Hinc est quod pro lite sedanda nobis dudum mota per venerabilem patrem et dominum, dominum Gailardum de Mota, diaconum cardinalem et archidiaconum Oxon', super quibusdam nostris antiquissimis juribus, et pace inter ipsum et nos perpetua procuranda, dictum dominum sepius per venerabiles nuncios non sine gravibus sumptibus sibi missos pulsavimus humiliter et attente, procurantes insuper super isto negocio sibi dirigi literas supplicatorias regias aliorumque magnorum de terra, set hucusque non fuerimus exauditi. Cum tamen omnem viam pacis optulerimus, in qua potuimus sanis concienciis consentire, eciam cum aliquali diminucione clarissimi et antiquissimi juris nostri, verum quia perseveranter pulsantibus, etsi repulsam sepius passi fuerint, tandem divina miserante clemencia, mutato rigore, in gratiam aperitur, decrevimus dominum de Monte Favent'[2] interpellare precibus repetitis[3] quatinus placeat dominacioni sue pro dicta pace inter nos reformanda interponere partes suas et penes vos instare, quem intelleximus procuratorem domini Cardinalis predicti et archidiaconi constitutum, quatinus, adjunctis aliquibus de suis vobiscum, tractatum nobiscum habere velitis, et favorabiliter consentire in aliquam vobis offerendam ex parte nostra rationabilem viam pacis; et hoc idem a vestra quam intelleximus erga nos conceptam benevolencia reverenda petimus efficaciter uno corde, ut pro tanto pietatis opere, quo nos posueritis in quiete, gratiam et pacem consequamini in presenti et quietem et gloriam perpetuas in futuro. Ceterum, domine, ad tractandum vobiscum super negotio predicto, dilecto nobis in Cristo magistro Willelmo de Skeltun, sacre theologie doctori in Universitate nostra regenti, et magistro A. de T. ad consenciendum in aliquam quam deus inspiraverit viam pacis plenam dedimus potestatem. In prosperitate votiva dominacionem vestram conservet Altissimus per tempora longiora. Scriptum Oxonie quarto Kal. Februarii.

[1] *Bernardo* is meant.   [2] i.e. Cardinal Bertrand.   [3] repetis, MS.

22

The following letter to the Bishop of Chichester seems to be about the same dispute. Its date must be between autumn 1337, when Robert de Stratford was consecrated, and December 1339, when Skelton was elected Chancellor of Oxford.

Episcopo Cicestrensi per Universitatem

Cum affectuosa sui recommendatione reverenciam et honorem debitos tanto patri. Pater reverende, quia nuper per venerabilem patrem virum magistrum W. de Schelton, sacre pagine professorem, datum fuerat nobis intelligi quod vestra paternitas reverenda super actis unitatis et concordie inter dominum Cardinalem et Universitatem vestram sepius pertractate, nos, quam cicius commode poterit, certificaret, nec certificacionem hucusque literatoriam, seu quovis alio modo, in negociis recepimus supradictis, ideo paternitati vestre reverende latorem presencium una cum presentibus duximus destinandum, ut nos si placet, si qua et que sint acta ad pacis et concordie suavitatem tendencia, et si quid ultra ea que prius temptaverimus, in posterum temptare vel facere debeamus, vestris literis consultius certiorare dignetur vestra paternitas et dominacio reverenda. Ad honorem et regimen dei ecclesie cum prosperis successibus valeat, pater et domine reverende.

23

The University petitions the King that for the future the sheriff shall take an oath each year to arrest trespassers at the denunciation of the Chancellor, even within the town. The date of this deed is uncertain. In 1356 it was granted that the sheriff should yearly take an oath to help the Chancellor, as far as he could, in keeping the peace (*Medieval Archives of the Univ.* i. 156), but there is no mention of arresting townsmen. As the main reason why the Trade Gild of Oxford rented the town from the King in 1199 was that the sheriff might be excluded from the town, the King could not grant the sheriff power to arrest townsmen whenever the Chancellor requested it. The date may be anything between 1300 and 1350. On October 3, 1334, the King commanded the sheriff to arrest malefactors even *infra libertates* at the denunciation of the Chancellor, but this would not be a permanent privilege of the University.

Supplicacio

A nostre seignur le Roi et son conseil monstrent li Chauncelier, Meistres et clercs de sa Universite doxenford qe puis qe Meire et bailifs de la ville avantdite soi unt devant ses hores escuse qil ne osasent, pour pour de la leur comune, entremettre de prendre les maufesours et les destourbours de la pees a la denunciation del Chancelier, come il sount teneuz et liez par leur sermentz, selonc les privileges nostre dit seignur le Roy au ditz Chauncellier et meistres et escolers grauntez et confermez, dount plusors maux divers et conteks sount aveneuz; prient et requerront pur bien de la pees et proufist de toutz illeoqes demorantz, qe son viconte qi pur temps de la dite ville sera, soit al escheqer nostre seignur le Roi juree de an en an, noncountre esteant la franchise de la dite ville ne nulle altre franchise dedenz sa bailife, a la denunciacion le dit Chancellier les ditz trespassors prendre et enprisoner jeusqes qil soient par la guard du dit Chauncellier suffisantmentz punis.

24

This petition for the King's aid against internal disorder is undated. It may be noted that it proceeds from the Masters and Scholars, and there is no mention of a Chancellor. As there is reference to the danger of a dispersion of the University it is likely to be of the time of the Stamford schism, but it must be remembered that on many other occasions there was talk of a dispersion. We may assign the deed to shortly before May 14, 1334 when Hugh de Willughby was elected chancellor, or shortly before May 9, 1335 when Robert de Stratford was elected.

A nostre seignur le Roy de par la Universite pur la pees

A leur tresnoble et puissant seignur, sire Edward, par la grace de dieu roi d'Engleterre, seigneur d'Irlande, et ducs d'Aquitaine, soens humbles et devoutz la compaignie des Meistres et des escolers de sa Universite d'Oxenford prestz et apparailetz a ses comandementz ou toute maniere de reverence, subjections et honeurs. Come par le grantz sens et bountiez et les honurables affections de vos progenitors nobles roys d'Engleterre, si ad vostre dit Universite tout leur temps bien est[1] meinteneuz et defenduz, et ce fioms en vos jours, et moult le pluis pur tant qen

---

[1] i.e. été.

amendement de nostre estat de vostre royal poair avez noz privileges et franchises confermez,[1] et en altre maniere gracieusementz eide, de quoy a vostre hautesce rendons greez et graces en toutes les maniers qe pouns suffire, et si prions a dieu pur vus especialment et pur lestat du royalme come en sumes tenutz. Et pur ceo, treshaut seignur, qe plusors grevances et diverses conteks sount avenues en vostre ditz ville d'Oxenford nadgeires, a grant domage et distresse de vostre ditz Universitee, par quoy encore sumes en grant effrey pur le temps avenir et grantmentz dotoms de sodeyne dispersion de vostre dit Universite, qe dieu defend, si remed covenable par la discrecion de vostre royal poair et de vostre honurable conseil ne soit sur ceo ordrene; purquoy a vostre hautesce umbliementz supplions et requerons pour pees et quiete de la ditz Universite et qe noz grevances qeux nus mandons a vostre puissante seigneurie et moustrier par nos chiers et bien amez meistres soient amendez en eide et confort de nus et al honeur de dieu et de seint eglise et confusion de fous contekours. Nostre Sire tout puissant par sa seint grace vus otrie vostre poeple si governer qil soit al honeur de vus et proufist de vostre roialme. Escript' a tieu jour a Oxenford.

25

The heading of this writ says that it was sent to the Chancellor at his request. On October 6, 1334, the King sent a writ to the Chancellor and proctors that they were to search for arms which scholars have in their rooms, a matter in which they had been remiss (*Medieval Archives of the Univ.* i. 126). If the petition printed above is of about April 1335, it may be that this is the answer, and that Robert de Stratford, just elected Chancellor, suggested what form the answer should take. It is dated June 6, 1335.

Breve impetratum per R. de Stretford cancellarium Universitatis Oxon'

Edwardus dei gracia &c. cancellario Universitatis Oxon' salutem. Quia intelleximus quod quamplures scolares Universitatis predicte et alii ad villam Oxon' colore studendi ibidem accedentes, diversas armaturas in hospiciis suis hactenus retinuerunt et retinent hiis diebus, per quod diversa mala ibidem ante hec tempora evenerunt et adhuc timendum est mala peiora exinde posse provenire, nisi super hoc remedium apponatur; nos volentes

---

[1] He gave an Inspeximus in February 1327.

huiusmodi mala et pericula evitare, et quieti et tranquillitati magistrorum et scolarium in Universitate predicta studencium, necnon hominum dicte ville et aliorum ad eam veniencium et ibidem commorancium providere, vobis mandamus firmiter iniungentes quod statim visis presentibus in locis ubi expedire videritis publice proclamari et ex parte nostra faciatis firmiter inhiberi, ne qui scolares aut alii ad dictam villam colore studendi, sicut predictum est, declinantes huiusmodi armaturas in domibus sive hospiciis suis retineant, nec quod homines predicte ville armaturas aliquas predictorum in domibus suis custodiant seu receptent sub pena incarceracionis et forisfactura armaturarum predictarum, et quod diligens scrutinium super premissis, quociens opus fuerit, et vobis expedire videbitur, per vos et alios a vobis in ea parte deputandos modo debito faciatis, certificantes nos de nominibus illorum qui huiusmodi armaturas in hospiciis sive domibus suis retinuerunt seu custodierunt, ut premittitur, post proclamationem et inhibicionem nostras supradictas, et hoc nullatenus omittatis. Teste me ipso apud Ebor' VI die Junii anno regni regis nono.

26

The following petition may be inserted here. It comes from Cott. MS. Vesp. E. xxi, fol. 103, a Peterborough register. What precedes it is of July 1334, what follows is of 1336. In *Collectanea* iii. 133 there is a petition in which it is stated that masters and scholars have left Oxford and settled at Stamford *and elsewhere*; apparently they ask for the King's protection. The petition here printed is more definite; the seceders not only plead the disturbances at Oxford but also the invitation of the Earl of Warenne. By August 2nd, 1334, the King had decided against the scholars of Stamford, and ordered the sheriff of Lincoln to proclaim at Stamford that they must return to Oxford. Therefore the following petition cannot be later than midsummer 1334.

Quedam peticio scolarium Staunford

A nostre seignur le roy et a son consail prient ces clers demorauntz en la vile de Staunford, que come par resoun de plusours debatz, conteks, et melles qels long' temps ont este et uncore sount en la universite de Oxenford, dont grantz damages, perils, morts, mordres, maihemes, et robberies sovent fois sont avenuz, par quoi en espoir de la bone grace nostre seignur le roy ils se sont

retretz hors de la dite ville Oxenford vers la ville de Staunford,
a estudier et profiter plus en quiete et en pees qils ne soleient faire,
par soeffraunce le noble homme Iohan counte de Garen', qil plese
a nostre seignur le roy soeffrer le dites clers, de puis qils sount ces
liges gentz, a demorer en la dite ville de Staunford south sa
proteccioun, pur Dieu et seint charite, eaunt regard qe gentz de
tous maners de mestiers, de quele condicioun qil soyent, de la
ligaunce nostre seignur le roy, peussent demorer en chesqune
seignurie par conge du roy.

27 and 28

The two following poems are on the fly-leaf at the end of the
manuscript. They are indistinct, and would not be easy to
decipher but for the aid provided by the rhymes. They are
doubtless by one author, a member of the northern party,
the first poem being written before the secession to Stamford,
the second after. In poems where so much is made of rhyme
and elision is not allowed, the meaning is bound to be obscure at times, but the main points of the poems are clear
enough. The former is a paean over the death of a certain
Fulk, a champion of the southern party, the pet of the laity;
the northern dog had given him a bite, and now he was
lying in a loathsome trench, eaten by worms. He was justly
punished for his pride and bloodshed. It was a case of death
for death; God gives to every one according to his deserts.
Where were your allies? Roger, your echo ('he would wish
to say what you would wish to say'), Herford, Sporman,
Wyk, and Wymbury? They fled when death was about.
Whether you are of the North or of the South, such is a fit
punishment for such evil-doers.

It is unknown who this Fulk was. In the same volume is
an excommunication against those who had made a murder-
ous attack on magister Fulco de Lucy. It is possible that he
is the man mentioned in this poem and that he died from the
results of the attack. The date of the poem is uncertain. If
the Herford mentioned is Thomas de Herford who was
bedel in January 1326 (*Munim. Ac.*, p. 116), the date must
be not later than midsummer 1332; for Thomas de Herford
died in the autumn of that year (see *Book of Wills*, p. 13).
But it is not likely that the disturbances at Oxford had

reached such violence by 1332. The first that we hear of them is on May 6, 1333, when the King issued a commission to make inquiries about disturbances at Oxford (*Cal. of Pat. Rolls*, p. 449). Probably the poem is of about that date. It may be that the secession to Stamford which seems to have begun after the long vacation of 1333, was a result of the punishments inflicted on the Northern rioters.

The second poem is addressed to one who was better known as Armachanus, Richard Fitz-Ralf, who was Chancellor of the University from May 1332 to May 1334. It is not so clear as the former poem partly because we do not know the characteristics of Fitz-Ralf, to which the writer refers, and partly because it is an answer to a speech or letter of Fitz-Ralf which it is assumed the readers knew. 'Fertile Fitz-Ralf, who livest in abundance, pour forth other things; let thy pledges be from elsewhere. It is better to leave alone the capital penalty and conviction by such a pledge, for it is a cause of evil. While possessions endure they are as it were a pledge in actuality; but it is not necessary to offer the head expressly. Against Stamford, which is now a place of study, hated by its enemies, thou hast uttered heady words, that we ought to be suppressed, if the oars of state have any rowers; thou promisest to thyself that the head shall be removed from here in half a year . . . What if we persist, and the king and the law allow it? for what the virtue of peace commands is not a crime. It remains to abide by the terms, and thou wilt pay thy head as a pledge; alas for thy wretched fate; thou wilt then think over what was said before. We are all agreed; wealth will come and wealth will go, but the head that has been cut off will never return. Thou didst divine and watch the stars, while thou wishest to make us toe the mark; thou didst tread us down; now the net is broken; thou didst murmur much, but thou art not a true prophet. I reject the bloodstained Ford and the horned Ox; I change my pasture; I welcome a more fertile spot. Beneath the shield of Stamford I prefer to dwell safely, where I have better thoughts; so by the exchange I gain a noble time.'

The date of the poem must be the first half of 1334. It is earlier than August 2, 1334, when the King decided against

Stamford (*Cal. of Close Rolls*, p. 330) and probably earlier than May 14, when Fitz-Ralf ceased to be chancellor. When it was written, it seems that both parties had already appealed to the King; Oxford appealed in February, and probably Stamford appealed about the same time. The date therefore may be February to May 1334. Mr. A. G. Little has suggested that at the beginning of Michaelmas term 1333, Fitz-Ralph had wagered his head that in six months the University of Stamford would come to nothing. Now that it had lasted half a year, his head was forfeit.

> Fulco vir australis, quem gens laicana colebat,
> O non mordebat te, Fulco, canis borealis?
> O Fulco, Fulco, spes non fuerat tibi Iesus;
> In tetro sulco latitas, quia vermibus esus.
> Forsan novisti quid fert elatio mentis;
> In famulos Cristi sevisti more furentis.
> Sanguinis effusor, mutulator quando fuisti,
> Ultor et illusor, Dominum cur non metuisti?
> Criminis ortator fueras quando potuisti;
> Stultus bellator, set cum fastu cecidisti.
> Mortis[1] condigna funus pro funere restat;
> In te sunt signa; digno deus omnia prestat;
> O cinis ex cinere quo sint tibi carnis honores;
> Egisti temere, tot devastando, cruores.
> Dic ubi Rogerus, Sathane tuus ille satelles,
> In feriendo ferus; vellet quod dicere velles.
> Herford vexilli lator, dux ille sinister,
> Ac Sporman belli ductor mortisque minister.
> Dic in conflictu finali quo latuerunt;
> Veraci dictu fugierunt, terga dederunt.
> Wyk[2] dic quo fuerat, vel dic ubi Wymbyriensis.
> Cum mors affuerat, neutrius cernitur ensis.
> Ulcio digna dei per tempora longa pepercit;
> Demum culpa rei vili te funere mersit.
> Seu sis australis, seu tu sis vir borealis
> Talibus est talis congrua pena malis.
>
> Fy Rauf fecunde, qui rebus vivis habunde,
> Res alias funde, tua pignora sint aliunde.

[1] This is the reading; but *mors tua* is a likely emendation.

[2] Edward de Wyk was proctor from spring 1333 to spring 1334.

Parcere letali prodest pene capitali,
Et quia causa mali convinci pignore tali.
Dum res possesse valeant quasi pignus in esse
Set caput expresse non est offerre necesse.
In Vada Saxosa, que nunc loca sunt studiosa
Hostibus exosa, profers quedam capitosa,
Nos debere premi nisi sint sine remige remi;
Anno sub demi[1] capud hinc spondes tibi demi.
Quid si perstemus, velit & rex lege volente,
Cum non sit facinus, pacis virtute iubente?
Restat pacta pati; capud & pro pignore solves.
Heu miseri fati; tunc dicta priora revolves.
Omnibus est visum, veniet res resque peribit
Set capud abcisum per tempora nulla redibit.
Cum diuinasti cursus sectando planete,
Sidera seruasti, dum nos vis jungere mete;
Nos conculcasti; modo frangitur a pede rete;
Plurima plantasti;[2] non sunt tua verba prophete.
Cum boue cornuto vada sanguinolenta refuto;
Pascua permuto; loca fertiliora saluto.
Sub saxi scuto magis est michi vivere tuto
Quo meliora puto; sic tempus nobile muto.

[1] No doubt a slip of the scribe for *semi*.   [2] i.e. planctasti.

A UNIVERSITY FORMULARY

Coram commissario.

f. 31ᵛ Probatum fuit istud testamentum &c., et deputati fuerunt per nos talis et talis coadiutores circa administracionem bonorum dicti defuncti, iuramento per dictos, scilicet coadiutores, de fideliter exequendo voluntatem eiusdem defuncti et alia faciendo que de iure vel de consuetudine requiruntur in hac parte, administracionis bonorum dicti defuncti interpellacione executorum prenominatorum, ad eandem administracionem superuidendam et exequendam iuxta defuncti voluntatem spontanee astricti vinculo iuramenti. Et nos Willelmus de S., cancellarius uniuersitatis antedicte, in omnibus et singulis premissis ex post facto plenam recipientes fidem, in testimonium omnium premissorum sigillum officii nostri duximus apponendum; *vel dicatis sic,* Et nos W. de S. [1340–1] cancellarius uniuersitatis antedicte, acta per dictum commissarium nostrum in hac parte habita quantum in nobis est ratificantes, sigillum officii nostri presentibus apposuimus in fidem premissorum pleniorem.

Exhibitum fuit presens testamentum coram nobis &c. cancellario et procuratoribus eiusdem tali die anno tali tali loco et sufficienter probatum; unde nos pro eodem testamento pronunciantes, administracionem omnium bonorum defuncti infrascripti in nostra iurisdiccione existencium executoribus infrascriptis coram nobis personaliter constitutis in forma iuris iuratis committimus per presentes; quibus sigillum officii nostri apponi fecimus in testimonium huius rei; datum die et loco et anno domini supradictis. Probatum fuit istud testamentum coram nobis J. de T. etc. tali die et anno tali; administracioque bonorum defuncti infrascripti R. de T. executori infrascripto per nos decreta et commissa in forma iuris. In cuius &c. Datum &c.

f. 32ʳ *Modus incipiendi testamentum.*

In primis animam meam in manus eius commendo qui eam creauit, redemit, eamque cum corpore suo resuscitabit, et per misericordiam suam glorificabit; de corpore meo sic dispono quod si in tali loco me decedere contingat, sepeliatur in ecclesia tali vel loco tali, sicut tales N. et A. disposuerunt; si alibi discedam, corpus meum diuine disposicioni committo; de rebus autem meis sic dispono volo et precipio, quod quicquid inuentum fuerit inter bona mea ex causa mutui commodati vel precarii seu depositi vel qualitercunque retenti vel quicquid quomodolibet ad alium pertineat, restituatur eis ad quos pertinet. Et si aliquem in aliquo defraudaui vel per iniuriam abstuli, volo et precipio quod dampnum et iniuriam passis restituatur. Et volo quod stetur iuramento petitoris in huiusmodi casibus, et ubi fieri non poterit fides plena, executorum meorum discrecione salua ;[1] et si forte rei que petitur non fuerit possibilis restitucio, satisfaciat[2] petitori per iustam rei estimacionem legitime declarandam; volo eciam quod nullum prestetur legatum donec restituatur penitus alienum et maxime manifestum. De rebus autem que post restitucionem eorum que aliis debentur superfuerint, sic ordino, dispono et volo quod omnes res mee siue mobiles et se mouentes siue mobiles[3] nec se mouentes per manus executorum meorum vel per manus eorum, quos omnes vel pars illa que administrare poterit ad hoc deputauerint, vendantur, illis quas specialiter legauero duntaxat exceptis, et tota pecunia que in bonis meis inuenta fuerit tempore mortis mee una cum precio rerum mearum in unam summam redigatur, quam, deductis expensis circa funeracionem corporis mei, mando et precipio in tres partes equales diuidi, quarum unam do, lego fabrice ecclesie mee et aliis piis locis infra talem diocesem constitutis, partem alteram consanguineis meis et affinibus et aliis specialibus meis et hiis qui in seruicio meo steterunt, terciam viduis, pupillis, orphanis, capellanis et aliis debilibus pauperibus in locis, ecclesiis quas habui antequam fuissem,[4] etc. Huius testamenti executores etc., ita quod si omnes administrare noluerint vel non potuerint, a.b.c. vel saltim duo eorum, cum omnes interesse non potuerint, administrent et hoc testamentum meum fideliter exequantur; ad hoc domino tali humiliter supplico et obnixe ut, quod sola pietas committetur,[5] defunctum aspiciens, proprie non immemor condicionis, huius testamenti mei, cum ab executoribus fuerit interpellatus, sit promotor et adiutor. Codicillos autem si quos me facere contingat presenti testamento confirmo. In cuius rei testimonium etc.

Item alius modus testamenti.

In dei nomine Amen. Ego A. de b. capellanus indignus condiciones humanas variis defectibus et corruptibus considerans subia-

---

[1] Some error here; perhaps we should supply *restituatur*.
[2] We should expect *satisfiat*.
[3] *immobiles* is required.
[4] This seems to be the will of

some one who became an archdeacon or a bishop, but as the clause is cut short we do not know what his office was.
[5] This word must be wrong.

FORMULARIES, ETC.

cere et omnem carnem sub indeficienti fluxibilitate[1] dissolui, diem
mortis disposicione testamentaria cupio preuenire; ad laudem
igitur et honorem Trinitatis, patris et filii et spiritus sancti ac
gloriose virginis Marie, nuncupatum facio testamentum, in quo
primo animam meam commendo in manus ipsius qui eam creauit,
redemit et cum corpore suo resuscitando per sui graciam glorificabit, corpus meum sepelliendum diuine relinquo disposicioni, de
rebus autem meis sic dispono etc. Actum die et tali &c.

*Probacio testamenti secundum formam et modum Cancellarii Uni-
uersitatis.*

Probatum fuit istud testamentum in ecclesia tali vel loco tali,
die et anno tali, coram nobis J. de Lecche[2] Cancellario uniuersitatis Oxonie et procuratoribus eiusdem, et commissa fuit per nos
administracio bonorum dicti defuncti executoribus superius vel
inferius nominatis in forma iuris.[3] In cuius rei etc. *Et quando
alter eorum recusat subire id honus, dicatur sic* executori superius
nominato, et in loco J. de C. per dictum defunctum coexecutoris
in testamento suo nominati, qui coram nobis honus execucionis
testamenti predicti expresse subire recusauit, deputatus fuit per
nos R. de T. bedellus coadiutor circa administracionem bonorum
eiusdem defuncti, iuramento per dictum scilicet coadiutorem de
fideliter exequendo voluntatem dicti defuncti et aliis[4] faciendo que
de iure vel de consuetudine requiruntur in hac parte quodque
nichil faciet in premissis nisi per visum dicti R. bedelli prestito
coram nobis in forma iuris. In cuius rei etc.

f. 32ᵛ

Probacio testamenti in alia forma.

Probatum fuit etc. ut prius; Et commissa fuit administracio
bonorum dicti defuncti in iurisdiccione nostra existencium Johanni de T. executori superius nominati in dicto testamento nominato iuxta consuetudinem iurato in forma iuris. *Et quando alter
executor est absens dicatur sic,* Salua nobis potestate committendi
administracionem bonorum predictorum Willelmo de T. coexe-
cutori in dicto testamento nominato, cum eam venerit legitime
petiturus. In cuius rei.

Quando aliquis petit copiam acquietancie scribatur sic.

Datum per copiam; uniuersis pateat per presentes quod nos
Cancellarius etc. vel officialis talis loci, audito compoto et reddito

---

[1] fluxibilitati, MS.
[2] Chancellor of the University, Nov. 1338 to Dec. 1339.
[3] *juratis* seems to be omitted.
[4] *alia* is meant.

coram nobis executorum testamenti talis nuper defuncti, quia inuenimus eosdem executores bona ipsius defuncti fideliter iuxta ipsius defuncti ultimam voluntatem administrasse et fidele raciocinium de eisdem bonis nobis reddidisse, ipsos ab honere ulterioris compoti nobis in hac parte reddendi quo ad officium nostrum absoluimus per decretum. In vere copie testimonium etc.

Acquietancia sub alia forma.

Die tali anno tali loco tali constituti coram nobis J. de T. Cancellario vel Officiali de T. executores testamenti A. de C., specialiter ad dictos diem et locum per nos vocati, finalem compotum super administracione dictum testamentum contingente reddituri, dicti executores super hiis compotum suum finaliter reddiderunt; auditis itaque raciociniis dictorum executorum de receptis omnimodis et expensis pariter et legatis ac fidei commissis et de omnibus dictum testamentum contingentibus, attendentes viso compoto et audito omnia[1] per dictos executores iuste ac rite fuisse administrata, debita etiam et legata quatenus iura permittunt fuisse soluta, predictos executores auctoritate ordinaria a sua administracione quo ad[2] predictum testamentum ac ulteriori compoto super premissis reddendo absoluimus per decretum in hiis scriptis. In cuius rei testimonium ad eorumdem executorum super premissis perpetuam liberacionem presentes litteras sigillo nostri officii signatas eisdem fieri fecimus patentes. datum.

Item alia de eadem.

Omnibus Cristi fidelibus presens scriptum visuris vel audituris Johannes de L. cancellarius uniuersitatis Oxonie salutem in auctore salutis. Nouerit uniuersitas vestra quod cum A. et B. de T. executores J. de B. defuncti administracionem bonorum suorum fideliter exequendam admisissent coram magistro N. de T. officiali de C., dicti executores iuxta ordinacionem predicti testatoris tam debita sua creditoribus soluendo quam legata legatariis distribuendo legitime administrarunt et tandem omnibus rite peractis certis die et loco coram predicto magistro N. raciocinia sua super singulis articulis dictum testamentum contingentibus reddiderunt; unde computatis computandis et allocatis allocandis prout dictat ordo racionis, nos inspecto registro nostro de B. et plenius intellecto super eadem execucione et subsecuta computacione prefatos executores ab omni cura et honere eiusdem testamenti in forma iuris absoluimus per presentes et absolutos esse pronunciamus in perpetuum. In cuius rei testimonium etc. ut superius.

[1] omnes, MS.   [2] ut, MS.

Item alia de eadem.

f. 33ʳ   Uniuersis pateat per presentes quod die tali anno tali coram J. de T. cancellario vel commissario uniuersitatis Oxonie A. B. & C. executores testamenti talis defuncti, clerici vel mancipii, iuxta citacionem auctoritate nostra sibi factam personaliter comparuerunt, et testamentum ipsius defuncti, inuentarium omnium bonorum que ipse defunctus tempore quo decessit optinuit sub districtu nostro ac omnia munimenta, quibus super eorum raciocinio uti voluerunt, ad plenum exhibuerunt, ac factis iuxta iuris exigenciam proclamacionibus et denunciacionibus omnibus quorum interesse poterat quod dictis die et loco comparerent, peticiones suas contra dictos executores proposituri et ulterius facturi quod esset iustum, nullisque omnino comparentibus licet legitime preconizatis et in forma iuris expectatis, ceterisque iuris sollempniis que in huiusmodi negocio requiruntur in omnibus obseruatis, compotum administracionis in bonis prenotatis per eosdem facte reddiderunt ; finaliter demum nos Cancellarius antedictus, pensatis pensandis et allocatis allocandis hinc inde, inuenientes per fidelem calculacionem et exquisitam indagacionem dictos executores in bonis dicti defuncti legitime administrasse et ea omnia et singula fideliter expendidisse, fidelitatem et diligenciam eorumdem in hac parte adhibitas merito recommendantes, eosdem ab ulteriori compoto de bonis ipsis reddendo quatinus ad nostrum pertinet officium absoluimus, et absolutos esse pronunciamus et quietos per decretum. In cuius rei.

Item alia de eadem.

Uniuersis pateat &c. quod cum tales A. et B. talis diocesis executores bonorum talis scolaris talis diocesis nuper defuncti coram nobis J. de L. cancellario etc. fuissent ad iudicium euocati super administracione bonorum dicti defuncti raciocinia reddituri, verum quia calculato plene et dicto negocio per nos diligenter examinato inuenimus dictos executores bona dicti defuncti bene et fideliter administrasse, ipsos ab ulteriore redicione compoti quantum ad officium nostrum absoluimus per decretum.

Acquietancia balliui de bonis et denariis receptis.

Uniuersis pateat &c. quod ego talis recepi et audiui compotum receptorum denariorum et aliorum bonorum suum finale de omnibus receptis et liberatis de toto tempore suo quo idem talis A. stetit in obsequio nostro usque ad festum tale anno tali, et quia comperimus ipsum de dictis receptis et liberatis compotum fidele

et finale reddidisse et nichil omnino penes ipsum de denariis nec
rebus aliis remansisse,[1] ipsum ab omni ulteriori compoto de
tempore predicto nobis seu cuiuis alteri nomine nostro de cetero
reddendo quietum clamamus per presentes; ita quod nec nos
nec aliquis nomine nostro de dicto tali vel heredibus vel executoribus[2] occasione alicuius compoti de tempore predicto ab eo exi-
gendi de receptis et liberatis predictis seu arreragiis dictum compotum tangentibus nec de rebus nostris qualitercunque penes ipsum
existentibus ab origine mundi usque ad tale festum aliquid exigere
poterimus. In cuius etc.

Acquietancia super legatis.

Uniuersis pateat per presentes quod ego A. de T. recepi et
habui de tali J. de T. executore testamenti et bonorum administra-
tore (quando alter est executor et deputatus coadiutor per Cancellarium) talis quondam scolaris uniuersitatis Oxonie defuncti, et
N. bedello dicte uniuersitatis superuisore et coadiutore dicto executori execucioni dicti testamenti dicti defuncti per dominum
Cancellarium dicte uniuersitatis deputato, tales res vel pecuniam
mihi in testamento supradicti defuncti relictas; super quibus
quidem bonis mihi ut premittitur solutis dictum N. executorem et
R. superuisorem heredes vel successores suos eorum quoscunque
penitus liberatos fateor per presentes et quietos clamo in perpetuum, promittens et obligans me per presentes quod si locum legi
Falcid*ie*'[3] super legatis in dicto testamento iminere contingat,
supradicta bona vel pecuniam prout me in parte vel in toto con-
cernere videantur eidem J. et R. heredibus vel successoribus eorum
vel quibuscunque quorum interest vel interesse poterit de iure
restiturum.[4] In cuius rei testimonium etc.

Acquietancia procuratoris Uniuersitatis.   f. 33ᵛ

Uniuersis pateat per presentes quod nos Cancellarius Uniuersitatis Oxonie cetusque eiusdem unanimis magistrorum recepimus
de magistro R. nuper procuratore uniuersitatis predicte pro toto
tempore suo vera et legalia raciocinia de omnibus quibus racione
officii procuratoris uniuersitatis fuerat oneratus, videlicet de
munimentis, cartis, pannis, vestimentis, sigillo magno uniuersitatis, obligationibus stacionar[iorum] et aliis quibuscunque,
de cruce uniuersitatis cum pertinentibus, de caucionibus et

---

[1] In the MS. this word comes
after compoto.
[2] ex quorum, MS.

[3] The lex Falcidia in the Digest
deals with bequests.
[4] restituturam, MS.

exemplariis,[1] et de mensuris et ponderibus, de pecunia numerata tam de redditibus uniuersitatis quam ex assisa panis et ceruisie, ex licenciatis vel ex debito vel quocunque alio modo racione dicti officii ab eodem receptis, et de omnibus aliis que ad custodiam dicti magistri R. racione predicti officii deuenerunt; de quo quidem raciocinio, munimentis, cartis, pannis, vestimentis, pecunia et quibuscunque aliis predictis fatemur nobis fore plenarie satisfactum, et predictum magistrum R. absoluimus, exoneramus et quietamus per presentes. In cuius rei testimonium huic acquietancie sigillum commune uniuersitatis nostre apposuimus in testimonium veritatis. Datum.

Quando aliquis obligatur in solidum pro illis qui receperunt legata ab executore scribatur sic.

Tenore presencium pateat uniuersis quod pro securitate domini J. de T. executoris testamenti talis nuper scolaris uniuersitatis Oxonie ac R. bedelli uniuersitatis predicte superuisoris et coadiutoris dicto executori execucioni testamenti predicti per Cancellarium dicte uniuersitatis deputati quo ad solucionem certorum legatorum in testamento predicti W. infrascriptis personis relictorum, videlicet pro v. marcis soluendis tali A. de T. in partem solucionis x marcarum sibi in dicto testamento legatarum, et pro xx solidis tali et x solidis tali R. de T., et relictis dictis personis in testamento predicto, ego Petrus de T., rector ecclesie de C. talis diocesis, fideiussorio nomine me obligo et obligatum me esse recognosco pro eisdem personis et earum qualibet quod si in futuris euidenter appareat et legitime liquere posset quod predicta legata predictis personis persoluta eisdem solui non debuerunt in toto vel in parte aut de iure solui non deberent, propter aliqua que contingere possunt in futurum, quod predicta omnia sic recepta, prout contigerit in toto vel in parte ea de iure debere defalcari, restituent restituiue facient; ipso ipsisve deficientibus aut id facere nolentibus, ego ipse restituam executori et coadiutori et superuisori antedictis prout racioni conuenit in hac parte. In cuius rei testimonium sigillum officialis domini Cancellarii ad rogatum parcium [&c.].

Obligacio de denariis receptis.

Tenore presencium pateat uniuersis quod ego J. de T. teneor et confiteor me teneri et obligatum esse tali de T. in xx marcis bono-

[1] By 1347 the *exemplaria* and the University seal were kept in the Chest of Four Keys (*Statuta Antiqua Univ.* 148); in 1427 the pattern weights and measures were in the custody of the Chancellor (*Medieval Arch. of the Univ.* i. 241).

rum et legalium sterlingorum soluendis eidem vel suo certo attornato presentes litteras deferenti apud Oxoniam infra proximum
mensem a die quo fuero per eosdem vel alterum eorum premunitus,
monitus seu requisitus sine aliqua dilacione ulteriori, dolo, fraude
seu quacunque cauillacione, regia prohibicione, vel alio iuris remedio quod mihi competere posset in hac parte; quas quidem viginti
marcas habui et recepi ab eodem ex mutuo pro magnis et arduis
necessariis negociis meis expediendis; ad quam quidem solucionem
loco et termino fideliter faciendam ego J. predictus obligo me
heredes et executores meos et omnia bona mea mobilia et inmo-
bilia ubicunque existencia cohercioni et districioni domini
episcopi talis loci seu cuiuscunque alterius iudicis tam ecclesiastici
quam secularis, quem idem N. vel procurator vel eorum alter
eligere voluerit; qui me compellere possit et distringere quousque
eisdem vel eorum alteri ut premittitur plenarie fuerit satisfactum
una cum dampnis et expensis que vel quas habuerint seu susti-
nuerint occasione dicte pecunie, quod absit, non solute. In cuius
rei testimonium sigilla nostra presentibus apposuimus.

Item obligacio de eadem.

Uniuersis pateat etc. talis diocesis pro me heredibus et executoribus meis uno vel pluribus teneri et tenore presencium obligatum
esse tali in tanta summa pecunie bone et legalis monete pro resi- f. 34ʳ
duo debiti ex firma ecclesie dicte contracti in festo tali proximo
futuro sine ulteriori dilacione in villa Oxonie soluenda; ad quam
quidem solucionem loco et tempore antedictis fideliter faciendam
obligo me heredes et executores meos et omnia bona mea mobilia
et immobilia, ubicunque fuerint inuenta, districioni et cohercioni
cuiuscunque iudicis ecclesiastici vel secularis et submitto per presentes. Et ad maiorem huius rei securitatem me tactis sacrosanctis
euangeliis sacramentaliter recognosco obligatum et condempnatum finaliter et diffinitiue coram magistro J. de Lecch, Cancellario
Vniuersitatis Oxonie. Et si contingat me, quod absit, die predicto
de summa predicta non satisfacere, extunc prout nunc sentencia
excommunicacionis maioris me fateor innodatum. In cuius rei
testimonium sigillum presentibus est appensum et quia sigillum &c.

Obligacio pro pace seruanda infuturum.

Uniuersis ad quos presentes littere peruenerint A. de T. clericus
et scolaris uniuersitatis Oxonie salutem in domino. Cum A. de B.
et W. de C. interuenerunt et manuceperunt et fideiusserunt pro
me erga tales J. et W. talis loci quod eisdem vel eidem seu eorum
alicui in personis vel bonis aut catallis suis dampnum, molestiam

aut grauamen de cetero non faciam seu clam vel palam fieri procurabo, ego prefatus A. de T. concedo fideliter et promitto ipsos
vel ipsum manucaptores et fideiussores meos et eorum quemlibet
heredes ac executores meos[1] erga dictos A. et W. et eorum successores et alias quascunque personas perpetuis temporibus futuris
indempnes saluare et indempnem in hac parte; et ad hoc obligo
me heredes meos et executores meos et mea queque. In cuius rei
testimonium etc.

Acquietancia de transgressione alicui illata.

Omnibus Cristi fidelibus ad quos presentes littere peruenerint
A. de T. salutem in domino. Noveritis me remisisse tali J. de B.
omnimodas acciones, querelas et demandas personales et reales
mihi racione transgressionis ab eodem J. illate competentes ab
inicio mundi usque ad diem confectionis presencium; ita quod
erga eundem nullam accionem racione alicuius transgressionis
preterite habere potero in futurum, set semper sim exclusus per
presentes. Pro hac autem remissione dedit mihi dictus J. tantam
summam pecunie. In cuius rei etc.

Littera obligatoria ad modum mercatoris.

Uniuersis presentes litteras inspecturis tales A. et B. burgenses
vel mercatores de T. salutem in domino. Noueritis nos et quemlibet nostrum in solidum teneri et fide media obligari tali W. de T.
in C. libris sterlingorum bonorum et legalium ex empcione lane,
de qua tenemur[2] nos bene pacatos, soluendis eidem W., executoribus suis et assignatis vel attornatis has litteras secum deferentibus
ad festum tale proxime futurum sine ulteriori dilacione, cauillacione, fraude vel malo ingenio. Et si contingat nos vel aliquem
nostrum, quod absit, ad prefatum terminum in solucione dicte
pecunie deficere, obligamus nos et quemlibet nostrum in solidum,
heredes nostros, necnon omnia bona nostra mobilia et immobilia
ubicunque in terra vel in mari fuerint inuenta tam ad restaura-
cionem dampnorum, iacturarum et fatigacionum que vel quas
dictus W. pro defectu dicte pecunie suo termino non solute
incurrerit vel sustinuerit, secundum visum mercatorum fidedignorum, quam ad solucionem principalis debiti; renunciantes
autem pro nobis et quolibet nostrum in hac parte omni appellacioni, cauillacioni et omnibus iuris remediis ciuilis et canonici, que
poterint nobis vel alicui nostrum prodesse et sibi in hac parte
obesse. In cuius rei testimonium sigilla nostra etc.

[1] This word must be an error.   [2] *fatemur* is meant.

Littera manucapiencium pro conuictis quod eos sisterent in judicio. f. 34ᵛ

Vniuersis pateat per presentes quod die Sabbati vel tali anno
tali coram nobis W. de S.[1] Cancellario Vniuersitatis Oxonie in
ecclesia beate Marie virginis eiusdem personaliter comparuerunt
magistri W. et R. de T. scolares, manuceperunt et fideiusserunt et
uterque eorum in solid*um* pro Johanne et S. de T. super pacis
perturbacione Vnuersitatis predicte cònuictis, quod predictos
Johannem et S. citra festum tale proxime futurum a die confeccionis presencium coram nobis vel commissario nostro facerent
iudicialiter comparere et iuri stare, ac eidem Vniuersitati pro
huiusmodi conuiccione et transgressione per eosdem factis satisfacere ad plenum, ut est moris, sub pena xl solidorum communi
ciste Vniuersitatis predicte per eosdem W. et R. persoluendorum,
si dicti W. et R. citra terminum statutum, ut premittitur, predictos
Johannem et S. non steterint iuri parituros; in quibus quidem xl
solidis dicti W. et R. obligarunt se et uterque eorum in solid*um*,
et super hoc condempnati fuerunt per nos trina monicione premissa per sentenciam precepti, iusticia suadente, quod dictam
conuencionem plene et fideliter in premissis quatenus quemlibet
eorum concernebat in toto vel in parte obseruarent sub pena excommunicacionis maioris. Et in premissorum testimonium sigilla
dictorum manucapiencium una cum sigillo officii nostri presentibus
sunt appensa. Datum etc.

*Littera certificatoria domini Cancellarii sub sigillo suo patens pro
quodam bannito.*

Uniuersis pateat per presentes quod die tali anno tali in ecclesia
tali coram nobis J. de T., Cancellario Vniuersitatis Oxonie, bannitus fuit dominus Simon de Saham monachus conuentualis de Loco
Regali in suburbio ville Oxonie ab Vniuersitate predicta, pro eo
et ex eo quod pacem et tranquillitatem dicte Vniuersitatis multipliciter perturbauit, et legitime super hoc cònuictus ac per scolas
et alibi multociens legitime vocatus ut super dicta[2] pacis perturbacione et tranquillitatis satisfaceret competenter, quibus omnibus
et singulis parere contempsit; ac etiam omnes et singuli pacem
et tranquillitatem Vniuersitatis predicte perturbantes, vel perturbari procurantes quouismodo, vinculo excommunicacionis maioris sententie tam auctoritate statutorum dicte Vniuersitatis quam
auctoritate Cancellariorum eiusdem qui pro tempore fuerant et
nostra, per omnes ecclesias ville et suburbii Oxonie ac per scolas
omnes et singulas quarumcunque facultatum Vniuersitatis pre-

[1] William de Skelton was Chancellor, Dec. 1339 to June 1341.
[2] dictis, MS.

dicte annuatim publice promulgate, sunt et fuerunt dampnabiliter inuoluti; que uniuersitati vestre nota facimus per presentes ne cum dicto S. in periculum animarum vestrarum communicare presumatis in casibus non concessis. In cuius rei testimonium sigillum officii nostri duximus apponendum.

Acquietancia.

Nouerint uniuersi per presentes me R. de T. remisisse et relaxasse et omnino pardonasse tali J. de T. omnimodas acciones et demandas tam reales quam personales cuiuscunque fuerint effectus vel nature quas versus ipsum J. habui seu habere potero in futurum tam racione alicuius transgressionis, oppressionis, extorsionis, dampni, grauaminis et excessus, quam racione alicuius alterius contractus cuiuscunque inter nos initi a principio huius mundi usque ad diem confeccionis presencium. In cuius rei testimonium sigillum meum presentibus est appensum.

f. 35ʳ *Littera acquietancie caucionis et de excrescenciis in cista Vniuersitatis exposite.*

Uniuersis pateat per presentes quod ego J. de T. clericus recepi de magistris Simone de Bredon, Johanne de Hothom, Johanne Wyliot custodibus ciste de Langeton[1] sex solidos de excrescenciis cuiusdam caucionis in eadem cista exposite, scilicet Digesti noui, pro xx solidis vendite per manus Johannis Poul[2] stacionarii tempore magistrorum talis et talis custodum eiusdem ciste custodum tunc existencium, de qua quidem summa fateor per presentes mihi fore plenarie satisfactum. In cuius rei testimonium huic scripto sigillum meum apposui in die tali anno tali. Et quia sigillum meum etc. sigillum domini Cancellarii Vniuersitatis Oxonie quo ad officium suum utitur huic acquietancie apponi procuraui. Et nos Cancellarius Vniuersitatis antedicte istorum veritatem cognoscentes ad rogatum dicti J. de T. presenti acquietancie sigillum officii nostri apposuimus die et anno supradictis.

Littera acquietancie de libris et pecunia cuiusdam scolaris per manus stacionarii ad certos procuratores deliberandis coram Cancellario examinatos et admissos in forma iuris.

Anno domini Mᵒ etc. coram nobis J. de T., Cancellario Vniuersitatis Oxonie loco tali pro tribunali sedentibus, ex parte R. de T.

[1] The wardens of the Langton chest, founded in 1337, were two regent masters and one non-regent, elected annually on the day of St. Nicholas (Dec. 6).

[2] He was living in Cat Street in 1351 (*Cart. Hosp. St. John* iii. 86).

talis diocesis clerici instantibus iudicialiter magistris A. B. et C. dicte Vniuersitatis scolaribus et ad petendum exigendum et recipiendum de J. de T. in dicta Vniuersitate stacionario tales libros dicti R., videlicet unum Codicem et unum Digestum etc. que ex tradicione et liberacione dicti magistri R. nuper scolaris Vniuersitatis predicte ex mandato dicti R. vendicioni publice exponenda et distrahenda recepit, item agendi, defendendi, quolibet modo licito in animam eiusdem magistri R. iurandi, apochas de soluto eidem J. stacionario super predictorum librorum recepcione ab eodem nomine quo supra conficiendi, caucionem de indempnitate pro futuris temporibus iuxta iura et statuta Vniuersitatis predicte eidem ʹJ. super hoc nomine quo supra prestandi, dictumque magistrum R. in hoc efficaciter obligandi, ac etiam omnia alia circa premissa iure vel consuetudine necessaria seu oportuna, etiam si mandatum exigant speciale, nomine quo supra faciendi, seipsos coniunctim et quemlibet eorum in solidum et diuisim, ita quod non sit melior condicio occupantis, liberam potestatem et speciale mandatum in speciali a predicto magistro R. habuisse et habere et spontanee suscepisse sufficienter ostendentibus, nos ad eorum peticionem presente parte dicti J. stacionarii eos in hoc veros et legitimos procuratores iudicialiter reputauimus et pro eorum mandato sub supradicta forma dato et suscepto pronunciauimus iusticia suadente. Insuper dictus J. mandato suo expressius reuocato, bonam fidem agnoscens, predictos Codicem et Digestum etc. que iuxta mandati sui tenorem et ante omnem reuocacionem eiusdem vendiderat et tot denarios in plenam solucionem precii receperat, predictis A. B. etc. procuratoribus unanimiter nomine quo supra recipientibus, precedente nostra auctoritate iudiciali et sub aspectu iudiciario, in plenam rei restitucionem deliberauit et tradidit. Et ideo dictum J. in predictis plenissime liberatum reputauimus et pronunciauimus dictosque procuratores coniunctim et quemlibet eorumdem in solid*um* et diuisim ad saluandum dictum J. indempnem in predictis nomine quo supra condempnauimus iuxta iura. Nos igitur ducti spiritu veritatis hec omnia supradicta coram nobis iudicialiter ostensa, facta et habita super hiis gestis munimentor*um*[1] ad perpetuam rei memoriam pupplicamus et caritatis intuitu recordamur. In fidem et testimonium premissorum sigillum officii nostri presentibus duximus apponendum. Datum.

Condempnacio optima in quadam summa pecunie.   f. 35ᵛ

Memorandum quod die tali anno tali coram nobis J. de Lecch,

[1] This word must be wrong; *munimentum* would make sense.

Cancellario etc., in ecclesia conuentuali Fratrum Minorum Oxonie domino Johanne de T. ex parte una et Willelmo de T. mercatore ex altera personaliter comparentibus, iidem Johannes et W. iurisdiccionem nostram pure et simpliciter et absolute scienter et voluntarie quoad infrascripta prorogarunt, et in nos ut in eorum iudicem competentem in hac parte expresse consenserunt; habitisque prorogacione et consensu huiusmodi dictus Johannes iudicialiter fatebatur coram nobis se teneri et efficaciter obligari prefato Willelmo in x marcis sterlingorum ex causa mutui ab eodem receptis, et in eisdem x marcis dicto W. fideliter soluendis terminis tum festorum sancti Johannis Baptiste et sancti Michaelis archangeli proxime futurorum per equales porciones condempnari; unde ad ipsius Willelmi peticionem petentis ipsum Johannem in huius pecunie summa condempnari, de ipsarum parcium consensu expresso per sententiam precepti condempnauimus in forma iuris, monentes ipsum Johannem primo, secundo et tercio ac peremptorie ut de dicta pecunie summa terminis predictis dicto W. satisfaciat, ut tenetur, sub pena excommunicacionis maioris, quam in ipsum Johannem si in solucione dicte pecunie summe dictis terminis defecerit canonica monicione premissa promulgamus in hiis scriptis, dictusque J. postmodum incontinenti excepcionibus non numerate pecunie, pacti de non petendo, doli mali, renunciacionis, regie prohibicioni necnon omni defensioni et cuilibet iuris remedio per quam vel quod huius nostre condempnacionis execucio quolibet inpediri posset vel differri renunciauit coram nobis, et premissa omnia et singula in qualibet sui parte fideliter et integraliter se seruaturum et ea nec eorum aliquod in aliquo contrauenire tactis sacrosanctis euangeliis per eum prestito sacramento bona fide promisit. Et in premissorum testimonium dictus Johannes sigillum suum presentibus apposuit. Et in fidem premissorum pleniorem dicte partes sigillum officii nostri procurarunt hiis apponi. Et nos Johannes de Lecch, Cancellarius antedictus, sigillum officii nostri presentibus apposuimus. Datum etc. die loco et anno supradictis.

Condempnacio ad hoc quod aliquis permittat principalitatem et inhabitacionem alicuius aule.

In festo tali anno tali facta fuit haec conuencio inter Ricardum de T. et W. filium eius coniunctim ex una parte et magistrum J. de T. scolarem ex altera, videlicet quod dictus R. et W. filius eius ad firmam dimiserunt, tradiderunt et concesserunt dicto magistro J. aulam talem tali loco situatam Oxonie cum omnibus pertinenciis infra clausuram eiusdem pro xl solidis annuatim eidem R.

soluendis in festo tali usque ad festum tale extunc proxime sequens; pro quibus quidem terminis fatentur dictus R. et W. filius
eius sibi fore pre manibus plenarie satisfactum; fatentur etiam
dictus R. et W. supradicti se teneri magistro J. in sex libris
sterlingorum ex causa mutui per eosdem R. et W. ab eodem J.
receptis et eidem J. soluendis in festo tali; fatentur insuper et
volunt predicti R. et W. [si]¹ in dicto festo magistro J. de dicta
pecunia minime satisfaciant in toto vel in parte, quod idem J.
dictam aulam cum aisiamentis eiusdem teneat extunc ad annum
et dimidium proxime tunc futurum pro pecunia predicta quam ex
mutuo receperunt ut est dictum. Si uero contingat quod ad repa-
racionem vel reedificacionem domorum vel murorum infra clausuram predictam aliquid infra terminos prescriptos necessarium
contigerit, quod dictus magister J. ex sumptibus dicti R. et W.
sustentabit. Ad hanc vero conuencionem fideliter obseruandam
dicti R. et W. subiecerunt condempnacionem² domini Cancellarii
Uniuersitatis Oxonie in forma que sequitur, videlicet die tali in
festo tali loco tali pro tribunali sedens quod³ discretus vir et reuerendus dominus et magister J. L. cancellarius etc. confessionem
dictorum R. et W. secutus dictos R. et W. ad peticionem eorumdem per sententiam precepti iuxta iuris exigenciam in conuen-
cionibus supradictis tenendis et in dicta pecunie summa eidem
soluenda ut premittitur, vel si in solucione eiusdem defecerunt ut
predicto magistro J. aulam cum aisiamentis eiusdem dimittant
modo superius annotato, legitime condempnauit. Monuit insuper
dictos R. et W. filium suum primo, secundo et tercio tunc in
scriptis, quod dictam conuencionem plene et fideliter in omnibus et
per omnia, quatenus quemlibet eorumdem concernebat, obseruarent sub pena excommunicacionis maioris, quam in eos et quemlibet
eorumdem premissis vel eorum alicui, quod absit, non parentem
modo suprascripto exnunc, ut extunc, protulit tunc in scriptis.

Condempnacio sub alia forma.   f. 36ʳ

Tenore presencium pateat uniuersis quod die tali anno tali
comparuerunt personaliter coram nobis J. de T., cancellario
Vniuersitatis Oxonie in tali loco pro tribunali sedentibus dominus
R. de C. actor ex parte una et J. de C. talis diocesis reus ex altera,
qui quidem dominus R. petiit a dicto J. xx libras sterlingorum ex
causa mutui sibi vel suo certo attornato apud Oxoniam ad tale
festum soluendas, et ipsum in eisdem sibi per nos condempnari;
idemque dominus J. in presencia nostra personaliter constitutus,

¹ Not in MS.   the usual phrase.
² *subiecerunt se condempnacioni* is   ³ quo, MS.

pure, sponte et absolute et ex certa sciencia fatebatur se teneri
et efficaciter obligatum esse eidem domino R. in dictis xx libris
ex causa predicta ut premittitur soluendis,[1] volens et expresse
consenciens ad peticionem ipsius domini R. in dicta summa pecunie ipsum sibi per nos iudicialiter condempnari, submittens se
jurisdiccioni dicti domini Cancellarii Vniuersitatis et nostre,
ipsamque iurisdiccionem specialiter prorogans in hac parte. Unde
nos Cancellarius memoratus, ipsius domini R. peticionem, confessionem et recognicionem spontaneas coram nobis iudicialiter
emissas iurisdiccionem nostram expresse prorogantis in hac parte
secuti, ipsum dominum J. in dictis xx libris eidem domino R.,
ut premittitur, soluendis per sentenciam precepti condempnauimus, iusticia suadente. In cuius.

Item sub alia forma.

Memorandum etc. coram nobis J. de T. cancellario etc. J. de tali
loco, mancipio in Vniuersitate predicta parte actore ex parte una
et W. de T. parte rea ex altera personaliter comparentibus, idem
W. pure et simpliciter fatebatur coram nobis se teneri et efficaciter
obligari dicto J. in sex marcis argenti ab eodem mutuo receptis
et in eisdem vj marcis eidem J. consensit per nos condempnari,
soluendo tamen singulis annis tresdecim solidos et iiij^or denarios
in festo sancti Martini quousque sex marce fuerint plenarie perso-
lute. Unde nos Cancellarius predictus ipsius Willelmi confessionem [et] consensum coram nobis ut premittitur emissos secuti,
dictum Willelmum in dictis vj marcis predicto J., singulis annis
termino predicto xiij solidis et iiij^or denariis ut supra est expressum soluendis, ad ipsius J. peticionem per sententiam precepti de
consensu parcium predictarum expresse condempnauimus in
forma iuris, monentes Willelmum predictum primo, secundo et
tercio quod prefato J. de dicta pecunie summa sicut premittitur
satisfaciat, ut tenetur, sub pena excommunicacionis maioris,
quam in personam dicti W., si in solucione dicte pecunie terminis
predictis defecerit canonica monicione premissa, promulgamus in
hiis scriptis. Et predictus W. coram nobis in iudicio omnibus
defensionibus per quas execucio dicte summe posset impediri
uoluntarie renunciauit. Et in premissorum testimonium presentibus, etc.

Item sub alia forma.

Memorandum quod die tali anno tali loco tali pro tribunali
sedens discretus vir magister I. de T., iuris ciuilis professor,

[1] soluenda, MS.

confessionem I. clerici talis loci secutus, ad peticionem eorumdem per sententiam precepti iuxta iuris exigenciam in tanta summa pecunie ex causa mutui terminis subscriptis tali R. de T., videlicet ad festum sancti Michaelis post diem date presencium proxime futurum tantam ad festum tale et tantam ad festum tale proxime extunc sequens ex causa predicta ut premittitur soluendam, legitime condempnauit, monentes eundem I. primo, secundo et tercio sub pena excommunicacionis maioris quod predicto J. dictam summam pecunie terminis aduenientibus suprascriptis solueret indilate; renunciauitque idem I. omni appellacioni [&c.].

Item condempnacio bona.

Pateat uniuersis per presentes quod mense Julii die xij Anno domini M° etc. Willelmus de T. scolaris uniuersitatis Oxonie et R. de T. coram nobis J. de Lecch, Vniuersitatis predicte Cancella- f. 36ᵛ rio, in ecclesia beate Marie pro tribunali sedentibus personaliter comparuerunt quodque idem R. tactis sacrosanctis euangeliis iurauit soluere fideliter dicto magistro W. eiusve procuratori in villa tali xx solidos sterlingorum in festo tali videlicet penultima die mensis talis anno tali, in quibus eiusdem¹ R. expresso consensu et ad instantem peticionem magistri W. predicti ipsum R. in dictis xx solidis loco et termino antedictis Willelmo predicto eiusve procuratori fideliter persoluendis per precepti sententiam condempnauimus iusticia exigente. In cuius rei testimonium sigillum quo utimur in officio nostro presentibus est appensum. Datum Oxonie die anno et mense in prima linea superius expressatis.

Condempnacio ad restitucionem bonorum alicuius defuncti.

Uniuersis pateat per presentes quod die tali anno tali tempore talis Cancellarii Vniuersitatis coram tali iudice in hac parte comparuerunt personaliter in judicio A. de B. et W. de T. executor bonorum talis defuncti per eundem rite deputatus, cui administracio bonorum per iudicem competentem in hac parte legitime fuit decreta, ac per eundem admissa; qui quidem A. petiit a dicto W. quedam bona sibi prius deposita per manus talis R. de T., videlicet talia bona, ad restitucionem dictorum bonorum per nos legitime condempnari; nosque iudex antedictus ordine iuris in omnibus obseruato predictum W. de T. in dictis bonis predicto A. de T. [volens predicte sententie parere prout debuit in hac parte]² restituendis, trina monicione premissa, rite et legitime condempnauimus; ac idem W. de T. volens predicte sententie parere

¹ idem, MS.   ² These words are an error of the scribe.

prout debuit in hac parte, dictas res superius nominatas dicto A., presentibus testibus talibus A., B. et C., prout nobis constitit in hac parte, restituebat et satisfecit ad plenum. In cuius rei testimonium etc.

Quando iudex condempnat aliquem in scriptis dicat sic.

In dei nomine Amen. Nos Johannes de Lecch, Cancellarius Vniuersitatis Oxonie, te magistrum Willelmum de T. fatentem te teneri magistro J. de T., actualiter in facultate arcium in Uniuersitate predicta regenti, in viginti solidis sterlingorum, quos te soluturum[1] constituisti prefato magistro Johanni de T. coram nobis, in quibus R. de C. ex causa mutui ac empcionis et vendicionis dicto magistro J. effectualiter tenebatur, nostram jurisdiccionem prorogantem et eidem te submittentem in hac parte de consensu tuo expresso ad peticcionem tuam prefato magistro Johanni sentencia precepti in hiis scriptis condempnauimus, soluendis eidem magistro Johanni in villa Oxonie ad unam medietatem infra quindenam a festo tali et ad aliam medietatem infra quindenam a festo tali a data presencium proxime futuro sub pena excommunicacionis majoris, quam exnunc prout extunc in personam tuam premissis vel eorum alicui[2] non parentem, canonica monicione premissa quam tibi facimus per presentes, dolo, culpa vel mora tuis precedentibus in hac parte ferimus in hiis scriptis. In quorum testimonium.

Reuerende discrecionis viro etc. Vos mutue vicissitudinis etc. quatinus citetis seu citari faciatis coram nobis etc. ad instanciam et procuracionem talis J. de T. super contractu inter eosdem in Vniuersitate predicta inito responsurum iurique pariturum et ulterivs facturum quod iusticia suadebit. Et quid in premissis feceritis etc.

Quando citacio peruenit ad noticiam persone citate per episcopum vel Archidiaconum, rescribit sic Cancellario vel eius commissario.

Quibus quidem litteris inclinantes, prefatum J. de T. personaliter inuentum citari fecimus peremptorie quod die et loco in eisdem litteris contentis coram vobis vel commissario vestro compareat, facturus et recepturus in omnibus quod tenor earumdem litterarum exigit et requirit. Datum etc.

Salutem in augmento saluatoris. Litteras vestras supplicatorias nuper recepimus eius tenoris qui subsequitur; *vel sic* litteras vestras nuper recepimus tenorem infrascriptum continentes.

---

[1] soluturos, MS.   [2] aliquo, MS.

Citacio quare sententia non debet demandari execucioni.   f. 37ʳ

Reuerende discrecionis viro domini Archidiaconi Northampton.
officiali eiusve locumtenenti Johannes de Lecch, cancellarius
etc. Quia dudum A. de T. iurisdiccioni vestre subiectus extiterat
per venerabilem virum magistrum J. de T., iudicem in hac parte
competentem, tali R. de T. iurisdiccioni nostre subdito in tanta
summa pecunie soluenda eidem R. in festo tali nunc preterito
legitime condempnatus, et subsequenter canonice monitus quod
de dicta pecunie summa die et loco predictis sub pena excommunicacionis maioris ut nunc prout extunc in ipsum A., si dictis
monicionibus cum effectu non paruerit, legitime fulminata satisfaceret competenter, allegato instanter coram nobis probaturum
predictum A. eo quod predictis monicionibus non paruit ut debebat in dictam excommunicacionis sententiam dampnabiliter incidisse, quod dictus J. quatenus artatus de jure fuerit se optulit
coram nobis legitime probaturum, et petiit cum effectu ut ad
exequendas dictas sententias procedere curaremus, sibique faceremus in premissis iusticie complementum; Nos nolentes eidem
subdito nostro in sua iusticia deficere, sicuti nec debemus, vos sub
mutue etc. quatinus citetis etc. predicto J. in dicte excommunicacionis negocio responsurus, facturus ulterius et recepturus quod
iusticia suadebit, sciturus quod si dictis die et loco coram nobis
non comparuerit vel effectuale non proposuerit quare dicte excommunicacionis sententia exequi contra eum non debeat cum
effectu, nos sine ulteriori dilacione iuxta consuetudines dicte
nostre Vniuersitatis hactenus usitatas in dicte excommunicacionis
negocio procedemus. Causam autem huius nostre citacionis
peremptorie et tam breuis assignauimus propter periculum commu-
nionis cum dicto excommunicato euitande, cuius excommunicacionis causa celeritatem desiderat in hac parte. Quid igitur in
premissis duxeritis faciendum et de die recepcionis presencium,
nos si placet ad dictos diem et locum clare et distincte certificari
velitis per litteras vestras patentes harum seriem continentes.
Et nos volente domino parati erimus in pari casu vel maiori vobis
rependere vicem gratam.

Item citacio sub alia forma.

Reuerende discrecionis viro etc. J. de T., Cancellarius etc. Cum
cognicio causarum contractuum et delictorum infra fines et
limites iurisdiccionis Vniuersitatis predicte innitorum et commissorum ad iurisdiccionem Cancellarii qui pro tempore fuerit,
dum tamen altera pars contrahencium seu delinquencium de

K

iurisdiccione fuerit memorata, a tempore cuius contrarii memoria non existit pertinuerit ac pertineat in presenti, ac dominus Johannes de T. rector ecclesie de T. talis diocesis, Vniuersitatis predicte tempore contractus initi et delicti commissi de jurisdiccione existens, iam sub districtu vestro moram faciens, ut asseritur, Johanni de B. occasione contractuum et delictorum in Vniuersitate predicta innitorum et commissorum multipliciter obligatus extitit, prout super hiis nobis est facta fides, ut requiritur; Quare vos mutue vicissitudinis optentu requirimus pariter et rogamus quatinus dictum T. citetis seu citari faciatis peremptorie quod compareat coram dicto domino Cancellario eiusve alio commissario loco tali primo die juridico post festum tale, prefato J. super hiis que occasione premissorum duxerit proponenda responsurus, facturus ulterius et recepturus quod iusticia exigit et requirit. Et quid etc.

Item citacio quare sententia lata non debet execucioni mandari.

Auctoritate domini Cancellarii Oxonie citamus talem de T. scolarem talis diocesis, quod compareat tali die loco tali coram domino Cancellario vel eius commissario, propositurus et dicturus quare sententia lata pro annua pensione tali debita per Cancellarium vel alium iudicem de confessu suo expresso, ut plene nobis liquet, per exhibita coram nobis in iudicio, non debeat per censuram ecclesiasticam debite execucioni mandari.

Citacio super condempnato.

Reuerende discrecionis viro etc. Quia dudum dominus R. de T. rector ecclesie de T. in iurisdiccione vestra moram faciens ut asseritur per venerabilem virum magistrum J. de T., iudicem in hac parte competentem, W. scolari Vniuersitatis nostre predicte occasione contractuum in Vniuersitate predicta initorum videlicet in tresdecim solidis sterlingorum nomine annue pensionis certis terminis annuatim eidem W. soluendis legitime extitit condempnatus, prefatis partibus iurisdiccionem Cancellarii Vniuersitatis predicte prorogantibus ad omnia que de iure fuerint facienda in hac parte, prout super hiis nobis facta est fides, ut requiritur; Quare vos mutue etc. Quid igitur in premissis duxeritis faciendum et de die recepcionis presencium nos, si placet, ad dictos diem et locum clare et distincte certificare velitis per litteras vestras patentes, harum seriem continentes. Et nos volente domino parati erimus in pari casu vel maiori vobis rependere vicem gratam. Datum etc.

Item citacio sub alia forma.

Reuerende discrecionis viro etc. Cum ex concessione, confirmacione et consensu excellentissimorum regum Anglie dominorum ac episcoporum prelatorumque regni eiusdem ad Cancellarium Vniuersitatis predicte qui pro tempore fuerit cognicio et decisio causarum que mouentur seu moveri poterunt racione quorumcunque contractuum seu delictorum inter quoscunque, dum tamen altera pars delinquencium vel contrahencium Vniuersitatis predicte fuerit memorate, in eadem Vniuersitate quomodolibet initorum vel commissorum pertinere debeat et pertinet, ut est notum, discrecionem vestram mutue etc. tali Vniuersitatis nostre subdito super sibi canonice obiciendis occasione quorumdam contractuum et delictorum inter eosdem A. et B. in Vniuersitate nostra predicta, ut asseritur, initorum ac in eundem B. commissorum per eundem responsurus et iuri pariturus ulteriusque facturus et recepturus quod iusticia suadebit. Et quid in premissis etc. certificare curetis. Datum.

Citacio ab una Vniuersitate ad aliam pro quodam scolari qui deliquit infra iurisdiccionem.

Reuerende discrecionis viro et domino Cancellario Vniuersitatis Oxonie sui humiles rectores Vniuersitatis Cantebrigie reuerenciam et honorem ac mutuam ad actus consimiles promptitudinem. Vos sub mutue vicissitudinis optentu in casu consimili rependere et in iuris subsidium requirimus et rogamus quatinus citetis, si placet, seu citari faciatis peremptorie magistrum J. de T. scolarem talis diocesis et ut dicitur infra jurisdiccionem vestram commorantem, quod compareat coram nobis tali die iuridico loco tali super fidei sue lesione temeraria necnon super quibusdam grauaminibus et commissis certis scolaribus in iurisdiccione nostra illatis ut nobis suggeritur ac per ipsum perpetratis quorum correctio et punicio ad forum ecclesiasticum et ad nostram Vniuersitatem seu Cancellarium nostrum pertinet ex officio, ad promocionem Johannis domini de T. de Cantebrigia mercatoris in forma iuris, responsurus et si necesse fuerit de veritate dicenda personaliter iuraturus facturusque ulterius et recepturus quod iuris fuerit et racionis; Et quid feceritis in premissis ac de modo et forma citacionis vestre huiusmodi dictum Cancellarium nostrum seu nos dictis die et loco certificare velitis per litteras vestras patentes etc.

Citacio facta alicui magistro qui non reddidit raciocinia de bonis Vniuersitatis et de cistis.

Reverende discrecionis viro etc. salutem in domino et [in] iuris

subsidium ad obsequia mutua se paratum. Quia magister J. de
T., rector ecclesie de T. talis diocesis in jurisdiccione vestra notorie
situatus, in Vniuersitate predicta nuper in artibus actualiter
regens, Ciste antique Vniuersitatis et bonorum in eadem existencium ex parte Vniuersitatis predicte custos fuerat deputatus, et sibi
cum aliis claues eiusdem liberate fuerant, ut est moris, quas quidem claues adhuc indebite sibi retinet in presenti nec administracionis bonorum dicte ciste raciocinium cuiquam reddidit huchusque
[sic], licet hoc ex debito iuramenti sui facere debuisset iam est
diu ; Quare vos mutue vicissitudinis optentu requirimus pariter
et rogamus quatinus dictum magistrum Johannem citetis seu
citari faciatis peremptorie quod compareat coram nobis vel
commissariis nostris in ecclesia beate Marie virginis Oxonie
secundo die juridico proximo post festum tale, claues dicte ciste
quas detinet custodibus eiusdem liberaturus, ac compotum et
f. 38r raciocinium administracionis sue in bonis dicte ciste per eundem
iuxta priuilegia, statuta et consuetudines dicte Vniuersitatis et
iuramentum prestitum per eundem in forma debita redditurus, et
indempnitatem dicte ciste, si et quatinus ad hoc tenetur, presta-
turus, facturus et recepturus in premissis et ea contingentibus,
quod est iustum. Et quid in premissis duxeritis faciendum et an
dictum magistrum Johannem personaliter inueneritis, nos vel
nostrum commissarium dictis die et loco etc.

*Quando persona non potest apprehendi citacione, tunc Officialis
    rescribit* [sic].

Rogatum vero suprascriptum exequi non potuimus, pro eo
quod post recepcionem eiusdem rogatus ipse J. de B. nominatus
nec eorum aliquis sub districtu nostro potuerunt nec potuit
personaliter reperiri, licet ipsos et eorum quemlibet queri fecimus
diligenter. Datum etc.

*Citacio cum interposicione sequestri de bonis illius qui detinet bona
    cistarum Vniuersitatis.*

Reuerendo in Cristo patri et domino, domino Roberto dei gracia
Cicestrensi episcopo, suus humilis et deuotus J. de Lecch, cancellarius Vniuersitatis Oxonie, salutem et paratam in iuris subsidium
ad mutua obsequia voluntatem. Quia excommunicatorum nomina
publice expedit esse nota, ne eorum communione pestifera alios
inficiant labe sua, ac magister Johannes de Motbury[1] rector

---

[1] He was excommunicate on   He was then called *dominus* not
24 March 1339 on another charge.   *magister* (Snappe, p. 33).

ecclesie de Hangleton vestre diocesis, nuper moram trahens in Oxonia in parochia sancti [sic] Ebbe, quondam custos ciste Burnel communiter nuncupate in Vniuersitate, propter suam manifestam offensam coram discreto viro magistro Thoma de Chadderlegh in hac parte iudice competente contractam, auctoritate domini Cancellarii dicte Vniuersitatis procedente, ad instanciam custodum ciste Burnel antedicte sentencia excommunicacionis maioris extitit et est dampnabiliter inuolutus et in ecclesiis nostre iurisdiccionis pro tali publice denunciatus, in qua quidem sentencia perseuerare non formidat contra iuramentum suum prestitum in hac parte in anime sue periculum et aliorum perniciosum exemplum animo indurato; hinc est quod paternitatem vestram mutue vicissitudinis optentu requirimus pariter et rogamus quatinus dictum magistrum J. in ecclesia parochie de Hangleton predicta sic excommunicatum auctoritate dicti Cancellarii ut premittitur fuisse et esse, diebus dominicis et festis intra missarum sollempnia, cum maior aderit populi multitudo, publice et sollempniter si placeat faciatis nunciari, ut rubore confusus eo citius ad sancte matris ecclesie redeat unitatem. Et ut uberius custodibus dicte ciste possit subueniri et iuri citius pareatur, fructus et prouentus ecclesie sue de Hangleton dignemini, si placet, facere sequestrari, cum illi prouentus ecclesiastici merito subtrahantur, cui ecclesie communio denegatur, ac sub arto sequestro facere custodiri, donec Vniuersitati predicte et ciste sue huiusmodi, quatenus dampnificata fuerat per eundem unde offensam contraxit in hac parte, plenarie sicut decet fuerit satisfactum, et absolucionis beneficium in forma iuris meruerit optinere. Et quid in premissis duxeritis faciendum nos vel commissarium nostrum cum ex parte dictorum custodum congrue fueritis requisiti per litteras vestras patentes harum seriem continentes reddere velitis, si placeat, certiores. In cuius rei testimonium etc.

Citacio facta illi qui recessit et asportauit bona alicuius inuite.

Reuerende discrecionis viro domino Officiali de T. Cancellarius etc. et paratam in iuris subsidium etc. Quia cogniciones omnium causarum quarum contractus in dicta Vniuersitate inniti fuerint, iuxta privilegia ab illustribus Anglie regibus ac episcopis prelatisque regni eiusdem nobis concessa et confirmata, ad nos pertinere dinoscuntur, ac quidam A. de B. innito contractu cum domino J. de T. eo inconsulto aut salutato et pacto infirmato recessit et sic bona dicti A. asportauit et iniuste alienauit, discrecionem vestram reuerendam requirimus et rogamus quatinus dictum J. de T. citetis seu citari faciatis quod compareat coram nobis nostrove commissario in ecclesia beate Marie virginis Oxonie proximo die iuridico post festum tale proxime sequente futurum, responsurus dicto A. de T. in forma iuris, facturus et recepturus quod iusticia suadebit. Et quid in premissis feceritis nos vel commissarium nostrum cum per partem dicti J. congrue fueritis requisiti per litteras vestras patentes harum seriem continentes dignemini reddere certiores. In cuius rei testimonium etc.

f. 38ᵛ *Ad citandum talem personam qui in certa summa pecunie pro extitit obligatus.*

Reuerende discrecionis viro domini Archidiaconi Sarum Officiali ipsiusve commissario cuicunque W. de T., Vniuersitatis Oxonie Cancellarius, salutem et paratam in juris etc. Licet nuper magister Johannes de Osmygton, rector ecclesie de Foulestou, Sarum diocesis, tempore quo dicte Vniuersitatis Oxonie scolaris extiterat, se in decem marcis argenti pro Roberto Persone, dicte Vniuersitatis stacionario, racione diuersorum librorum et aliarum rerum sibi ad vendendum expositarum et officium suum in ea parte contingencium, dicte Vniuersitatis cistarum custodibus et ipsius Vniuersitatis Oxonie procuratoribus obligato, ipsis custodibus et dictis procuratoribus sub certis modo et forma a diu est adimpletis et extantibus effectualiter obligasset, et dictas x marcas argenti custodibus et procuratoribus predictis se soluturum constituisset, et sacramento per eum prestito corporali ut nobis suggeritur, seque jurisdiccioni dicte Vniuersitatis Cancellarii qui pro tempore fuerit submittendo et ipsius jurisdiccionem in ea parte prorogando expresse; dictus tamen magister Johannes dictis custodibus et ipsius Vniuersitatis procuratoribus prout debuit de dictis x marcis hactenus satisfacere non curauit congrue tamen super hoc requisitus; quo circa vos mutue vicissitudinis optentu requirimus pariter et rogamus quatinus dictum magistrum Johannem citare seu citari facere velitis quod compareat coram nobis seu commissario nostro in ecclesia beate Marie virginis Oxonie proximo die juridico post primam dominicam quadragesime proximam futuram, dictarum cistarum custodibus et ipsius Vniuersitatis procuratoribus super hiis que contra eum occasione premissorum duxerint proponenda in forma iuris responsurus iurique pariturus ulteriusque facturus et recepturus in premissis et ea tangentibus quod iuris fuerit et racionis. Et quid in premissis faciendum duxeritis, nos seu commissarium nostrum dictis die et loco certificetis per litteras vestras patentes harum seriem continentes. Datum etc.

Littera officialis ad officialem ad denunciandum aliquem excommunicatum qui excommunicatus recessit a diocese.

Venerande discrecionis viro officiali domini Archidiaconi Bartch'[1] officialis domini Archidiaconi Oxonie salutem in auctore salutis. Cum nos N. de T. presbiterum in jurisdiccione vestra apud S. commorantem pro manifesta offensa, dum adhuc in jurisdiccione nostra degeret, iusticia exigente, excommunicauerimus et per totum decanatum de A. antequam ad partes vestras se transferret excommunicatum publice denunciauerimus, deuocionem vestram requirimus et rogamus quatinus eundem N. sic excommunicatum denunciari in loco ubi deget et alibi ubi expediet mandare velitis, a nobis si quandoque similis casus emerserit vicem pro vice expetituri, tam diu si placet ipsum sic excommunicatum denunciare mandantes quousque legitime vobis constet ipsum absolucionis beneficium a nobis fore assecutum. Valete etc.

Littera ordinarii ad alium ordinarium dirigenda ut mutua vicissitudine aliquem in sua jurisdiccione denunciet excommunicatum.

Reuerende discrecionis viro etc. J. de T. Cancellarius Vniuersitatis Oxonie salutem et se ad omnia beneplacita paratum. Cum ecclesiarum prelati mutua vicissitudine sese inuicem iuuare teneantur, ut ex hoc ecclesiastica conualesca tcensura, et magister W. de T. vicarius de B. qui se gerit pro rectore cuiusdam ecclesie vestre jurisdiccioni subiecte ob suas manifestas offensas intollerabiles multiplicatasque contumacias in forma iuris sentencia maioris excommunicacionis auctoritate nostra fuerit innodatus, et ipse in perniciem anime sue et dispendium salutis eterne necnon scandalum plurimorum claues ecclesie contempnendo per annum et amplius in malicia sua obstinatus in dicta sententia sordescere non formidauerit, discrecionem vestram accuratissime duximus rogitandam quatinus ipsum si placet pro tali habeatis, et per totum archidiaconatum vestrum tali sententia irretitum denunciari faciatis, donec rubore confusus ad gremium ecclesie conuertens beneficium absolucionis in forma iuris meruerit optinere; tantum super hiis si placet facientes, ut nos in casu consimili mandatum vestrum quod nobis erit preceptum exequi teneamur cum effectu. Datum etc.

Ad denunciandum aliquem excommunicatum coram Cancellario f. 39ʳ *condempnatum.*

Reuerende discrecionis viro venerabili in Cristo patris domini

[1] Perhaps *Bathonie* is meant.

domini Lincoln' episcopi officiali J. de Lech, Cancellarius Vniuersitatis Oxonie salutem et paratam etc. Cum talis A. clericus propter suam manifestam offensam coram nobis contractam ad instanciam talis J. de T. convictus fuerit et sic auctoritate nostra in sententia excommunicacionis maioris fuerit et sit auctoritate nostra innodatus ac pro tali in jurisdiccione nostra publice et sollempniter denunciatus, expediatque excommunicatorum nomina illis inter quos morantur publice fore nota, ne eorum communione pestifera gregem dominicum inficere valeant aut corrumpere quovismodo, vos mutue etc. quatinus dictum A. in jurisdiccione vestra commorantem sic excommunicatum fuisse et esse auctoritate nostra per vos siue per alium seu alios in iurisdiccione vestra denunciari velitis, diebus et locis ad hoc congruis et oportunis, ut rubore confusus etc. Et quid in premissis duxeritis faciendum, nos per litteras vestras patentes harum seriem continentes reddere dignemini si placet certiores.

Item denunciacio excommunicati coram alio judice.

Reuerende discrecionis viro etc. officiali eiusve locum tenenti J. de Lecch etc. Cum quidam dominus Andreas Lutrel, rector ecclesie talis, talis diocesis vel in tali decanatu in iurisdiccione uestra moram faciens, ut asseritur, propter suam manifestam offensam coram venerabili viro et discreto magistro S. de T. iuris ciuilis professore iudice in hac parte compe[te]nte ad instanciam talis de T. de jurisdiccione Vniuersitatis predicte existentis contractam sententia excommunicacionis maioris fuerit et sit autoritate domini Cancellarii precessoris nostri innodatus ac pro tali in iurisdiccione nostra publice denunciatus, expediatque nomina etc. *ut supra,* ac ad nos pertinet decreta et sententias iudicum auctoritate nostra precedencium[1] et cognoscencium execucioni[2] debite de consuetudine demandare, Vos mutue etc.

Littera certificatoria officiali pro excommunicato sub alia forma.

Reuerende discrecionis viro etc. R. de T. venerabilis in Cristo patris domini R. dei gracia Cicestrensis episcopi Cancellarii Vniuersitatis Oxonie in sua absencia commissarius generalis salutem etc. Quia nomina excommunicatorum etc. etc., ac quidam R. de T. propter suam manifestam offensam in jurisdiccione vestra moram faciens, ut asseritur, propter suam manifestam offensam, eo quod non paruit iudicatis cuiusdam annue pensionis magistro tali de T. debite, in qua fuerat legitime per discretum virum magistrum

[1] i.e. presidentium.   [2] execucionis, MS.

Thomam de Hothom quondam Cancellarium Vniuersitatis[1] Oxonie
iudicem competentem in hac parte condempnatus, prout per
instrumenta et alias probaciones legitimas coram discreto viro
magistro Ada de Hoton iuris ciuilis professore speciali commissario deputato in hac parte plena extiterat facta fides contractam,
in forma iuris et ordine iuris in omnibus obseruato, ad instanciam
predicti magistri J. de T. extiterat etc. auctoritate predicti
domini Cancellarii rite ac legitime excommunicatus, et talis in
tota jurisdiccione predicta publice denunciatus quampluries, inhibentes ne quis cum eo communicaret nisi in casibus a iure permissis.
Quare vos etc. ut supra. Et quid in premissis feceritis dictum
dominum Cancellarium nos aut alium ipsius commissarium etc.

Littera absolucionis pro quodam excommunicato.

Reuerende discrecionis viro etc. J. de Lech, Cancellarius etc.
Quia W. de B. per nos propter suam manifestam offensam ad
instanciam J. de T. sententia excommunicacionis maioris extitit
innodatus, ac ad rogatum nostrum per vos pro tali publice denunciatus, et dictus W. tam parti quam officio nostro in forma
iuris satisfecit, propter quod eidem beneficium absolucionis impendimus, ut meruit, iusticia exigente; quare vos etc. quatinus
dictum W. de T. sic per nos absolutum esse publice denuncietis
seu faciatis denunciari diebus et locis quibus magis congruit, cum
per partem dicti W. fueritis ad hoc requisiti. Datum etc.

Item littera absolucionis sub alia forma.

Reuerende discrecionis viro etc. Quia magister R. de T.,
commissarius noster, W. de T. in jurisdiccione vestra nunc commorantem a sententia excommunicacionis maioris qua innodatus
nuper extiterat pro sua manifesta offensa in non satisfaciendo tali
de T. in tanta summa pecunie, in qua dictus W. eidem T. extitit
legitime condempnatus, absoluit in forma iuris; vestram sub
mutue vicissitudinis optentu discrecionem requirimus ac rogamus,
quatinus dictum W. sic absolutum fuisse auctoritate nostra per
vos seu per alium seu alios denunciari velitis diebus et locis ad
hoc congruis et oportunis. Datum Oxonie die tali anno tali.

Littera absolucionis per procuratorem.   f. 39ᵛ

Noverint uniuersi ad quos presentes littere peruenerint quod
nos, Prior sancte Frideswyde virginis Oxonie, Lincolniensis diocE-
sis, executor in negocio prouisionis canonicatus et prebende de

[1] From Jan. 1327 to early in 1328.

Weligton in ecclesia Lichfeldie magistro Nigello de Waure,[1] sacre pagine professori, per sanctissimum in Cristo patrem et dominum dominum Johannem diuina providentia papam xxii^{um} nuper facte, una cum venerabili in Cristo patre domino Cantuariensi archiepiscopo, tocius Anglie primate, ac religioso viro abbate monasterii Oseneye iuxta Oxoniam, nostris in hac parte collegis, cum illa clausula quatinus vos vel duo aut unus vestrum etc., executor deputatus dominum Johannem de Northamptonia a quibuscunque sentenciis suspensionis et excommunicacionis, quas idem dominus Johannes ea occasione quod prefatum magistrum Nigellum de W. ad dictos canonicatum et prebendam non admisit, seu ipsum in assecucione eorumdem impediuit seu impedire procurauit, in omnes et singulos ipsum magistrum Nigellum de W. ad prefatos canonicatum et prebendam impedientes seu impedire procurantes auctoritate nostra hucusque antea latis, incurrerit, in personam Roberti de A., in hac parte procuratoris et specialem ad hoc habentis potestatem, absoluimus in forma iuris, et ipsum sic absolutum esse denunciamus, et hoc omnibus quorum interest intimamus per presentes; et in premissorum testimonium etc.

Littera absolucionis patens super dilacione armorum.

Nouerint uniuersi per presentes quod nos Johannes de Lecch, Cancellarius Vniuersitatis Oxonie, magistrum J. de T. a sententia excommunicacionis maioris quam occacione delacionis armorum, que pro toto tempore more sue quo in dicta Vniuersitate morabatur contra pacem dicte uniuersitatis detulerat, incurrebat, de quorum estimacione iuxta conscienciam suam nobis satisfecit ut asseruit, absoluimus in forma iuris. In quorum premissorum testimonium sigillum officii nostri presentibus duximus apponendum.

Item littera absolucionis per procuratorem.

Nouerint uniuersi per presentes quod nos Johannes de Lecch, Cancellarius Vniuersitatis Oxonie, magistrum Johannem de T. a quibuscunque sententiis suspensionis et excommunicacionis quas idem Johannes, auctoritate nostra hucusque antea latis, incurrerit ea occacione quod idem magister Johannes de viginti solidis sterlingorum ad certos terminos iam effluxos domino Willelmo de B. non satisfecit, in quibus quidem viginti solidis dictus Johannes per nos, ordine iuris in omnibus obseruato, eidem Willelmo legitime extiterat condempnatus, in personam magistri

---

[1] Chancellor of Oxford Dec. 1330 to May 1332. According to Le Neve he did not obtain the canonry of Wellington until 1349.

Ricardi de C. in hac parte procuratoris et specialem ad hoc habentis potestatem absoluimus in forma iuris, et ipsum sic absolutum
esse denunciamus. Et hec omnibus quorum interest intimamus
per presentes et in premissorum testimonium sigillum officii
nostri duximus presentibus apponendum. Datum etc.

Vniuersitati vestre tenore presencium innotescat quod nos W.
de C., Cancellarius Vniuersitatis Oxonie, Johannem de B. clericum
a maioris excommunicacionis sententia qua auctoritate nostra per
venerabilem virum et discretum magistrum R. de N.,[1] nostrum in
hac parte commissarium, ad instanciam J. de T. propter suam
manifestam offensam vel suas multiplicatas contumacias extiterat
innodatus, absoluimus in forma iuris et ipsum sic absolutum esse
denunciamus. Et hec omnibus quorum interest intimamus per presentes. Et in premissorum testimonium sigillum etc. Datum etc.

Littera conuersacionis pro regente sub sigillo communi, et forma f. 40r
Registri.

Uniuersis sancte matris ecclesie filiis ad quos presentes littere
peruenerint Cancellarius Vniuersitatis Oxonie cetusque magistrorum eiusdem unanimis salutem in domino sempiternam. Quia
iuxta sententiam veritatis accensa lucerna non est modio suppo-
nenda, set super candelabrum erigenda, ut omnibus qui in domo
domini conuersantur clarius elucescat, morum venustatem, sciencie claritatem ac odoriferam fame suauitatem eorum, qui inter
nos profecerunt efficacius, ad communem fidelium noticiam eo
feruencius cupimus peruenire, quo sue conuersacionis maturitas
et laboris assiduitas ad dei laudem, proximorum salutem eccle-
sieque sancte profectum euidencius tendere dinoscuntur. Vobis
itaque patefacimus per presentes quod carissimus socius noster
et confrater magister J. de T., iuris ciuilis professor, talis diocesis,
in dicta Vniuersitate nostra facultatis arcium studio insistendo
bene, honeste ac pacifice conuersatus, actibus scolasticis sufficienter probatus, ac magistrorum depositione laudabili sollempniter
approbatus, ad preeminenciam magistralem in dicta facultate
honorifice meruit exaltari, et post velut lucerna a luce vera diuini-
tus illustrata preclare doctrine radiis auditores illuminans formam
sue lecture adimplevit et continuando procedit pro regentibus et
pro non regente laudabiliter, prout per noticiam propriam una
cum fama celebri referente plenam recepimus veritatem. Unde ne
calumpniancium inuidia seu insidiancium excogitata malicia tante
perfeccionis et honestatis lux splendida pereat, quin pocius aliis

[1] MS. places *N.* before *magistrum*.

cedat in lumen et eius exemplum, et lacius diffundatur ad sui recommendacionem et testimonium omnium premissorum, eidem magistro J. de T. consocio et confratri nostro has litteras nostras testimoniales sigillo communi Vniuersitatis nostre fecimus consignari. Datum Oxonie tali die anno domini millesimo etc.

Item alia littera pro regente vel baculario in quacunque facultate; forma Registri.

Uniuersis sancte etc. ut supra. Cum non deceat honeste conuersacionis lucerna occultari sub modio set pocius hiis qui in domo domini sunt in aperto lucescere, ut sit fidelibus in exemplum ; idcirco vite laudabilis gloriam eorum qui inter nos disciplinis scolasticis diucius insistebant ad communem hominum noticiam eo feruenciori desiderio cupimus peruenire quo nonnullos credimus ea occasione ad maioris honestatis graciam inuitari. Quia igitur magister J. de T., rector ecclesie de T., talis diocesis, nostre congregacionis confrater, magister vel bacularius vel scolaris in tali facultate nuper regens (vel actu regens) in Vniuersitate nostra predicta moribus et sciencia sic profecit quod tam sancte quam honeste inter socios conuersando in omnibus se prebuit veritatis exemplum, Ne[1] per calumpniancium inuidiam, hora maliciose captata, tante honestatis splendor mendaciorum nebulis obfuscetur, ad recommendacionem dicti nostri magistri vel consocii, bacularii vel scolaris pleniorem, eidem super premissis has litteras nostras testimoniales sigillo communi Vniuersitatis nostre predicte fecimus consignari. Datum Oxonie etc.

Item littera sub alia forma pro baculario qui compleuit lecturam; et optima.

Uniuersis sancte etc. ut prius. Consideratis et attentis preclare probitatis meritis dilecti filii nostri R. de T., rectoris ecclesie de T., talis diocesis, quem nedum experiencia cotidiana nouimus morum honestate et litterarum sciencia laudabiliter insignitum, verum etiam ex magistrorum et scolarium in hac parte iuratorum legitima deposicione reperimus in Vniuersitate nostra debitis studendi et legendi temporibus commorando et litterarum studio actualiter insistendo a festo tali anno tali usque ad diem confeccionis presentium se bene et laudabiliter habuisse atque per operose solicitudinis studium et lecturam sibi et aliis ibidem studentibus

---

[1] *si non sit regens addatur ista clausula ad istud supra*: 'prout per magistros et alios fidedignos iuratos et coram nobis iudicialiter examinatos ac per noticiam propriam una cum fama celebri referente plenam recepimus veritatem ; Idcirco ne' etc.

quam plurimum profecisse, merito inducimur ut ipsius personam
et gestus nostro communi testimonio in publicum commendemus.
Idcirco eidem magistro R. super conuersacione honesta, mora et
continuacione studii fructuosi pro toto tempore supradicto testimonium perhibemus per has litteras nostras patentes sigilli nostri
communis impressione munitas. Datum Oxonie in plena congregacione magistrorum in ecclesia beate Marie virginis Oxonie tali
die anno tali.

Item littera conuersacionis generalis sub alia forma.   f. 40ᵛ

Uniuersis sancte etc. Johannes de Lecch, Cancellarius Vniuersitatis Oxonie, salutem in domino sempiternam. Super mora et
conuersacione honesta magistri J. de T., iuris civilis professoris,
rectoris ecclesie de T., talis diocesis, in Vniuersitate nostra
predicta, debitis et consuetis studendi et legendi temporibus
commorando et litterarum studio in iure ciuili et decretalibus
insistendo et actualiter in eisdem ordinarie legendo et continuando,
videlicet in jure ciuili a festo tali anno tali usque ad festum tale,
et in decretalibus a festo tali usque ad tale festum exceptis tribus
septimanis in quibus circa ordines suos per diuersas vices se
asserit absentem fuisse, etc. bene et laudabiliter factis et habitis,
prout per testes idoneos fidedignos iuratos et coram nobis iudicialiter examinatos plenam recepimus veritatem, testimonium
perhibemus per litteras nostras patentes, sigillo officii nostri
consignatas. Datum etc.

Item littera testimonialis Cancellarii quibus[dam] clericis concessa
super honesta conuersacione et immunitate criminum ipsis
inpositorum.

Uniuersis sancte etc. Johannes de Lecch, Cancellarius Uniuersitatis Oxonie, salutem in domino sempiternam. Vniuersitati vestre
notum facimus per presentes quod cum J. et R. de T. clerici,
talis diocesis, diucius in dicta Vniuersitate nostra honeste commorando per inuidiam calumpniancium et emulorum suorum maliciam de morte cuiusdam clerici nomine C. de L., nuper ut dicitur
Sarum interfecti, apud bonos et graues false fuissent diffamati,
prefati vero J. et R. de huiusmodi crimine homicidii plenius apud
nos statum suum illesum et se immunes volentes innotescere,
debito etiam officii nostri super innocencia sua purganda legitime
per eosdem implorato, per xij viros prouidos et legales de predicta
fama ipsis imposita sese legitime coram nobis purgarunt, et
immunes ab huiusmodi infamia se probarunt. Et ne status ipsorum super memorata infamia per maliuolos et inimicorum suorum

insidias in dubium reuocetur, laudabili testimonio et conuersacione honesta, qui vitam suam bonis moribus continuarunt, merito ipsos in domino commendamus, et immunes a predicto crimine fore pronunciamus et laudabiliter per presentes testificamus. In cuius rei testimonium sigillum officii nostri presentibus etc.

Item littera certificatoria de mora et fama cuiusdam persone super aliquo crimine diffamate.

Uniuersis Cristi fidelibus etc. Cancellarius etc. salutem in domino sempiternam. Quia iuxta sacrorum canonum sanctiones non solum ille proditor veritatis qui transgrediens veritatem pro veritate palam mendacium loquitur, set eciam ille qui non libere veritatem pronunciat, cum et ille nocere desiderat et iste absque sui detrimento prodesse contempnat ; Nos eius exemplo qui in hoc natus est ut testimonium perhiberet veritati, cupientes (ut testis fidelis) cum sapiente proximi animam falsis suspicionibus imfamatam et oppressam secundum dominicum ore nobis profetico deriuatum preceptum de manu calumpnie liberare, Vniuersitati vestre innotesscimus per presentes quod Johannes dictus le Fol menestrallus, quem hostili insultui, capcioni, et cremacioni ville de Southampton nuper factis cum hostibus interfuisse ac eisdem in tam horrendis ibidem perpetratis sceleribus participem extitisse, opem et prodiciosum consilium impendendo, nequiter ac false maliloqua detractorum lingua inuidia circumquaque diffundente notauit, prout ex testimonio venerabilium virorum et fidedignorum, scilicet talis et talis recepimus, quibus in hiis et maioribus fidem debitam adhibemus, illo die, quo haec facta fuisse videlicet die Lune proximo ante festum sancte Fidis[1] virginis ab omnibus predicatur, ab hora none inantea vsque ad diem confeccionis presentium Oxonie presencialiter existens moram traxit et ibidem inibi corporalem,[2] multorum cotidie carneis subiectus oculis et fretus alloquio personali. In cuius rei testimonium sigillum nostrum vna cum sigillis venerabilium virorum presentibus est appensum. Et quia predicta sigilla pluribus sunt incognita predictus Johannes apponi sigillum decani Cristianitatis Oxonie procurauit. Et nos decanus antedicti decanatus ad instanciam et rogatum memorati Johannis presentes litteras testimoniales sigillo officii nostri antedicti fecimus conmuniri. Datum etc.

f. 41^r *Item littera conuersacionis alicuius quod bene se habuit.*

Venerabilibus viris et discretis domino Willelmo de Berford

[1] Oct. 6; on Oct. 5 and 6, 1338, Southampton was sacked by the French.

[2] We may suggest *traxit corporalem ibidem, ibi multorum &c.*

ceterisque dominis domini nostri Regis Anglie illustris iusticiariis Henricus Gower Cancellarius Vniuersitatis Oxonie salutem in domino sempiternam. Caritatis vinculis obligamur ut in proximorum subsidium reddamus testimonium conueniens veritati. Eorum igitur, qui inter nos studiorum gracia laudabiliter conuersantur, morum et vite probitatem in communem fidelium noticiam cupimus peruenire, ut contra calumpniancium insidias eorum innocencia euidencius pateat vniuersis; ac magister J. de T. scolaris in Vniuersitate nostra commorando et litterarum studio insistendo a festo tali anno tali usque ad tale festum bene et laudabiliter se habuit, prout per testes idoneos fidedignos iuratos et coram nobis iudicialiter examinatos plenam recepimus veritatem. Vnde ne aliquis status seu conuersacionis sue emulus predicta in dubium reuocet ullo modo, super statu suo, mora et conuersacione tempore predicto laudabili et honesta eidem magistro J. has litteras testimoniales sigillo officii nostri fecimus consignari in testimonium premissorum. Datum Oxonie etc.

Littera testimonialis cuïusdam bacularii pro dispensacione lecture sue licenciati in jure ciuili.

Uniuersis sancte matris ecclesie filiis etc. in domino sempiternam. Uniuersitati vestre tenore presencium innotescat quod reuerendus et discretus vir magister Walterus Botreaux in congregacione magistrorum regencium et non regencium tempore reuerendi patris magistri Roberti de Stret',[1] nuper dicte Vniuersitatis Cancellarii, ac magistrorum Johannis de Hothom et W. de T. eiusdem vniuersitatis tunc procuratorum, quod lectura quam fecit in libello Institucionum et in Digesto nouo ac lectura quam tunc faceret in Inforciato posset sibi cedere pro tota forma juris ciuilis ut posset licenciari in eadem facultate et non iurare de alia forma ; item cum inceperit in dicta facultate iuris ciuilis quod non teneatur ad lecturam in eadem, ad ipsius peticionem specialem optinuit sibi graciose concedi, prout per testes[2] idoneos fidedignos coram nobis vocatos et iudicialiter examinatos plenam in hac parte recepimus veritatem. Et ne processu temporis superdictis graciis predicto magistro W. in forma premissa concessis probacionis copia valeat deperire, sicque status suus in eius preiudicium in suis agendis in dubium reuocari, has litteras testimoniales sigillo officii nostri munitas fieri fecimus eidem patentes. Datum etc.

---

[1] Robert de Stratford was chancellor May 1335 to Nov. 1338. John de Hothom was Chancellor in 1358, and seems to have been proctor in the time of Robert de Stratford.

[2] Apparently graces were not recorded in a register at this time.

Littera conuersacionis et quod sit de legitimo matrimonio procreatus.

Uniuersis litteras inspecturis W. de T. Cancellarius Vniuersitatis Oxonie salutem in domino sempiternam. Caritatis vinculis obligamur vt in proximorum subsidium reddamus testimonium conueniens veritati, et maxime eorum qui inter nos laudabiliter conuersantur, ut contra calumpniancium insidias eorum status et condicio pateat uniuersis. Ac[1] J. de T. clericus talis diocesis de legittimo matrimonio procreatus ac bone conuersacionis et honeste die date presencium, prout fidedignorum specialiter ad hoc iuratorum ac in forma iuris examinatorum testimonio plenam recepimus veritatem. Unde ne aliquis predicta in dubium reuocet eidem J. super premissis omnibus et singulis has litteras nostras testimoniales sigillo officii nostri fecimus consignari. Datum etc.

f. 41ᵛ *Littera Cancellarii domino Regi dirigenda pro excommunicatis capiendis.*

Excellentissimo principi ac domino domino Edwardo dei gracia Regi Anglie domino Hibernie et duci Acquitanie suus humilis et deuotus J. de Lecch, cancellarius Vniuersitatis Oxonie, obedienciam et reuerenciam in eo per quem reges regnant et principes dominantur. Vestre celsitudini regie notifico per presentes quod talis R. de T.[2] propter suam manifestam offensam in ipsa Vniuersitate contractam, auctoritate dicte Vniuersitatis Cancellarii nostri in officio huiusmodi immediate precessoris, fuit et est excommunicatus publice et sollempniter denunciatus; set idem R., huiusmodi excommunicacione et denunciacione non obstantibus, tanquam filius rebellionis et inobediencie in eadem excommunicacione per xl dies et amplius perseuerauit et adhuc perseuerat, animo indurato claues ecclesie nequiter contempnendo. Cum igitur etiam ulterius contra huiusmodi rebelles facere non habeant[3] nisi brachium seculare contra huiusmodi excommunicatos inuocare, vestram sublimitatem regiam tenore presencium humiliter rogo pariter et requiro quatinus pro ipsius R. capcione more solito scribere dignemini, ut ipsius pena aliis cedat in exemplum, ne idem gregem dominicum inficiat set ab eodem tanquam ouis morbida separetur. Valeat sublimitas vestra per tempora longiora. Datum etc.

Item littera episcopi pro excommunicato capiendo sub alia forma.

Magnifico principi et domino reuerendo Edwardo dei gracia etc.

---

[1] A word or two must be missing.
[2] Richard de Tekene; the date is July 15, 1339 (Snappe, p. 33).
[3] The phrase usually is *non habeat ecclesia.*

W. miseracione diuina etc. et prosperos semper ac felices ad vota successus. Quia quidam malefactores sc. A., B. clerici et C., D. laici, per decanum talis loci vel per nostrum officialem commissarium nostrum auctoritate ordinaria pro eorumdem manifestis offensis maioris excommunicacionis sententia innodati, in eadem sententia per xl dies et amplius, claues ecclesie animo contempnentes indurato, permanserunt incorrigibiles, cum ecclesia non habeat ultra quid faciat, fraternitatem vestram regiam rogamus quatinus ad reprimendam eorum rebellium maliciam secularis vestre potestatis brachium secundum regni vestri consuetudinem contra ipsos exercere velitis, ut quos dei timor a malo non reuocat seueritas saltem coherceat discipline temporalis. Valeat et bene prosperetur excellencia vestra semper. Datum etc.

Item sub alia forma generali.

Excellentissimo principi etc. salutem in eo etc. Vestra nouerit reuerenda magestas quod quidam J. de T. talis diocesis propter suam manifestam contumaciam pariter et offensam vinculo excommunicacionis maioris auctoritate nostra ordinaria canonice innodatus, in eadem sententia per xl dies et amplius perseuerauit et adhuc animo indurato perseuerat, claues ecclesie dampnabiliter contempnendo. Quocirca vestre regie dignitati humiliter supplicamus quatinus ad ipsius excommunicati maliciam compescendam et ecclesie libertatem conseruandam apponere dignemini remedium brachii secularis, ut quos dei timor sponte a malo non reuocat illos saltim coherceat animaduersio regie magestatis. Vestram regiam celsitudinem conseruet altissimus ecclesie sue et regno per tempora feciliter successura. Datum etc.

Sub ista forma debet scribi vicecomiti per dominum Regem pro excommunicato capiendo a cancellaria ad suggestionem Cancellarii Vniuersitatis.

Rex vicecomiti Lincolnie salutem. Cum de gracia nostra speciali concessimus Cancellario Vniuersitatis Oxonie, qui pro tempore fuerit, quod breuia in cancellaria nostra ad significacionem eiusdem Cancellarii, cum per litteras suas patentes pro excommunicatis de jurisdiccione sua capiendis significatum fuerit regie magestati, usque ad tempus iam futurum concedantur et fiant, sicut ad significacionem episcoporum ordinariorum pro excommunicatis capiendis usitatum extitit, prout in litteris nostris patentibus inde confectis plenius continetur; ac discretus vir magister W. de T., nunc dicte Vniuersitatis Cancellarius, per litteras suas patentes significauerit quod J. de T. talis diocesis

L

propter manifestam contumaciam suam auctoritate ipsius Cancellarii ordinaria iuxta priuilegium sibi in hac parte[1] concessum excommunicatus est nec uult per censuram ecclesiasticam iusticiari, quia vero potestas regia sacrosancte ecclesie in querelis suis deesse non debet, tibi precepimus quod dictum J. per corpus suum secundum consuetudines Anglie iusticies, donec sancte ecclesie tam de contemptu quam de iniuria ei illata ab eo fuerit satisfactum.

f. 42ʳ *Breue pro excommunicato capiendo.*

Rex vicecomiti salutem. Significauit nobis venerabilis pater R. Lincolniensis episcopus, quod J. de H. propter manifestam contumaciam suam excommunicatus est nec se uult per censuram ecclesiasticam iusticiari. Quia vero potestas regia sacrosancte ecclesie in querelis suis deesse non debet, tibi precipimus quod predictum J. per corpus suum secundum consuetudines Anglie iustic*ies*, donec sancte ecclesie tam de contemptu quam de iniuria ei illata ab eo fuerit satisfactum. Teste me ipso.

Si aliquis episcopus caucionem idoneam admittere recusauerit de parendo mandatis ecclesie ab aliquo excommunicato huiusmodi [et][2] velit eum grauare per prisonam, tunc mittat incarceratus aliquem de suis ad curiam domini regis, et impetret tale breue, De excommunicato liberando capto.

Rex venerabili in Cristo patri R. eadem gracia Lincolniensi episcopo salutem. Ostensum est nobis ex parte magistri J. de S. quod, cum ad denunciacionem vestram per vicecomitem nostrum Oxonie tanquam excommunicatum claues ecclesie contempnentem precipimus[3] per corpus suum iusticiari, et idem sub caucione idonea absolucionis beneficium a vobis petierit, vos ipsum contra iusticiam ad hoc admittere recusastis, Et ideo vobis mandamus quatinus ipsum magistrum sub caucione idonea absoluatis, alioquin quod nostrum est in hac parte ad deliberacionem ipsius exequemur certe etc.

Breue vicecomiti pro excommunicato capto deliberando.

Rex vicecomiti salutem. Cum ad denunciacionem episcopi Lincolniensis tibi precepimus quod magistrum B. de S. per corpus

---

[1] This does not mean 'on this matter of arresting the excommunicate', but 'the privilege which touches such a case', i.e. the privilege that cases where one of the parties was a scholar should be tried before the Chancellor.

[2] Not in MS.

[3] *precepimus* is meant.

suum secundum consuetudines Anglie tanquam excommunicatum et claues ecclesie contempnentem iusticiares, et idem B. paratus sit caucionem idoneam episcopo prestare supradicto, ut per hoc absolucionis beneficium exequatur; Nos scire volentes quid idem episcopus super premissis duxerit faciendum, tibi precipimus quod una cum procuratore eiusdem B. ad eundem episcopum personaliter accedas, vel alium fidelem transmittas, ad videndum quid idem episcopus super hoc duxerit faciendum. Et quid super hoc per eundem episcopum factum fuerit nobis significare non omittas.

Si vero episcopus admissa caucione ab incarcerato de parendo mandatis ecclesie ipsum liberare velit, scribatur sic.

Magnifico principi et domino reuerendo E. dei gracia etc. R. eadem gracia Lincolniensis episcopus salutem et prosperos semper ac felices ad vota successus. Cum ad mandatum vestrum esset W. de T. laicus, tanquam clauium ecclesie contemptor, in excommunicacione diucius indurata ceruice persistens, per vicecomitem vestrum Oxonie carcerali custodie mancipatus, idem W. iam ad cor reuersus nobis per amicos suos de parendo iuri et mandatis ecclesie idoneam prestitit caucionem. Vnde regiam vestram excellenciam attente requirimus et rogamus quatinus eidem vicecomiti vestro litteras vestras dirigere velitis, ut prefatum W. liberet a carcere et liberatum abire permittat.

Excellentissimo principi et domino suo domino Edwardo dei gracia regi Anglie et Francie et domino Hibernie suus humilis et deuotus W. de Skelton, Cancellarius Vniuersitatis Oxonie, omnimodam reuerenciam et honorem. Excellencie vestre tenore presencium intimamus quod quidam J. de T. talis diocesis propter suas manifestas contumacias pariter et offensas ad instanciam talis R. de T. contractas maioris excommunicacionis sententia, auctoritate nostra in hac parte, legitime extitit innodatus, et in eadem sententia per xl dies et amplius animo perseuerauit indurato, et adhuc contemptis ecclesie clauibus pertinaciter perseuerat. Cum igitur sancta mater ecclesia non habeat quid ulterius faciat in hac parte, vestre regie celsitudini humiliter supplicamus quatinus ad ipsius excommunicati rebellionem salubrius reprimendam in eum exercere dignemini auxilium brachii secularis, ut quem dei timor a malo non reuocat seueritas coherceat custodie carceralis. Valeat et vigeat semper in Cristo vestra regia celsitudo. Datum etc.

148 FORMULARIES, ETC.

f. 42ᵛ *Littera testimonialis pro fideli legeancia domini Regis.*[1]

Uniuersis sancte matris ecclesie filiis ad quos presentes littere peruenerint Robertus Rygge, sacre pagine professor, Cancellarius Vniuersitatis Oxonie salutem in domino sempiternam. Cum nuper per quosdam Thomam Myton, Adam de la Ryuere et Johannem Bylburgh,[2] ordinatos per patentem domini nostri regis ad eiusdem domini regis inimicos Hybernicos capiendos Oxonie, cuidam Willelmo Gamwyll de Colroth in Ultonia impositum fuerit et obiectum quod idem Willelmus fuit unus de huiusmodi inimicis Hybernicis, propter quod idem Willelmus inde cupiens excusari ne per dictos imponentes vel alios minus iuste aliqualiter aggrauaretur, quosdam fidedignos in numero competenti de patria sua condicionis sue et ligeancie[3] noticiam plenam habentes coram nobis et dictis Thoma et Johanne ac aliis circumstantibus in ecclesia beate Marie Oxonie tunc produxit; qui tunc coram nobis omnibus iurati et iudicialiter examinati, dictum Willelmum super premissis sibi impositis excusarunt. Iurauit insuper idem Willelmus tunc ibidem quod erit fidelis ligeus dicti domini regis durante termino vite sue, nos deprecans cum effectu quatinus de processu predicto litteras testimoniales sub sigillo nostro sibi concedere dignaremur. Nos igitur volentes ut tenemur perhibere testimonium veritati, has litteras nostras sibi fecimus sigillo nostri officii in premissorum testimonium consignari. Datum Oxonie secundo die Februarii anno domini MᵒCCCᵐᵒ lxxxᵒ vjᵗᵒ.

f. 43ʳ *Ad citandum aliquem mutue vicissitudinis optentu una cum certificacione eiusdem.*

Venerabili viro et discreto viro magistro W. de T., Cancellario Vniuersitatis Oxonie, officialis domini Archidiaconi Cantuarie salutem, et se ad mutua obsequia in subsidium iuris paratum. Litteras vestras recepimus subsequentis tenoris:—'Reuerende discrecionis viro domini Archidiaconi Cantuarie officiali seu eius locum tenenti, W. de Skelton cancellarius Vniuersitatis Oxonie salutem, et paratam in juris subsidium ad mutua obsequia voluntatem. Cum cognicio delictorum commissorum ac etiam contractuum in Vniuersitate nostra innitorum ad Cancellarium

---

[1] This document is inserted on a blank page and is in a later hand.
[2] On Jan. 2, 1387, Thomas Miton, Ric. de la Ryver, Adam de la Ryver and John Bilburgh were appointed to arrest Irish rebels who had come into England as spies (*Cal. of Pat.* *Rolls*, p. 265). On Feb. 20 the King hears that they have arrested trusty Irish students for gain; he directs that the Sheriff of Oxford and others should make an inquiry (ib., p. 322).
[3] ligeancia, MS.

dicte Vniuersitatis de priuilegio necnon et de consuetudine laudabili et approbata pertinuerit ac pertineat in presenti, et precipue
ubicunque altera pars delinquencium vel contrahencium Vniuersitatis nostre fuerit memorate, ac quidam A. de B. in iurisdiccione
vestra moram trahens J. de T. dicte Vniuersitatis nostre scolari
occasione delictorum commissorum ac etiam contractuum in dicta
iurisdiccione innitorum multipliciter teneatur, ut asseritur; vos
mutue vicissitudinis optentu requirimus pariter et rogamus
quatinus dictum A. de B. citetis seu citari faciatis, quod compareat coram nobis vel commissario nostro in ecclesia beate Marie
virginis Oxonie proximo die juridico post festum tale proxime
futurum, eidem J. vel eius procuratori responsurus et iuri pariturus super hiis que contra eundem racione delictorum et contractuum in dicta iurisdiccione nostra ut predicitur initorum seu
commissorum in forma iuris duxerit proponenda. Et quid in
premissis duxeritis faciendum et utrum predictum A. inueneritis,
nos vel commissarium nostrum dictis die et loco reddere velitis
cerciores per litteras vestras patentes harum seriem continentes;
et nos in consimilibus parati erimus vobis rependere vices gratas.
In cuius rei testimonium etc. Datum etc.' Quarum auctoritate
litterarum dictum A. personaliter inuentum citari fecimus quod
compareat coram vobis uel commissario vestro dictis die et loco,
prefato J. seu eius procuratori super hiis que contra eundem racione delictorum et contractuum in jurisdiccione vestra ut premittitur initorum seu commissorum in forma iuris proponenda
duxerit responsurus iurique in omnibus pariturus. Datum etc.

*Item littera suspensionis certificatoria de materia ut supra vna cum
   citacione.*

Reuerende discrecionis viro domini Archidiaconi Cantuarie officiali seu eius locum tenenti W. de S. etc. Cum magister R. de C.,
iuris ciuilis bacularius, noster in causis et negociis subscriptis et
inter partes infrascriptas commissarius specialis in causa[1] que
inter A. et B. actores ex parte una et Michaelem de C. partem
ream ex altera occasione contractuum et delictorum in Vniuersitate nostra predicta initorum et commissorum vertitur seu verti
speratur, rite et legitime procedens dictum Michaelem ab ingressu
ecclesie suspendidit in forma iuris, vos mutue etc. *ut supra* quatinus dictum Michaelem sic per dictum commissarium nostrum
auctoritate nostra fuisse et esse ab ingressu ecclesie suspensum
denunciare et denunciari facere velitis; citare etiam seu citari
facere velitis diebus et locis ad hoc congruis et oportunis, si placet,

[1] causia, MS.

150   FORMULARIES, ETC.

Michaelem supradictum quod compareat coram nobis seu dicto
magistro Roberto aut alio nostro in hac parte commissario tali die
loco tali, A. et B. predictis super hiis que occasione contractuum
et delictorum in dicta Vniuersitate initorum et commissorum
duxerint proponenda in forma iuris responsurus et iuri pariturus
necnon penam condignam pro suis contumaciis recepturus,
ulteriusque facturus et recepturus in premissis et ea contingentibus quod iuris fuerit et racionis. Et quid in premissis faciendum
duxerit vestra discrecio reuerenda nos seu commissarium nostrum
in hac parte dictis die et loco certificare velitis per vestras litteras
patentes harum seriem et facti vestri tenorem distincte et aperte
continentes. Datum etc.

f. 43ᵛ *Littera supplicatoria ad supersedendum de citacione facta usque ad
certum tempus propter alia negocia.*

Reuerende discrecionis viro etc. salutem et promptum desiderium complacendi. Expertam gerentes de amicicia vestra fiduciam,
pro dilecto nostro J. de T., rectore ecclesie de T. vestre diocesis,
ac Vniuersitatis nostre in facultate arcium de nouo inceptore, qui
nuper coram vobis vt asseritur citacione premissa[1] ad certos diem
et locum personaliter compareret super sibi obiiciendis responsurus
videlicet ad diem talem proxime futurum; Et quia iam variis et
arduis negociis prepeditus in ebdomada sequenti circa incepcio-
nem suam et circa ea quae sui honoris augmentum respiciunt ad
dictos diem et locum sine diminucione status sui coram vobis
personaliter comparere non potest, vobis requirimus pariter et
rogamus quatinus de dicta citacione usque ad tale festum supersedere velitis quod dictus inceptor noster assequi valeat quod
intendit. De meritis vero persone predicte per diuturnam et
laudabilem conuersacionem nostram in vniuersitate nostra nobis
constat, et deo dante vobis constabit in futurum.

f. 44ᵛ *Ista littera debet esse patens ad certificandum talem bannitum ab
Vniuersitate Oxonie.*

Uniuersis pateat per presentes quod tali die anno tali in ecclesia
tali coram nobis J. de T. cancellario Vniuersitatis Oxonie bannitus
fuit dominus Simon de Same,[2] monachus conuentualis de Loco
Regali in suburbio ville Oxonie ab Vniuersitate predicta, pro eo et
ex eo quod pacem et tranquillitatem dicte Vniuersitatis multipliciter perturbauit, et legitime super hoc conuictus ac per scolas et

---

[1] Some words are wanting; insert
evocatus est ut after *premissa*, or
some such words.

[2] Rewley Abbey had land at
Soham near Ely (see *Monasticon
Ang.* v. 700).

alibi multociens legitime vocatus ut super dicta pacis perturbacione et tranquillitatis satisfaceret competenter; quibus omnibus
et singulis parere contempsit.

Ac etiam omnes et singuli
pacem et tranquillitatem Vniuersitatis predicte perturbantes
vel perturbari procurantes quouismodo, vinculo maioris excommunicacionis sentencie, tam auctoritate statutorum dicte
Vniuersitatis quam auctoritate cancellariorum eiusdem qui pro
tempore fuerant et nostra, per omnes ecclesias ville et suburbii
Oxonie ac per scolas omnes et singulas quarumcunque facultatum Vniuersitatis predicte annuatim publice promulgate, sunt
et fuerunt dampnabiliter inuoluti; que uniuersitati vestre
nota facimus per presentes, ne cum dicto Simone in periculum
animarum vestrarum communicare presumatis in casibus non
concessis.

*Ista littera debet esse patens ad certificandum talem excommunicatum
propter periculum euitandum.*

Omnibus ad quorum noticiam presentes littere peruenerint
J. de T. Cancellarius Vniuersitatis Oxonie salutem in auctore
salutis. Exhibitorem[1] confidenter insinuat quod quidam J. de T.
de Oxonia in iurisdiccione domini Cancellarii antedicti et eius
auctoritate sententia maioris excommunicacionis extitit a diu est
innodatus et taliter publice in eadem iurisdiccione denunciatus
propter suam manifestam offensam contractam ad instanciam
J. de T. scolaris Vniuersitatis predicte, prout super premissis nos
Cancellarius antedictus recepimus plenam fidem. Hinc est quod
nos volentes testimonium veritati perhibere, ut nomina et persone
delinquencium sint nota inter quos conuersantur, ne talium excommunicatorum communio alios inficiat vel dampnum aliquod
afferat in hac parte, de statu tali prenominato dicti J. et vinculo
excommunicacionis maioris late in persona eiusdem J., ut est
premissum, et de veritate premissorum sub sigillo nostri officii
testimonium perhibemus; et ad pleniorem fidem faciendam, quia
sigillum nostrum pluribus est incognitum, sigillo decanatus Cristianitatis Oxonie fecimus communiri. Dat. &c.

Littera ad denunciandum talem absolutum.

Discreto viro domini Archidiaconi Lincolnie Officiali eiusve
locum tenenti J. de T. Cancellarius Vniuersitatis Oxonie salutem et para*tam* &c. Quia R. de T. auctoritate nostra propter
suam manifestam offensam ad instanciam talis J. de T. sententia
excommunicacionis maioris extitit innodatus ac ad rogatum

[1] This must be wrong.

nostrum per vos pro tali in jurisdiccione vestra publice denunciatus, et dictus R. tam parti quam officio nostro in forma iuris satisfecit, propter quod eidem beneficium absolucionis impendimus, ut meruit, iusticia exigente; Quare vos mutue etc. quatinus eundem R. de T. sic per nos absolutum fuisse et esse publice denuncietis seu faciatis denunciari diebus et locis quibus magis videbitur expedire, cum per partem dicti R. congrue super hoc fueritis requisiti. In cuius rei &c.

f. 45ᴮ *Ista littera dirigenda est domino Episcopo Lincolniensi pro electo in Cancellarium ad confirmandum eum, cum litteris subsequentibus.*

Reuerendo patri suo in Cristo et domino domino J. dei gracia Lincolniensi episcopo Vniuersitatis Oxonie cetus humilis magistrorum salutem et obedienciam debitam ac deuotam. Affeccionis paterne dileccionem habere vos condecet circa querentes in agro studii sciencie margaritam que domum dei multipliciter conuenustat, in hiis que precipue non possunt absque denegacione gracie ac iuris iniuria denegari. Hinc est quod cum magister J. de T. doctor sacre theologie a nostra Vniuersitate ad officium Cancellarie per cessionem magistri R. de T. vacantis concorditer est electus, a vestre paternitatis beniuolencia eius eleccionem more solito petimus confirmari. Talem ergo vos si placet exhibeatis in hac parte ut filiorum vestrorum scinceritas augeatur et paterne dileccionis caritas comprobetur. Valeat paternitas vestra reuerenda per tempora longiora. Dat. &c. anno domini &c.

Quando Episcopus sit extra regnum Anglie vel in officio domini regis, pro electo in cancellarium ad confirmandum eum vt supra scribatur sic:—

Reuerendo patri suo in Cristo et domino domino J. dei gracia Lincolniensi episcopo eiusve in spiritualibus vicario generali Vniuersitatis &c. *vt supra de verbo ad verbum.*

Item pro electo confirmando in Cancellarium mortuo episcopo scribatur sic:—

Reuerende discrecionis viro domino custodi spiritualitatis episcopatus Lincolniensis sede vacante eiusve locum tenenti Vniuersitatis *vt supra* salutem et obedienciam debitam ac deuotam. Affecionis debite dileccionem habere vos condecet circa querentes in agro studii sciencie margaritam que domum dei multipliciter conuenustat, in hiis que precipue non possunt absque denegacione gracie ac iuris iniuria denegari. Hinc est quod [cum] J. de T. doctor in iure canonico ciuili et decretorum a nostra Vniuersitate ad officium Cancellarie per cessionem R. de T. vacantis concorditer est electus, a vestra reuerenda beniuolencia eius eleccionem more solito petimus confirmari. Talem ergo vos si placet exhibeatis in hac parte ut magistrorum et scolarium vestrorum scinceritas augeatur et debite dileccionis caritas comprobetur. Valeat dominacio vestra reuerenda per tempora longiora. Dat. &c.

Item littera procuratoria pro predictis expediendis.

Reuerendo patri suo in Cristo et domino domino J. dei gracia Lincolniensi episcopo Vniuersitatis, *vt supra; quando sit in remotis, dicatur sic:*—eiusue in spiritualibus vicario generali Vniuersitatis &c.; *mortuo episcopo, dicatur sic:*—Reuerende discrecionis viro domino custodi spiritualitatis episcopatus Lincolniensis eiusve locum tenenti Vniuersitatis Oxonie *ut supra* salutem et obedienciam debitam ac deuotam. Nouerit paternitas vestra, *scribatur sic episcopo; custodi suo scribatur sic* Nouerit discrecio vestra reuerenda quam in singulorum nostrorum negociorum promocione semper graciosam recepimus[1] et beniuolam; quod nos dilectos nobis in Cristo commagistros nostros et amicos magistrum J. de T., iuris ciuilis professorem, et magistrum R. de T., officium procuratoris nostre Vniuersitatis gerentem, nostros veros et legitimos procuratores et nuncios speciales et quemlibet eorum in solidum coniunctim et diuisim constituimus et facimus per presentes, ad petendum et recipiendum confirmacionem et commissionem more solito a vestra reverenda paternitate; *sic episcopo; et custodi suo sic* a vestra reuerenda dominacione electi nostri in cancellarium, ratum habituri et gratum quicquid dicti procuratores vel nuncii nostri vel quilibet eorum in premissis duxerint vel duxerit faciendum. In cuius rei testimonium sigillum commune Vniuersitatis nostre predicte presentibus duximus apponendum. Dat. Oxonie &c.

Littera domini Cancellarii directa domino episcopo Lincolniensi ad f. 45ᴮᵛ
resignandum officium Cancellarie.

Pateat vniuersis quod nos V. de T., Cancellarius Vniuersitatis, tali die anno tali propter varia negocia aliunde nos urgencia tanto officio amplius intendere non valentes, renunciamus et cedimus pure, sponte et absolute officio Cancellarie Vniuersitatis supradicte quod prius gessimus in eadem, quam quidem cessionem nostram omnibus quorum interest significamus et volumus

[1] *reperimus* is meant.

significari per has litteras nostras sigillo dicte Cancellarie consignatas. Dat. Oxonie die et anno supradictis.

*Commissio facta a quodam Cancellario in absencia sua ad alium
ut vices gerat.*

Venerande discrecionis viro magistro R. de T., sacre pagine
professori, W. de T., cancellarius Vniuersitatis Oxonie, salutem in
omnium saluatore. Ad recipiendum et examinandum testes super
mora et conuersacione, moribus et studio quarumcunque personarum in Vniuersitate nostra predicta, et ad faciendum eisdem
personis testes super premissis coram vobis producentibus litteras
testimoniales super hiis que in hac parte legitime probauerint
coram vobis, necnon ad faciendum omnia et singula que necessaria
fuerint in premissis vel etiam oportuna vices nostras, donec eas
ad nos duxerimus reuocandas, vobis committimus per presentes;
per hanc tamen commissionem generalem alias vobis per nos
factam in aliquo reuocare,[1] set eam nichilominus in suo robore
volumus permanere. In quorum omnium testimonium sigillum
officii nostri presentibus duximus apponendum. Dat. &c.

*Littera supplicatoria per Vniuersitatem alicui episcopo directa pro
regente vel non regente.*

Venerabili in Cristo patri ac domino domino R. dei gracia Cicestrensi episcopo sui in omnibus, si placet, Cancellarius et Vniuersitas
magistrorum et scolarium Oxonie salutem cum omni obediencia,
reuerencia et honore. Venerabili paternitati vestre, quam semper
in negociorum omnium et singulorum nostrorum promocione et
expedicione graciosam reperimus et benignam, cum devocione,
humilitate et reuerencia quibus possumus per presentes duximus
supplicandum quatinus dilectum nobis in Cristo socium et amicum magistrum J. de T., presencium exhibitorem, confratrem
nostrum, virum utique moribus et sciencia approbatum, qui
penes dominacionem vestram negocia promouenda, videlicet graciam sedis apostolice sibi factam super beneficio optinendo, opti-
net, graciose (si vestre cedeat [*sic*] beneplacito voluntatis) nostris
precibus et amore benignius recipiatis, eidem in negociis predictis
finem cum fauore feliciter adhibentes. Valeat vestra paternitas
per tempora longiora.[2] Scriptum Oxonie &c.

[1] The meaning is 'by this commission we do not wish to recall the
general commission &c.' Perhaps
nolumus is omitted after *revocare*.

[2] After this there is a document
in a late hand, in which William
Lassells, archdeacon of Hunting-
don, gives notice to the rural dean
of V. that he intends to hold a
visitation; dated Aug. 12, 1430.

Monicio facta alicui condempnato cum excommunicacione si non f. 47ʳ
satisfaciat.

Auctoritate domini Cancellarii Oxonie monemus te J. de T.,
pro primo, secundo et tertio ac peremptorio termino, quatinus
infra quindecim dierum spacium a tempore monicionis presencium
numerandorum, quorum quinque pro primo quinque pro secundo
ac reliquos quinque pro tertio ac peremptorio termino et monicione
canonica tibi assignamus, quod de tanta summa pecunie que est
a retro tali R. de T., ad urgentem necessitatem domus vestre et
ad usum administracionis seu obediencie mutuo recepta, in qua
quidem pecunia in personam procuratoris tui legitime constituti,
potestatem sufficientem in hac parte habentis et eandem pecuniam sic ut premittitur fore mutuatam et receptam et in utilitatem
dicte domus conuersam confitentis, iuxta confessionem eiusdem
procuratoris pure, sponte et absolute coram nobis S. de T. iudice
in hac parte competenti iudicialiter emissam, ad soluendum
eandem pecuniam prefato R. de T. terminis de consensu dictarum
parcium expresso ad hoc coram nobis statutis et assignatis et a
diu¹ est effluxis nuper extiteras per sententiam prescepti rite et
legitime condempnatus, satisfacias; alioquin si monicionibus in
hac parte ut premittitur canonice tibi factis non parueris cum
effectu, dolo, culpa vel mora tuis interuenientibus in hac parte,
ex nunc prout extunc canonica ut prefertur monicione premissa
in personam tuam maioris excommunicacionis sententiam pro-
ferrimus in hiis scriptis.

Monicio cum excommunicacione facta vero domino scolarum quarum-
dam vel domorum, ut eas reparet et liberum ingressum faciat ad
easdem cuidam magistro vel scolari principali illarum, quando
sententia sit lata pro principali, ipso domino inuito.

Cum sententia lata fuerit super iure principalitatis quarumdam
scolarum videlicet cuiusdam solarii adiacentis aule que vocatur
Patrik Hall in vico scolarum² pro iure cuiusdam magistri Helye
Blakeney, magistri in artibus, ac iure regendi et legendi in eisdem,
Nos Cancellarius Vniuersitatis Oxonie dictam sententiam exequi
volentes, ut tenemur, vos Fratrem Johannem de Littelmore,
priorem sancte Frideswyde Oxonie predicte, dominum scolarum
predictarum, pro primo, secundo et tercio ac peremptorio termino

---

¹ die, MS.
² Patrik Hall belonged to St.
Frideswide's. It did not reach
School St.; see the plan in *Balliol*
Oxf. Deeds, p. 138 (O.H.S.); but

there may have been a passage from
School St. to Patrik Hall, so that
the school could be described as in
School St.

quatinus[1] infra sex dierum spacium a tempore recepcionis presencium numerandorum, quorum duos pro primo duos pro secundo ac reliquos duos pro tercio ac peremptorio termino et monicione canonica vobis assignauimus, scolas predictas per vos vel per alios reparari faciatis et liberum ingressum ad easdem ad usum dicti magistri Helye faciatis et permittatis, omnia et singula in hac parte que ad premissa necessaria fuerint faciendo ; alioquin si monicionibus in hac parte ut premittitur canonice vobis factis non parueritis cum effectu, dolo, culpa vel mora vestris interuenientibus in hac parte, ex nunc prout extunc canonica ut prefertur monicione premissa in personam vestram maioris excommunicacionis sentenciam proferimus in hiis scriptis.

Monicio cum excommunicacione ut supra, ut condempnatus satisfaciat parti.

Auctoritate domini Cancellarii Oxonie monemus primo, secundo et tertio talem condempnatum per talem iudicem auctoritate eiusdem in ea parte competentem tali die anno tali tali J. scolari vel mancipio dicte Vniuersitatis in tanta summa pecunie in tali festo iam elapso soluenda, quod de predicta pecunia in dicto festo eidem soluenda, de qua nondum satisfecit, dicto J. clerico satisfaciat infra octo dies a tempore huius monicionis sub pena excommunicacionis maioris, quam exnunc prout extunc in predictum talem in hiis scriptis ferimus non parentem.

Monicio cum excommunicacione ut aliquis res ablatas restituat infra certum tempus.

Quia moniciones legitime processerunt in omnes illos et singulos qui tali die loco tali tales res inuenerant seu detinuerant quod dictas res tali infra tale tempus a tempore illius monicionis restituerent restituiue facerent sub pena excommunicacionis maioris, et adhuc nulla est facta restitucio, hinc est quod auctoritate domini Cancellarii monemus primo, secundo et tertio et peremptorie omnes illos et singulos qui dictas res inuenerunt, detinuerunt, detinent seu occultant quouismodo, quod citra talem diem easdem res tali restituant restituiue faciant sub pena excommunicacionis maioris quam in non parentes monicionibus huiusmodi ferimus in hiis scriptis, monentes etc.

f. 47ᵛ *Monicio cum excommunicacione in ipsum lata qui bona talis defuncti detinet nisi infra certum tempus restituerit.*

Auctoritate domini Cancellarii monemus primo, secundo et

[1] *monemus* is omitted.

tertio et peremptorie omnes illos et singulos qui aliqua bona in
subsidium terre sancte vel talis operis vel talis defuncti legata,
donata seu aliquo alio modo assignata seu debita, occupant seu
detinent seu occupata vel detenta esse sciunt, siue in pecunia
numerata seu rebus vel bonis aliis quibuscunque existant, quod
ea omnia et singula tali magistro A. vel executoribus J. et B.
talis defuncti citra festum tale proxime futurum integre persol-
uant seu alio modo satisfaciant pro eisdem, et reuelent id quod
sciunt in hac parte sub pena excommunicacionis maioris late per
dictum dominum Cancellarium in omnes qui monicionibus huiusmodi non obediunt in illo euentu.

*Item monicio cum excommunicacione lata in omnes impedientes tales
in sollempnitate matrimonii facienda.*

Quia nuper quidam, sue salutis immemores, conspiraciones,
confederaciones et colligaciones adinuicem facientes, jurisdiccionis
domini Cancellarii Vniuersitatis Oxonie existentes, pacem et
tranquillitatem eiusdem perturbare mollientes occasione matrimonii pretensi contracti inter Adam dictum de Longe[1] de Oxonia et
Aliciam filiam Alani de Etona minantur palam et publice se velle
hostiliter et violenter cum multitudine armatorum dictam Aliciam
inuitam abducere ac sollempnitates ecclesiasticas approbatas et
deo deuotas ex parte dicte Alicie occasione pretensi matrimonii
predicti faciendas maliciose impedire, auctoritate domini Cancellarii predicti monemus primo, secundo et tertio ac inhibemus ne
quis vel qui ausu temerario conspiraciones, confederaciones aut
colligaciones huiusmodi facere, inire aut continuare presumant,
seu quicquam in pacis dicte Vniuersitatis perturbacionem in hac
parte faciant aut molestiam seu violenciam aut grauamen dicte
Alicie ad ecclesiam pro sollempnitate huiusmodi accedenti vel ab
eadem redeunti vel secum incedentibus quibuscunque inferant
quovismodo, sub pena excommunicacionis maioris quam exnunc
ut extunc in omnes contrauenientes publice vel occulte, dolo,
culpa vel mora eorumdem precedentibus, in hac parte ferimus in
hiis scriptis.

[1] Adam le Long, also known as
Adam de Tershaw or Tershagh, was
chamberlain in the year beginning
Mich. 1329, and bailiff in the years
beginning Mich. 1336, Mich. 1345,
Mich. 1346 and Mich. 1348; he died
in Feb. 1349 of the Black Death
(*Book of Wills*, p. 38), leaving a
widow named Alice. Alan de Eton,
also known as Alan de Knaphall,
was bailiff for the year beginning
Mich. 1345; his will is not known,
but he was dead before Jan. 1349
leaving a widow Elizabeth (*Book of
Wills*, p. 36). *Oriel Records* tell us
that Adam le Long was a 'saucer'.

Inhibicio cum excommunicacione ne quis inpugnet priuilegia et libertates Vniuersitatis.

Auctoritate domini Cancellarii inhibemus primo, secundo et tertio ac monemus in hiis scriptis ne quis priuilegia [et] libertates istius Vniuersitatis Oxon. scienter et maliciose inpugnet vel inpugnare procuret, vel concordiam inter clericos et clericos vel inter clericos et laicos quouismodo impediat vel impedire procuret, ac scienter et maliciose notorie in eneruacionem pacis et tranquillitatis studencium [contra]¹ iura ac priuilegia, libertates et consuetudines Vniuersitatis predicte scolares aut eorum servitores & notorie munitos priuilegiis & consuetudinibus Universitatis predicte pretextu alicuius litis in iurisdiccione dicti domini Cancellarii mote, ciuilis et pecuniarie, ad examen alterius iudicis cuiuscunque secularis vel ecclesiastici extra iurisdiccionem predictam aut in assisis et iuratis vexent, trahant trahive procurent aut ponant quouismodo, sub pena excommunicacionis maioris quam exnunc ut extunc in omnes et singulos contra premissa vel eorum aliqua venientes, dolo, culpa vel mora eorum precedentibus in hac parte, proferimus in hiis scriptis.

Ad denunciandum aliquem excommunicatum in loco contumacie.

Auctoritate domini Cancellarii Oxon. denunciamus excommunicatum magistrum Willelmum de Barn'² clericum, ad comparendum certis die et loco coram archiepiscopo Cantuariensi super quibusdam salutem anime sue tangentibus responsurus [*sic*], euocatum non comparentem, propter suam contumaciam in non ueniendo contractam auctoritate dicti domini Archiepiscopi rite excommunicatum iuxta vim, formam et effectum litterarum dicti domini Archiepiscopi in hac parte prefato Cancellario transmissarum, quorum auctoritate mandatorum dictum magistrum Willelmum sic excommunicatum esse et fuisse denunciamus presencium per tenorem. Et sciendum quod istud mandatum prosecutum fuit ex mandato domini archiepiscopi et littera fuit patens.

f. 48ʳ *Monicio domini Regis et Cancellarii in sua uniuersitate pro pace seruanda.*

Cum Rex ex certa sciencia per suum speciale consilium hiis temporibus prouide sub certis penis districtius inhibuerit ne quis in ciuitatibus seu suis villis, saltim de muris inclusis, de nocte

---

¹ Not in MS.
² William de Barneby, a fellow of Merton, was proctor in 1315, and took a prominent part in the Stamford schism (*Collectanea* i. 7, 15, 51. O.H.S.)

precipue cum armis incedere presumat, ad pacis sui [sic] custodiam deputatis duntaxat exceptis, et si qui dictis regiis preceptis
in contrarium venientes capiantur, et incarcerentur et sine suo
mandato speciali non liberentur; hinc est quod dominus Cancellarius volens suis corditer succurrere ac quantum in eo est de futuris
periculis eo citius precauere, omnes et singulos precipue de iurisdiccione Vniuersitatis existentes intimius admonet et inducit, ne
quis dictis regiis preceptis in aliquo contrauenire presumat
quouismodo, in eorundem periculo et sub penis superius annotatis
subiendis, ac etiam iurisdiccione et priuilegiis Vniuersitatis omnino carendis; cum omnes huiusmodi incessores pacis regni perturbatores et inimicorum tocius regni fautores et auctores hiis
diebus non immerito reputentur.

Item monicio pro pace et quod nullus ingrediatur forestam.

Cum dominus Rex ex sua clemencia magna et benignitate tam
oretenus quam litteratorie domino Cancellario pridie significauit
quod per quosdam suos ministros et alios fidedignos sibi grauiter
est conquestum de quibusdam qui, secundum sui habitus apa-
renciam, scolares apparere videntur, qui contra pacem regiam tam
in villa Oxonie quam extra mala quamplurima perpetrando cum
armis ut asseritur indecenter et nequiter incedunt, quorum quidam
cum canibus quidam[1] cum arcubus, sagittis et aliis armis ad suam
hic deprope forestam ausu temerario incedere non verentur,
contra quos sine dubio de concilio regio processus vehementer
metuendus est [et] prouide nuper ordinatum[2] est quod videlicet
manu forti et militari tam de plena patrie potestate quam dicte
ville ad quascunque partes se traxerint, non obstante priuilegio
quocunque, capiantur et tantis ac talibus penis condignis affi-
ciantur, quod casus illorum statutorum metus et exemplum
omnium aliorum fiat in futurum; Propter quod inhibet dominus
Cancellarius sub omnimoda pena qua potest omnibus et singulis
sub proteccione istius Vniuersitatis fore volentibus, ne quis in
hac villa vel extra de die vel de nocte contra statuta vel ordinaciones huiusmodi Vniuersitatis cum armis incedat, nec ad forestam
dicti domini regis nostri modis illicitis accedere presumat; quod si
quis contra dictum regium curiale preceptum exnunc fecerit, licet
sibi male contingat, non miretur in euentum.

Inhibicio ne aliquis expellat aliquem a scolis vel hospiciis suis nisi
per viam iuris.

Quoniam domuum et scolarum per cautelosos[3] introitus et

---

[1] quibusdam, MS.   [2] ordinatus, MS.   [3] cautelosas, MS.

priuatos, immo pocius intrusiones priuatas, usurpata possessio ac possessionum minus iuste sic nactarum detencio solet materiam ministrare dissencionis et discordie, ex qua nimis frequenter fuerat pax Vniuersitatis et tranquillitas impedita ; inhibet dominus Cancellarius ne quis incumbentem aliquem per se vel per alium possessioni aule, camere, scolarum, domuum aliarum vel ortorum, clam vel palam per se vel per alium a sua possessione expellat vel expelli faciat absque auctoritate iudicis in ea parte competentis ; eciam ne quis aulam, cameram vel scolas ab alio possessam vel possessas causa possessionis eiusdem vel earumdem de nouo adquirende per se vel per alium absque auctoritate supradicta vel incumbentis voluntate et consensu ingredi presumat sub pena excommunicacionis, incarceracionis et bannitionis ac amissionis iuris si quid habuerit vel in eadem vel eisdem se habere pretenderit. Inhibet insuper ne quis ad huiusmodi possessionem domuum vel scolarum nanciscendam modo predicto vel ingressum, notorie tendentes ad pacis perturbacionem, auxilium prebeat vel consilium vel fauorem sub penis superius nominatis.

Inhibicio ne aliquis ingrediatur ad deteriorandum prata nec campos nec arbores alienas abcidat.

Inhibet dominus Cancellarius primo, secundo et tercio omnibus et singulis de iurisdiccione Vniuersitatis existentibus et priuilegiis eiusdem gaudere volentibus, ne quis eorumdem de cetero in f. 48ᵛ campis seminatis, pratis falcabilibus separatis, huic ville adiacentibus, ad spaciandum, deteriorandum seu conculcandum ingredi presumat, sub penis excommunicacionis maioris et incarceracionis, cum per huiusmodi ingressus et excessus ante haec tempora mala plurima multotiens contigerunt, et verisimiliter contingere poterunt in futuris, sicut in pratis et campis de Halywell, de Oseney, de Hospitali sancti Johannis, de Kyngesmede et consimilibus. Inhibet etiam dominus Cancellarius sub eisdem penis ne quis arbores vel ramos alienos scindere vel asportare presumat, nec artem nephariam bocular*ie* discat vel exerceat quouismodo, monendo districcius auctoritate supradicta omnes et singulos qui aliquem vel aliquos contra aliquam predictarum inhibicionum venientem vel venientes nouerint, quod dicto domino Cancellario quid inde sciuerint quamcito poterint manifeste reuelent sub pena excommunicacionis antedicte.

Monicio de asportacione rerum diuersarum.

Auctoritate domini Cancellarii monemus primo, secundo et tercio illum vel illos qui tali die loco tali tales res minus iuste asportauit vel asportauerunt, [quod de dictis rebus sic][1] seu eidem vel eisdem consenciendo fauorem aliquem exhibuit vel exhibuerunt in ea parte, quod tales res sic spoliate tali infra [tale tempus a][1] triduum a tempore istius monicionis restituant restituiue faciant, sub pena excommunicacionis maioris in omnes et in eorum quemlibet ferende, monentes preterea omnes illos et singulos qui de talium rerum alienacione seu detencione aliquid sciuerint vel probabilem suspicionem habuerint, quod tali predicto quamcicius commode poterint manifeste reuelent sub pena superius annotata.

Ad denunciandum tales excommunicatos qui non restituerunt ablata.

Auctoritate domini Cancellarii excommunicamus et excommunicatos esse denunciamus omnes illum vel illos, qui tali die loco tali tales res asportauit vel asportarunt seu etiam eidem vel eisdem adherendo et consenciendo fauorem aliquem exhibuit vel exhibuerunt in ea parte, per quod dictum opus nepharium effectui mandabatur prompciori, quoadusque predictis sic spoliatis restitucionem plenariam impenderit vel impenderint, et de dampnis illatis satisfecerit vel satisfecerint competenter, monentes preterea *vt supra* quod infra tale tempus cancellario seu ipsius locum tenenti constare faciat vel faciant indilate, omni[2] facti concelacione penitus exclusa, sub pena excommunicacionis predicta exnunc in eisdem inferende.

Item excommunicacio post monicionem de eadem.

Quia moniciones legitime precesserunt in omnes illos et singulos qui tali die loco tali tales res minus iuste asportauerant, inuenerant seu detinuerant, quod dictas res tali infra tale tempus restituerent restituiue facerent sub pena excommunicacionis maioris, et adhuc nulla est facta restitucio; hinc est quod auctoritate domini Cancellarii monemus primo, secundo et tertio omnes illos et singulos qui tales res inuenerunt, detinuerunt, detinent seu occultant, quod citra talem diem easdem res domino Cancellario vel tali restituant restituiue faciant sub pena excommunicacionis maioris quam in non parentes monicionibus huiusmodi ferimus in his scriptis monentes [&c.].

Item scribatur sic per ecclesias post excommunicacionem factam per scolas.

Quia auctoritate domini Cancellarii, monicionibus legitime premissis in hac parte, excommunicati sunt omnes et singuli qui tali

---

[1] Omit these words.   [2] omne, MS.

die et loco tali tales res asportarunt et furtiue contra voluntatem domini [detinuerunt]¹ seu eisdem fauorem aliquem in ea parte exhibuerunt, quos omnes et singulos malefactores seu detentatores auctoritate predicta in sententiam excommunicacionis maioris prius late dampnabiliter incidisse denunciamus in hiis scriptis, monentes primo, secundo et tertio et peremptorie omnes illos et singulos qui de tali dicte rei inuencione seu detencione aliquid sciuerint vel probatas suspiciones habuerint, quod citra talem diem tali constare faciant indilate sub pena excommunicacionis maioris, quam in non parentes monicionibus huiusmodi ferimus in hiis scriptis.

Excommunicacio lata in omnes impedientes libertates, et seruitores trahentes ad aliud examen.

Quia auctoritate domini Cancellarii Oxonie excommunicati sunt omnes et singuli qui priuilegia et libertates Vniuersitatis predicte scienter et maliciose impugnant vel inpugnare procurant, ac omnes et singuli qui pacem et tranquillitatem dicte Vniuersitatis quouismodo impediunt vel impedire procurant, ac etiam omnes et f. 49ʳ singulos qui notorie, contra priuilegia, iura, libertates et consuetudines, scolares aut aliquos eorum seruitores subditos, et notorie munitos priuilegiis et consuetudinibus Vniuersitatis predicte, pretextu alicuius litis in dicta iurisdiccione mote, ciuilis et pecuniarie, ad examen alterius iudicis cuiuscunque secularis vel ecclesiastici, extra iurisdiccionem predictam, et in assisis et iuratis ponunt, vexant, trahunt et trahi procurant quouismodo, quos omnes et singulos contra hanc formam venientes excommunicamus et excommunicatos esse denunciamus in hiis scriptis, quousque satisfacto de multiplicibus excessibus tam Vniuersitati quam scolaribus et subditis predictis quos leserunt, cancellarii et magistrorum gratiam meruerint optinere.

Item excommunicacio de eadem sub alia forma.

Auctoritate domini Cancellarii monemus primo, secundo et tercio ne quis pacem et tranquillitatem istius Vniuersitatis de cetero impediat vel infringat nec arma contra pacem de die vel de nocte deferat nec discordiam inter clericos et clericos seu inter clericos et laicos faciat vel procuret, nec conuenticulas faciat vel eisdem consenciat consilio, auxilio vel fauore, sub penis excommunicacionis maioris quam exnunc protunc in omnes contrauenientes ferimus in hiis scriptis, et incarceracionis diutine et priuilegiorum istius Vniuersitatis amissionis.

¹ Not in MS.

Item monicio pro delicto alicui commisso.

Quia ex graui et enormi fidedignorum querela ad aures domini Cancellarii peruenit, quod incedentibus quibusdam die tali in sero cum armis, ut apparuit, contra pacem in tocius cleri et populi terrorem manifestum quidam furore nimio excitatus in talem R. manus violentas iniecit, ipsumque in pacis lesionem enormiter pertractauit; hinc est quod auctoritate domini Cancellarii monemus primo, secundo et tertio illum qui, ut premittitur, in predictum R. manus violentas iniecit, quod infra octo dies iam proximo sequentes de tam enormi delicto satisfaciat, sub pena excommunicacionis in eundem suis exigentibus meritis inferende, monentes ulterius omnes et singulos dicti delinquentis noticiam vel probabilem suspicionem optinentes, quod infra idem tempus nomen et suspicionem quam habuerint in premissis domino Cancellario vel parti lese reuelent sub pena superius annotata.

Item excommunicacio pro transgressione alicui illata.

Cum omnes et singuli qui¹ arma de die vel de nocte infra limites istius Vniuersitatis monicionibus legitimis in hac parte premissis contra statuta et ordinaciones antedicta deferentes sint auctoritate domini Cancellarii sentencia excommunicacionis maioris innodati, ac quidam pacis emuli membra diaboli nocte tali quemdam J. de T. attrociter vulnerauerunt et male tractauerunt, in domini regis contemptum, Vniuersitatis preiudicium et obprobrium, et partis lese dampnum non modicum et grauamen, quos quidem omnes et singulos in sententiam excommunicacionis maioris dampnabiliter incidisse denunciamus in hiis scriptis cum suis autoribus, fautoribus, consiliariis et complicibus uniuersis.

Item excommunicacio de eadem materia.

Cum omnes illi et singuli pacem et tranquillitatem istius Vniuersitatis quomodolibet perturbantes sint auctoritate domini Cancellarii maioris excommunicacionis sentencia publice innodati, ac quidam filii, dicte sentencie contemptores, nocte tali circa mediam noctem et quasi per totam noctem arma diuersa detulerunt et conuenticulas illicitas et prohibitas et alia mala quamplurima fecerunt, pacem et tranquillitatem istius Vniuersitatis inquietando multipliciter et perturbando, quos quidem omnes et singulos in sentencia excommunicacionis maioris prius late in hiis scriptis denunciamus dampnabiliter incidisse, una cum eorum autoribus et fautoribus et complicibus uniuersis; monentes etc.;

¹ This word is superfluous.

quorum absolucionem omnium et singulorum dominus Cancellarius specialiter sibi reseruat.

f. 49ᵛ *Excommunicacio lata in omnes deferentes arma contra pacem.*

Quia auctoritate domini Cancellarii, monicionibus legitime premissis, sub pena excommunicacionis et incarceracionis ne[1] quis conuenticulas faceret nec eisdem consentiret per quas populus poterit concitari vel Vniuersitatis tranquillitas perturbari nec etiam de die vel de nocte per vicos in villa Oxon. et eius suburbiis arma deferret, nisi forsan intrando villam vel exeundo ad loca remota et de hospicio ad hospicium ex causa legitima et honesta duntaxat exceptis, ac quidam ut pro certo asseritur de fama sua nec animarum suarum salute curantes de die et de nocte arma deferunt et conuenticulas illicitas et prohibitas et alia mala quamplurima faciunt, pacem et tranquillitatem istius Vniuersitatis inquietando multipliciter et perturbando ; quos quidem omnes et singulos in sententiam excommunicacionis maioris prius late in hiis scriptis denunciamus dampnabiliter incidisse, monentes &c.

Excommunicacio lata a canone in omnes qui manus violenter in clericos iniecerunt.

Cum sacris canonibus cautum esse constat quod omnes et singuli qui manus temere violentas in clericum iniecerint, aut ad id faciendum auxilium, consilium vel fauorem prebuerint vel consensum seu huiusmodi violentam manuum inieccionem mandauerint, anathematis vinculo siue maioris excommunicacionis sententia sint ipso facto dampnabiliter inuoluti ; Vnde nos Cancellarius Vniuersitatis Oxonie, ex officii nostri debito huiusmodi canonum executor, auctoritate qua fungimur in hac parte omnes et singulos qui die tali in nocte in quemdam A. de T. clericum manus iniecerunt temere violentas publice, et notorie ipsum clericum, absque omni sufficienti et legitima auctoritate, in casu etiam a iure non permisso, atrociter et enormiter vulnerarunt, et premissa perpetranda mandarunt ac huiusmodi facinus fieri procurarunt, vel ad ea opem, consilium, auxilium, consensum vel fauorem prebuerunt publice vel occulte in diuini nominis iniuriam, necnon Vniuersitati nostre antedicte libertatis lesionem enormem, excommunicamus ac huiusmodi anathematis et maioris excommunicacionis sententiis inuolutos esse denunciamus in hiis scriptis.

---

[1] Some such words as *ordinatum est* are required before *ne*.

Item excommunicacio sub alia forma.

Auctoritate domini Cancellarii Oxonie denunciamus omnes illos et singulos in sententiam maioris excommunicacionis incidisse qui die tali loco tali in tali clerico et in possessione clericatus notorie existenti insultum cum armis dederunt, manus in eundem temere violentas iniecerunt, seu ipsum alias immaniter pertractarunt, seu premissa vel aliquod ipsorum fieri mandarunt, seu suo nomine factum ratum habuerunt seu ad ea vel eorum aliquod quouismodo opem, consilium, auxilium, consensum vel fauorem prebuerunt publice vel occulte cum suis complicibus et fautoribus uniuersis. Puplicetis sollempniter omnia predicta singulis diebus dominicis et sollempnibus, dum missarum celebrantur sollempnia, cruce erecta, pulsatis campanis, candelis accensis et in signum dampnacionis eorumdem in terram proiectis et extinctis, ut rubore suffusi ad humilitatis gratiam et reconciliacionis effectum facilius inclinentur, ipsosque sic excommunicatos et anathematizatos in scolis predicat*is*,[1] et locis aliis in dicta Vniuersitate constitutis publice denunciari volumus et mandamus.

Item excommunicacio de eadem materia.

Licet omnes et singuli qui, suadente diabolo, manus temere violentas in clericum iniecerint aut huiusmodi violentam et temerariam manuum inieccionem in clericum fieri mandauerint, seu suo nomine factum ratum habuerint, vel ad id faciendum auxilium, opem, consilium vel fauorem aut consensum prebuerint, anathematis vinculo seu maioris excommunicacionis sententia a sacris canonibus contra huiusmodi sacrilegos prouide lata et publice promulgata sint ipso facto dampnabiliter inuoluti, necnon omnes qui pacem et tranquillitatem Vniuersitatis Oxonie iniuriose perturbant et perturbare presumunt simili excommunicacionis sententia, a sacris patribus lata, sint innodati; nichilominus tamen quidam sathane satellites, furore diabolico inuecti, manu armata die tali anno tali in villa Oxonie in talem clericum et presbiterum ac pro clerico publice se gerentem et habitum, scientes ipsum esse clericum et presbiterum, manus iniecerunt temere publice et notorie violentas, ipsumque clericum et presbiterum absque omni sufficienti et legitima auctoritate, in casu etiam a iure non permisso, atrociter et enormiter verberarunt, vulnerarunt, aliasque ad non modicam sanguinis effusionem immaniter pertractarunt, f. 50ʳ premissaque facienda et perpetranda mandarunt, necnon suo

[1] The ending of the next deed suggests that this word should be omitted.

nomine ratum habuerunt, in diuini nominis iniuriam ac sancte matris ecclesie et ecclesiastice[1] necnon Vniuersitatis Oxonie antedicte libertatis, pacis et tranquillitatis perturbacionem, lesionem enormem, huiusmodi anathematis et excommunicacionum sententias ipso facto dampnabiliter incurrendo, quibus anathematis et excommunicacionis sententiis in animarum suarum graue periculum et perniciosum exemplum aliorum remanent inuoluti. Vnde nos Cancellarius Vniuersitatis Oxonie, ex officii nostri debito huiusmodi canonum executor, auctoritate qua fungimur in hac parte omnes et singulos huiusmodi malefactores, facinorosos, sacrilegos, premissa scelera perpetrantes et fieri quouismodo procurantes, necnon ad ea facienda opem, consilium, auxilium, consensum vel fauorem publice vel occulte prebentes, cum suis fautoribus et complicibus in dictas anathematis [et] excommunicacionum sententias incidisse et eisdem ligatos fuisse et esse denunciamus, et denunciari ac puplicari mandamus publice et sollempniter in singulis ecclesiis Oxonie diebus dominicis et sollempnibus, dum missarum celebrantur sollempnia, cruce erecta, pulsatis campanis, candelis accensis et in signum dampnacionis eorumdem in terra proiectis et extinctis, ut rubore suffusi ad humilitatis graciam et reconciliacionis effectum facilius inclinentur; ipsosque sic excommunicatos et anathematizatos in scolis et locis aliis in dicta Vniuersitate constitutis publice denunciari volumus et mandamus. Pro Fulcone de Lucy.

Monicio ne scolares vel eorum seruientes magistros in repeticione perturbant.

Inhibet dominus Cancellarius ne aliqui scolares scolas doctorum pro eorum repeticionibus nimis ante horam statutam ad repetendum aut etiam hora statuta contumeliosi importune intrare presumant, ne per eorum introitum prematurum impedimentum faciant baculariis legentibus et eorum scolaribus. Inhibet etiam dominus Cancellarius ne pro sedibus habendis tumultuose se habeant, aliquem pulsando vel verberando; et si quis vero contrauenerit et super hoc conuictus fuerit, incarcerabitur et per octo dies non liberabitur.

Ne aliquis contra voluntatem domini doctoris scolas ingrediatur.

Auctoritate domini Cancellarii monemus primo secundo et tertio et districte inhibemus sub pena excommunicacionis et incarceracionis, ne qui scolares clerici, mancipia seu lixe aut alii scolarium seruientes quicunque hora ordinaria scolas talis loci in

[1] Some such word as *conditionis* is required.

perturbacione doctoris et scolarium in eisdem ante horam debitam et oportunam ingrediantur, clamorem nec tumultum aliquod in dictis scolis vel extra faciant, per quos dictus dominus doctor seu quiuis alius loco sui illa hora ordinaria legens a lectura sua posset aliqualiter impediri. Et si qui tales de cetero contra istam defensionem inuenti fuerunt, ad arbitrium et voluntatem dicti domini doctoris incarcerentur et ibidem grauiter puniantur.

Monicio sub pena excommunicacionis ne aliquis impediat doctorem legendo nec lapillos ruat.

Cum auctoritate domini Cancellarii multocies inhibitum fuerat ne quis scolaris aut alius dominum doctorem legendo vel scolares eum audientes impedirent nec aliquo modo maliciose inquietarent, nec adhuc desistunt, ac heri quidam ad horam extraordinariam in scolis talibus quemdam lapillum ruit et percuciebat talem de tali scolarem in oculo, qui credidit oculum amisisse, et magnum grauamen sibi intulit, nec adhuc sibi voluit emendare; hinc est quod auctoritate dicti domini Cancellarii monemus primo, secundo et tercio ne quis de cetero doctorem vel bacularium loco sui legentem vel scolares eos audientes iactando lapillos impediat, nec aliqua mala nociua et diuersa scienter et maliciose faciat nec procuret sub pena excommunicacionis et incarceracionis diutine prohibemus,[1] monentes primo, secundo et tercio omnes illos et singulos qui dictum C. percuciebant et tale dampnum sibi fecerant quod infra triduum a tempore istius monicionis predicto tali pro tam graui delicto satisfaciant competenter, sub pena excommunicacionis maioris in eos et in eorum quemlibet inferende.

Inhibicio ne aliquis pulset horas prime et extraord[inarias] ante f. 50ᵛ *horam oportunam.*

Auctoritate domini Cancellarii monemus primo, secundo et tercio et[2] districius inhibemus ne quis scolaris aut alius quiscunque in ecclesia beate Marie virginis Oxon. ad campanas causa horas prime et extraord[inarias] pulsandi ante horam statutam et oppor-tunam accedat, nec dictas horas prime et extraord[inarias] pro alicuius magistri bacularii vel scolaris legentium vel disputancium, cuiuscunque facultatis sint, introitu vel exitu prematuris impor-tune pulsare presumat, bedello et eius seruiente dictas horas pulsare et regulare ad quos spectat officium duntaxat exceptis, sub pena excommunicacionis et incarceracionis.

---

[1] Either *monemus* or *prohibemus* is superfluous.   [2] ut, MS.

Monicio quod detinentes bona talis defuncti quod infra certum tempus restituant.

Auctoritate domini Cancellarii monemus primo, secundo et tertio et peremptorie omnes illos et singulos qui aliquid de bonis talis nuper defuncti in pecunia, libris seu rebus aliis quibuscunque possident, detinent, occupant minus iuste, seu occupata vel detenta esse sciunt quouismodo, quod citra festum tale proxime futurum a tempore monicionis istius dicta bona omnia et singula tali et tali executoribus vel administratoribus bonorum dicti defuncti vel alteri eorumdem integre restituant, seu alio modo competenter satisfaciant pro eisdem, et quod dictis executoribus de bonorum predictorum detencione reuelent id quod sciunt in hac parte, sub pena excommunicacionis maioris per dictum dominum Cancellarium inferende in omnes qui monicionibus huiusmodi in illum euentum non paruerint cum effectu. Et si qui sint sibi debita pretendentes, venient [coram] J. de T. citra talem terminum peremptorium ea debita in forma petituri, et satisfaciet eis ad plenum, et fiet eis iusticie complementum.

Qui bona talis defuncti in forma iuris petere volunt ut veniant infra tale tempus.

Auctoritate domini Cancellarii monemus primo, secundo et tertio et citamus omnes illos et singulos qui aliquid ex debitis vel racione legati talis R. talis diocesis, quondam scolaris istius Vniuersitatis, nuper defuncti, iuste vendicare et secundum formam iuris petere voluerint, quod tali die coram domino Cancellario ab executoribus bonorum dicti defuncti in ecclesia tali compareant, petituri et recepturi quod iusticia suadebit; quibus omnibus et singulis plenum fiet iusticie complementum.

Item alia de eadem.

Auctoritate domini Cancellarii monemus primo, secundo et tertio omnes illos et singulos qui se pretendunt aliquod ius habere petendi et optinendi aliqua bona vel debita racione legati vel debiti ab executoribus, heredibus vel assignatis talis R., nuper defuncti, quod compareant peremptorie in ecclesia tali tali die coram domino Cancellario vel eius commissario, petituri et recepturi in forma iuris ; quibus omnibus et singulis plenum fiet iusticie complementum.

Citacio. Quare sequestrum interpositum non debeat liberari.

Auctoritate domini Cancellarii monemus primo, secundo et tertio et citamus omnes illos et singulos qui aliquod in bonis J. de

T., nuper defuncti, sequestrum fieri procurarunt, quod compa- '
reant tali die hora tali loco tali coram domino Cancellario vel eius
commissario contra executores dicti defuncti, si quod canonicum
habeant, ostensuri et proposituri quare de dictis bonis sequestrum
ad instanciam illorum interpositum minime debeat liberari.

Monicio ne aliquis transferat descos vel formulas a scolis doctorum.

Auctoritate domini Cancellarii monemus primo, secundo et tertio ne quis scienter et maliciose frangat, scindat vel furtive aspor-
tet vel de loco in locum transferat descos vel formulas in scolis
decretorum, decretalium seu legum, nisi de doctorum vel ordinarie[1]
legencium in eisdem seu seruientis earundem facultatum voluntate
et consensu expressis, necnon omnes et singulos qui nomina dictorum malefactorum nouerint vel de eisdem probabilem suspicionem
habeant quod dictis doctori vel seruienti &c.

Item excommunicacio pro eisdem qui asportant descos.

Quia auctoritate domini Cancellarii multociens legitime monitum extiterat sub pena excommunicacionis ne quis descos vel
formulas de scolis decretorum, decretalium seu legum scienter et
maliciose frangeret, scinderet vel furtive asportaret, vel de loco f. 51ʳ
ad locum transferret, nisi de voluntate doctorum vel baculariorum
ordinarie legencium in eisdem seu seruientis earundem facultatum
voluntate et consensu expressis, ac quidam filii nequicie huiusmodi
sentenciam non verentes contemptibiliter et maliciose de die et
nocte in dictis scolis dampna quamplurima in premissis perpetra-
runt et adhuc desistere non formidant, hinc est quod auctoritate
domini Cancellarii omnes dictos malefactores excommunicamus
et excommunicatos esse denunciamus in hiis scriptis.

Excommunicacio lata in omnes diffamantes maliciose statum docto-
ratus vel magisterii.

Audito nouiter et prolato rumore, verisimiliter intellecto, quod
quidam perditionis filii, quorum nomina ignorantur, viperina
quadam mordacitate linguam suam docentes loqui mendacia de-
tractiua, nonnullos istius Vniuersitatis magistros doctoratos et
approbatos, apud bonos et graues penes quos prius bone fame
extiterant, false et maliciose diffamarunt, eisdem detrahendo et
inter cetera murmurando quod nonnulli eorundem magistrorum
per dictam Vniuersitatem approbati, ut premittitur, adeo simpli-
ces et scientia sunt ignari quod in proferendo magistralia et alia

[1] The next document suggests that the word *baculariorum* is omitted
before *ordinarie*.

ab incongruitate se nesciunt preseruare, pretextu quorum fama et status dictorum magistrorum leditur et ipsorum opinio multipliciter denigratur, ac dicte Vniuersitatis decentia turpiter malicia maculatur. Cum tamen non sit verissimile quempiam in dicta Vniuersitate ad status doctoratus aut magisterii prefici et tot et tantis fidedignis et literatis personis approbari qui defectum patitur in premissis, unde non dubium dictos detractores et defamatores in sentenciam excommunicacionis maioris in concilio Oxoniensi contra sic delinquentes provide latam ipso facto dampnabiliter incidisse et sic ut premittitur excommunicatos esse. Quocirca nos dicte Vniuersitatis Cancellarius, qui tam ex officii nostri debito quam iuris ministerio tenemur errata corrigere, et deformata in melius reformare, ac etiam dicte Vniuersitatis et magistrorum ac nostram iniuriam quibus possumus viis iuris merito propulsare, omnes et singulos huiusmodi diffamatores in dictam excommunicacionis sentenciam sic ut premittitur incidisse et excommunicatos esse publice denunciamus; et ne moribus huiusmodi pestiferis per impunitatis desidiam indies invalescat et innocentes ad deuium pertrahat in futurum, monemus primo, secundo et tertio et peremptorie omnes et singulos magistros, scolares et alios quoscunque dicte Vniuersitatis subditos, et qui priuilegiis Vniuersitatis gaudere voluerint, quod ab huiusmodi detraccionibus dolosis et defamacionibus prudenter se abstineant sub pena excommunicacionis maioris quam contrauenientes incurrere volumus ipso facto; omnes insuper quos hactenus in premissis culpabiles nouerint aut verissimilem presumpcionem habuerint nobis infra triduum reuelent, sub pena superius annotata.

Denunciacio excommunicacionis in omnes qui arma deferunt contra statuta.

Quia moniciones legitime processerunt in omnes illos et singulos pacem istius Vniuersitatis perturbantes perturbarive procurantes, arma de die vel de nocte deferentes, ac quidam filii nequicie, sue salutis immemores, die tali proximo preterita circa pulsacionem ignitegii et post, quasi per totam noctem, cum gladiis et bokelariis, baculis ac aliis armis illicitis per vicos et plateas istius ville Oxonie discurrebant, in terrorem populi non modicum et grauamen; hinc est quod nos auctoritate domini Cancellarii omnes dictos malefactores denunciamus in sentenciam excommunicacionis maioris dampnabiliter incidisse cum suis auctoribus et fautoribus et complicibus uniuersis. Eadem etiam auctoritate monemus primo secundo et tertio qui nomina [&c.].

Item de eadem materia monicio ne deferant arma.

Quia auctoritate domini Cancellarii in virtute statuti excommunicati sunt omnes et singuli pacem istius Vniuersitatis perturbantes perturbarive procurantes, arma de die vel de nocte sub quocunque colore infra villam vel extra de iure vel statuto non permisso portantes, propter quod inhibet dominus Cancellarius et monet primo, secundo et tertio omnibus et singulis de iurisdictione dicti domini Cancellarii existentibus, ne quis de cetero de die vel de nocte infra villam vel extra Oxonie sub quocunque colore, ut premittitur, arma defensiua vel inuasiua deferat, nisi forte intrando villam vel exeundo ad loca remota, hiis duntaxat exceptis, et ad pacis dicte Vniuersitatis custodiam deputatis, sub pena excommunicacionis et incarceracionis. Et si quis talis contra istam defensionem et inhibicionem inuentus fuerit, arma sua amittet, carceri mancipabitur, et ibidem grauiter punietur.

Super istis articulis debent principalis inhabitator, mancipium et f. 51ᵛ
lixa examinari in primo cuiuslibet anni et iurari et omnia
fideliter obseruare.

Quod[1] quilibet principalis inhabitator seu vicem eius gerens, mancipium similiter et lixa tam aularum quam camerarum veniant et sacramentum prestent corporale, quod si nouerint in futurum aliquem de societate conuenticulas facientem seu facientibus assensum prebentem vel ad conuenticulas accedentem seu communiter et sepe malo zelo diuersas naciones nominantem seu pacem Vniuersitatis perturbantem vel artem bokelarie exercentem vel meretricem seu mulierem aliquam in amplexibus fornicariis seu adulterinis in domo sua tenentem vel arma portantem vel discordiam inter australes et boriales qualitercunque procurantem, Cancellario vel alteri procuratorum infra triduum a tempore scientie denuncient; qui omnes tanquam pacis perturbatores pena carceris puniantur. Hec omnia iurabunt quod fideliter obseruabunt in futurum, omnia [et] singula recitata.

Super istis articulis in quolibet termino debent mancipium et alii
seruientes comitiue iurare.

Ordinatum est per Cancellarium et totam Vniuersitatem quod quilibet principalis seu locum eius tenens sub pena excommunicacionis in principiis singulorum terminorum facient omnes seruientes suos coram comitiua sua iurare quod bene et fideliter deseruient comitiue sue et singulis de eadem, quod non emant aliqua

[1] This statute was made in July, 1313 (*Mun. Ac.*, p. 93).

victualia ad retallium sub quocunque colore set ad fidele opus magistrorum et scolarium quibus deseruiunt, et quod non emant aliqua victualia ad opus alicuius regratarii nec aliquorum regratariorum. Et si quos tales sciuerint aut nouerint seu ementes ante horam nonam aliqua victualia siue in villa siue extra villam venientia ad retallium, quod domino Cancellario denunciabunt. Quod si aliquis seruiens contra ista venerit extunc habeatur inhabilis ad deseruiendum in officio scolarium. Item ordinatum est per eosdem quod nullus scolaris sub pena excommunicacionis emat aliqua victualia nec aliquorum victualium empciones procuret ad usum alicuius regratarii.

Ista billa debet per omnes ecclesias Oxonie die Natalis domini in quolibet anno pronunciari.

Auctoritate domini Cancellarii Oxonie, monicionibus legitime premissis, excommunicamus et excommunicatos esse denunciamus omnes illos et singulos qui priuilegia vel libertates istius Vniuersitatis scienter et maliciose impugnant vel impugnare procurant, ac omnes illos et singulos qui pacem et concordiam inter clericos et clericos vel inter clericos et laicos adinuicem coniurando vel conspirando quouismodo impediunt vel impedire procurant, discernentes omnes illos et singulos qui arma defensiua vel inuasiua de die vel de nocte in casu aliquo deferunt de jure vel statuto non permisso tanquam pacis perturbatores pena carceris puniendos. Eadem etiam auttoritate inhibemus sub pena excommunicacionis et incarceracionis ne quis de cetero post ignitegium cum armis vel sine armis per vicos incedat nisi forsan ex causa racionabili et honesta; monentes primo, secundo et tercio sub pena excommunicacionis omnes et singulos qui nomina contra hanc formam veniencium nouerint aut de eisdem probabilem suspicionem habuerint, quod domino Cancellario vel eius commissario vel alteri procuratorum infra triduum a tempore sciencie inde respondeant id quod sciunt in hac parte.

Denunciacio excommunicacionis in omnes impedientes pacem et arma deferentes.

Quia multociens auctoritate domini Cancellarii legitime monitum extiterat sub pena excommunicacionis et incarceracionis ne quis conuenticulas faceret nec eis consentiret, per quas populus concitari posset et pax perturbari, sub quocunque colore, nec etiam de die vel de nocte per vicos et plateas in villa Oxon. vel eius suburbiis arma deferret, nisi forte intrando villam vel exeundo ad loca remota hiis duntaxat exceptis, et ad pacis dicte

Vniuersitatis custodiam deputatis ; ac quidam, ut pro certo asseritur, de fama sua nec animarum suarum salute curantes, de die et de nocte ut dicitur arma diuersa deferunt et conuenticulas illicitas et prohibitas et alia mala diuersa faciunt, pacem et tranquillitatem istius Vniuersitatis multipliciter perturbando et inquietando ; quos quidem omnes et singulos de jurisdiccione existentes in sententiam excommunicacionis prius late et multociens dampnabiliter incidisse denunciamus, inhibentes sub pena excommunicacionis auctoritate predicta ne quis cum eis scienter communicari presumat, donec beneficium absolucionis in forma iuris meruerint optinere. Denunciamus etiam eadem auctoritate omnes illos et singulos in sententiam excommunicacionis prius late incidisse, qui nomina dictorum malefactorum sciuerint vel de eisdem probabilem suspicionem habuerint nisi domino &c.

Vt stacionarii satisfaciant pro caucionibus.

Auctoritate domini Cancellarii monemus primo, secundo et tertio omnes illos et singulos condempnatos ad luendum cauciones suas insufficientes in tali cista Vniuersitatis ac etiam omnes illas habentes cauciones insufficientes in dicta cista vel apud stacionarios, quod accedant hodie hora tali loco tali dicte ciste, prout tenentur, satisfacturi sub pena execucionis iuris contra eos et eorum quemlibet strictissime faciendi.

Ne scolares accedant apud Godestowe causa mali perpetrandi.

Quia frequenter ex accessu scolarium et aliorum de jurisdiccione Cancellarii Vniuersitatis istius existencium in multitudine numerosa apud Godstowe in festo Natiuitatis beati Johannis Baptiste annuatim confluencium et ibidem inordinate se habencium notorium existit diuersas contumelias et graues conflictus et detestanda homicidia in ipsorum scolarium scandalum atque dampnum et pacis istius Vniuersitatis et quietis studencium turbacionem pesti- f. 52ʳ feram contigisse ; ac idem Cancellarius accepit iam tarde referentibus nonnullis fidedignis religiosis et aliis [quod]¹ verisimiliter possent consimilia accidere ex renouato accessu ibidem hoc instanti festo ; hinc est quod auctoritate domini Cancellarii monemus primo, secundo et tertio ne quis scolaris aut alius de jurisdictione predicta hoc instanti festo ad dictum locum accedat causa mali quomodolibet perpetrandi sub penis excommunicacionis et incarceracionis et privilegiorum istius Vniuersitatis amissionis.

¹ Not in MS.

Pro monasterio de Oseneye.

Quia ex graui multitudine scolarium, qui retroactis temporibus die Omnium Sanctorum ac aliis festis sollempnibus ad monasterium Oseneye accedere consueuerant, quampluries processum fuerat, ut per fidedignos accepimus, ad iniurias et contumelias, paxque Vniuersitatis Oxonie sepius extitit perturbata et diuinum seruicium in monasterio predicto clamoribus et tumultu ac aliis insolenciis impeditum; Auctoritate domini Cancellarii Vniuersitatis predicte monemus primo, secundo et tertio ne quis de cetero in multitudine onerosa inibi accedat, quicquam attemptando per quod diuinum seruicium diebus predictis in ipso monasterio aliqualiter possit impediri, seu pax dicte Vniuersitatis perturbari, sub pena excommunicacionis et incarceracionis quibus contrauenientes ipso facto volumus subiacere.

Quod executores reddant compotum.

Auctoritate domini Cancellarii monemus primo, secundo et tertio omnes executores seu administratores bonorum alicuius defuncti, qui de jurisdiccione dicti domini Cancellarii existebant, in virtute sacramenti coram Cancellario qui pro tempore fuerit prestiti per eosdem, qui hucusque compotum et raciocinia bonorum huiusmodi defunctorum coram Cancellario vel eius commissario in forma consueta non reddiderunt, quod dicti executores seu administratores citra festum tale compareant coram domino Cancellario vel eius commissario super huiusmodi execucione seu administracione compotum et raciocinia sua prout tenentur reddituri in forma debita et consueta.

Cum omnes et singuli pacem et tranquillitatem istius Vniuersitatis quomodolibet perturbantes perturbarive procurantes sunt publice excommunicati ac pro talibus denunciati, ac ex graui et enormi fidedignorum querela accepimus accedentibus quibusdam nocte preterita et multis aliis retroactis temporibus per vicos et plateas istius ville, mala quamplurima perpetrando, in terrorem populi non modicum et grauamen, quosdam verberando et ad terram prosternendo,[1] candelas et lampadas in seldis hominum extinguendo, fimum et alia enormia in seldas projiciendo, et precipue in seldam talis J., et eidem quampluries in pacis perturbacionem multipliciter iniurias inferendo, quos omnes et singulos in sententiam excommunicacionis maioris prius late dampnabiliter

---

[1] prosternando, MS.

incidisse denunciamus in hiis scriptis, cum eorum auctoribus fautoribus et complicibus uniuersis, monentes &c.

Citacio cuiusdam condempnati ad dicendum et proponendum quare f. 52ᵛ *sententia non debet demandari execucioni.*

Auctoritate domini Cancellarii monemus primo, secundo et tertio et citamus peremptorie J. de T. condempnatum per venerabilem R. commissarium nostrum generalem Nicholao de T.[1] in quadam summa pecunie in certis terminis de consensu parcium predictarum expresso coram dicto commissario statutis et assignatis et a diu est effluxis eidem Nicholao soluenda, de qua nondum satisfecit ut nobis asseritur, monicionibus in hac parte canonice sibi factis, quod conpareat coram nobis vel commissario nostro loco tali die tali proximo futuro contra dictum N. si quid canonicum habeat ostensurus et propositurus quare sententia non debeat demandari execucioni. Alioquin si monicionibus in hac parte ut premittitur non paruerit cum effectu, dolo, culpa vel mora suis interuenientibus in hac parte, exnunc prout extunc canonica monicione premissa in personam suam maioris excommunicacionis sentenciam proferimus in hiis scriptis.

Proclamacio caucionum per scolas.

Auctoritate domini Cancellarii citamus talem J. de T. peremptorie quod compareat citra tale festum quasdam cauciones impignoratas tali lapso termino[2]; alias extunc exponentur publice vendicioni et de precio earumdem creditoribus satisfiet.

Quia per dominum nostrum Cancellarium istius Vniuersitatis Oxonie moniciones legitime precesserunt in omnes illos et singulos qui aliquid de bonis J. de B. scolaris nuper defuncti in pecunia, libris seu rebus aliis quibuscunque possident, detinent, occupant minus iuste seu occupata vel detenta esse sciunt quouismodo, sub pena excommunicacionis maioris, et adhuc nulla est facta restitucio; hinc est quod auctoritate domini Cancellarii Vniuersitatis predicte excommunicatos esse denunciamus omnes illos et singulos qui supradicta pecunias, libros, res seu bona alia quecunque I. de B. scolaris nuper defuncti, ut profertur, possident minus iuste, detinent vel occupant quouismodo, cum eorum auctoribus, fauctoribus [sic] et complicibus uniuersis; preterea omnes illos et singulos qui de talium rerum alienacione vel detencione aliquid sciuerint

---

[1] Possibly Nicholas de Tingewick.
[2] Some word is missing such as *redempturus.*

vel probabilem suspicionem habuerint, quod domino Cancellario vel R. suo executori quamcicius commode poterint manifeste reuelent sub pena superius annotata.[1]

f. 53ʳ *Littera domini Cancellarii Officiali Curie Cantuarie directa pro quodam scolari contra priuilegia Uniuersitatis in curia sua male vexato ut eum dimittat.*

Reuerende discrecionis viro domino Officiali Curie Cantuarie eiusve locum tenenti J. de T. Cancellarius Vniuersitatis Oxon. salutem in auctore salutis. Quia per dominum nostrum regem Anglie illustrem ac progenitores suos Cancellario Vniuersitatis Oxonie qui pro tempore fuerit est concessum, quod de quolibet contractu siue delicto exceptis morte et mahemio, dum tamen altera pars indifferenter de jurisdiccione dicte Vniuersitatis existat, possit cognoscere, ut propter quietem studii hii qui infra iurisdiccionem contrahunt aut delinquunt ad alias curias non trahantur, ne occasione premissorum negociorum vel licium aliquarum ad aliquam curiam extra Vniuersitatem predictam cursus habeatur, nec pretextu predictorum ad examen alterius judicis cuiuscunque secularis vel ecclesiastici fieret prosecucio; Vos tamen quemdam J. de T. talis diocesis nostre jurisdiccionis existentem ac Vniuersitatis nostre scolarem, pro quo vobis alias nostris sub certa forma litteris scripsimus, rogando, prout nostro incumbit officio, errori huiusmodi occurrere et taliter presumpta reformare, vice et auctoritate vestra coram vobis ad certos diem et locum pretextu cuiusdam delicti, si quid fuerit, infra fines et limites jurisdiccionis perpetrati, in Vniuersitate nostra initi et commissi ad instanciam talis R. de T. citari fecistis. Cum tamen eidem J.[2] parati sumus et erimus iusticiam facere si et cum ad nos accesserit vel ex parte sua sit a nobis hoc petitum, placeat igitur vestre amicicie circumspecte in dicto negocio supersedere et dictum R. de T. ab examine vestro penitus dimittere, ipsumque ad nos remittere absque fatigacione vlteriori quacunque. Non credimus vos velle in preiudicium jurisdiccionis nostre contra subditos nostros per priuilegia nostra quominus ad aliud examen trahi debeant extra iurisdiccionem nostram notorie exemptos, quicquam attemptare nec in aliquo derogare, ut iurisdiccionem nostram hactenus usitatam pacifice possessam sine usurpacione aliquali in futurum valeamus quiete continuare, remittentes nobis si placet in hiis et in aliis velle

[1] This deed is in another hand, or written with another pen.
[2] The writer has forgotten that hitherto R. has been the plaintiff and J. the defendant; in this sentence he seems to make J. the plaintiff and R. the defendant.

vestrum per portitorem presencium. In cuius rei testimonium et veritatem premissorum si &c.

Item alia littera directa domino Officiali Curie Cantuarie sub alia forma pro quodam male vexato.

Reuerende discrecionis viro *ut supra* salutem in amplexibus saluatoris. Ex litteris Curie Cantuarie, cui presidere dinoscimini, domini Archidiaconi Oxonie officiali et eiusdem loci decano directis vidimus contineri R. de T., Vniuersitatis nostre subditum, seruitorem nobisque notorie subditum auctoritate dicte Curie coram vobis vestrisve commissariis secundo die juridico in ecclesia beate Marie de Aldermarychurch London' post festum tale ad instanciam talis J. de T. talis diocesis fuisse euocatum; cum tamen eidem R. parati sumus et erimus iusticiam facere, si et cum ad nos accesserit vel ex parte sua sit a nobis hoc petitum. Verum quia credimus firmiter et speramus vos jurisdiccioni nostre nolle in aliquo derogare, set pocius nobis assistere velle ad tuendum eandem, ad que ex antiquo federe reputamus vos astrictos, presertim cum ad curiam vestram minime extitit appellatum seu de defectu iusticie partis de nobis minime querelatum, quod etiam si fuisset non credimus vos velle in preiudicium jurisdiccionis nostre contra subditos nostros, per priuilegia nostra quominus ad aliud examen trahi debeant extra iurisdiccionem nostram notorie exemptos, quicquam attemptare; apparet enim per mandatum curie vestre de iusticia domini Norwicensis fuisse duntaxat querelatum, cuius idem R. nunquam fuit subditus; licet enim pretendatur in dicto mandato dictum R. fuisse executorem cuiusdam rectoris dicte diocesis, hoc tamen de bonis existentibus Oxonie habere dinoscitur veritatem, prout per exhibicionem testimonii dicti defuncti apparere poterit cuilibet intuenti. Placeat igitur vestre amicicie circumspecte dictum R. ab examine vestro penitus dimittere ipsumque ad nos remittere absque fatigacione ulteriori quacunque; nollemus enim temporibus nostris de jurisdiccione nostra quicquam diminui, ad cuius conseruacionem sumus specialiter ex iuramenti debito obligati; remittentes nobis si placet in hiis et in aliis velle vestrum per portitorem presencium. In cuius testimonium &c.

Quod scolares potentes satisfaciant servienti in illa facultate.

Quia in scolis decretorum, decretalium & legum multe & varie a seruiente earundem communi fiunt inpense & labores plurimi & diversi nocturni & diurni, in quibus scolis scolares omnia sua aysiamenta in descis, bancis & aliis serviciis sunt exigentes & habundanter optinentes, et quamplurimi auditores quasi ingrati

N

dictas inpensas & labores attendere non volentes, in collecta
servientis eorum communis facienda inhumane latitantes, penitus
ipsum in nullo respiciunt, cum tamen sint in facultatibus potentes,
& sic sumptus & labores dicti servientis in scolis & extra irremu-
nerantes, contra iura, racionem, quam[1] deum, nequiter sunt
auferentes; Hinc est quod nos auctoritate domini Cancellarii
monemus primo, secundo & tercio huiusmodi scolares, se tempore collecte servientis faciende nequiter absentantes, quatinus dicto servienti pro labore suo & sumptibus suis satisfaciant
competenter, prout tenentur; alioquin in scolis suorum doctorum
nominatim publice citabuntur, quod coram domino Cancellario
compareant, ad eidem satisfaciendum, secundum iuris exigenciam
responsuri.

*Supplicacio Cancellario ex parte servientis in facultate tali ut
satisfaciant scolares sibi de collecta.*

Reverendis dominis suis et magistris, domino Cancellario &
procuratoribus necnon universo cetui magistrorum regencium
Universitatis Oxonie significat ipsorum humilis & devotus serviens & minister, talis de *tali*, ad serviendum facultati iuridice
deputatus, quod cum ipse I. bancas & descas in omnibus &
singulis scolis facultatis predicte debeat suis sumptibus inuenire,
ac occasione sumptuum huiusmodi annis singulis non mediocriter
sit gravatus, fueritque & sit usitatum tam retroactis temporibus
quam modernis quod in recompensacionem sumptuum huiusmodi ac laborum suorum idem I. per singulas scolas singulorum
doctorum collectas faciat & habeat annuatim, consueueruntque
scolares singularum scolarum, singuli videlicet singulariter pro
modo facultatum suarum ipsum I. respicere competenter; iam
isto anno cum de collecta huiusmodi facienda forent, sicut moris
est, scolares per diem antea premuniti, a scolis diversorum magistrorum die collecte sue abfuerunt scolares, ad solvendum potentes, usque ad numerum ducentorum & amplius, qui nec tunc
nec postmodum hucusque quicquam dicto I. solvere curaverunt.
Unde cum dictus I. sine suffragio scolarium huiusmodi incum-
bencia sibi predicta onera nequeat supportare, supplicat humiliter & devote quatinus dignetur vestra discrecio sibi super hiis
de remedio congruo providere.

[1] i.e. for *contra tam iura et racionem quam deum.*

III
VITELL. E. X, *c.* 1396-1412

VITELL. E. X, *c.* 1396–1412

COTT. MS. Vitell. E. X is a miscellaneous collection of various materials in various hands. Folios 114–132 are a formulary in a hand of about 1450, but its matter is mainly of the time of Henry IV. It contains 26 letters chosen as specimens of good style, of which two are in Faust. C. VI and have been printed in *Snappe* and two more are in Selden MS. supra 65. It is carelessly written and in many places makes no sense. The letters are as follows:

1. Arundel to the University about the conceit of Fleming; already printed in *Snappe* 131.
2. Arundel to the University, dated June 23, 1411; already printed in *Snappe* 156.
3. John Langdon, commissary, gives a certificate of letters of orders.
4. Gilbert Stone to the Archbishop of Canterbury; not about Oxford; omitted.
5. That many are blinded by false brethren; not about Oxford; omitted.
6. A quarrel at St. Frideswide's.
7. The University appeals to the King.
8. A student at Oxford asks for financial assistance.
9. An imaginary letter from Prince Arthur to King John; omitted.
10. Richard II writes to the College of Cardinals.
11. The University to the Archbishop, perhaps about Oriel College.
12. The University invites a doctor to take another degree.
13. W. de R., priest, sends thanks to Richard, bishop of Salisbury (1396–1407); omitted.
14. The University to the King on behalf of Merke.
15. The University to a bishop on behalf of Merke.
16. Arundel to the University about ending a dispute.
17. An imaginary letter to a master to control the writer's nephew; omitted.
18. The University to the Cardinals on behalf of Merke.

19. The University to the Pope on behalf of Merke.
20. The University to the Pope also on behalf of Merke; perhaps later than no. 19.
21. One newly appointed to a prebend thanks his diocesan that he has not been summoned to the convocation of the Chapter; omitted.
22. The University thanks a bishop for promoting a graduate.
23. The University writes to the King about its troubles.
24. The University writes, apparently to the Dean of Arches, about a case that was tried in his court.
25. The Archbishop urges the University to grant a degree to one of the King's chaplains.
26. The King desires the Archbishop to use his influence with the Pope on behalf of a relative of the King.

The most interesting feature in the following letters is what they tell us about Thomas Merke, Bishop of Carlisle, who lost his see when Richard II lost his throne. The histories tell us that he was arrested on the fall of Richard, was liberated October 18[1] and spoke in Parliament on October 27 in defence of himself. He was advised to retire to St. Albans, which he did. When the rebellion of January 6, 1400, broke out he was arrested, sent to the Tower, tried and found guilty of conspiring against the King. On March 15, 1400, Henry wrote to the Pope asking that he should be degraded and handed over to the secular arm.[2] This was not done and the King's indignation soon cooled. In June Merke was handed over to the custody of the Abbot of Westminster and on November 28, 1400, he was pardoned.[3] It is generally assumed that he lost his see in consequence of the rebellion of January 6, 1400; but this is a mistake, for by December 7, 1399, William Strickland was already *elect* of Carlisle,[4] having been provided by the Pope. Letter 20 says that the University and others, deceived by a *callida suggestio*, had written to the Pope that Merke was of execrable life, and the Pope had removed him by promoting him to the see of Salmas *in partibus infidelium*.

[1] *Lancaster and York*, 12 (by J. H. Ramsay).
[2] *Proceedings of the Privy Council*,
i. 116.
[3] *Cal. of Patent Rolls*, p. 385.
[4] *Cal. of Papal Letters*, p. 317.

There are three entries in the Calendar of Papal Letters about the connexion of Merke with the see of Selmas or Salmas. The first is of May 1401, when John Wennighe, Friar Preacher, is provided to the see of Salmas (Samaston), because the translation of Thomas, Bishop of Carlisle, to that see did not hold good, 'as Thomas did not, in accordance with a certain ordinance of the Pope, have the letters of translation made out within the appointed time'.[1] The second is of August 1402, when Lupus Stremoten, a Bene-dictine, was provided to the see of Selma 'in Turkey', still void, because Thomas, Bishop of Carlisle, whom the Pope translated to that see 'did not cause the letters of provision to be made and reserved to the Pope, in accordance with his late general reservation of all cathedral churches, void at the apostolic see'.[2] The third of November 1402, when William de Wildenholtz, priest, is provided to the see of Salmas by reason that the provision thither of Thomas, Bishop of Car-lisle, did not hold good, the grounds being those given in May 1401. It is added that the see had been so long void that the manner of its voidance was not known.[3]

From these notices it is clear that Merke never was Bishop of Selmas, but for some two years he was unaware that his promotion had lapsed; and the King also was ignorant of the state of affairs. On January 28, 1400, in the proceedings taken against Merke, the King speaks of him as Bishop of Carlisle, and when he wrote to the Pope on March 15 he seemed to be surprised that a new man had been promoted to Carlisle. About a year later, on March 21, 1401, he gave permission to Thomas Merke, 'Bishop of Samaston', to sue at the court of Rome for benefices of the yearly value of 100 marks, bishoprics being excepted;[4] and on November 5, 1401, being still described as 'Bishop of Samaston', having obtained from the Pope expectations to the value of 300 marks, the king allowed him execution thereof.[5] But it seems that for some time he had nothing more than expectations. There is a letter of his written at Oxford[6] on June 7, 1401,

[1] Ib., p. 395.
[2] Ib., *1396–1404*, p. 504.
[3] Ib., p. 351.
[4] *Cal. of Patent Rolls.*

[5] Ib.
[6] *Letters of the reign of Henry IV* (Rolls Series), p. 66.

which shows that he hoped that he had secured the prebend of Massam in York Cathedral, but there were proceedings about it in the King's Bench, and it is doubtful if he obtained it; the only record we have is that it was given to Thomas Moore in April 1402.[1] Most of the letters of the University which speak of his poverty seem to be of 1402 and early in 1403, for on November 19, 1403, the king presented him to the vicarage of Sturminster Marshall in Dorsetshire,[2] and about the same time he must have received other promotion; for on May 31, 1404, the Pope gave permission to Thomas, formerly Bishop of Carlisle, to let to farm the fruits of his vicarage of Sturminster Marshall in the diocese of Salisbury, and similar letters were sent to the Bishops of Chichester and Winchester, implying that he held promotion under them, though the register of William of Wykeham, printed by the Hampshire Record Society, records no institution of him in the diocese of Winchester. On January 10, 1404, he (described as late Bishop of Carlisle) had a commission from William of Wykeham to act as suffragan in the diocese of Winchester, and he held ordinations that year.[3] In August 1404 he obtained the living of Todenham in the diocese of Worcester.[4]

As the letters of the University lay emphasis on the amount of teaching that he had done at Oxford since he had been released from prison, and as he could not have come to Oxford before January 1401, we can hardly place them earlier than 1402, and one of the letters, which says it was the fourth year since he had lost his bishopric must be of 1403.

It may be noticed that though the Pope had declared in May 1401 that his translation to the see of Salmas was void, yet Merke in his letter of June 7, 1401, already mentioned, describes himself as *episcopus Samastanensis*. He is described in the same way in the Letters Patent of November 5, 1401.

Stubbs in *Registrum Sacrum Anglicanum* states that in 1402 Merke was translated from Salmas to an unknown see. No authority is given, but probably the reference is to Wad-

---

[1] Le Neve.   [2] Patent Rolls.
[3] *Wykeham's Register* (Hants Rec. Soc.).   [4] Le Neve, iii. 237.

ding's *Annales Minorum*, where it is stated that in November 1402 William de Wildenholtz was provided to the see of Salmas, Thomas having been translated to the see of N. But the translation of Thomas Merke is probably only the assumption of Wadding; for the Papal Register says, as we have seen, that the see was vacant for another cause; and the entry in William of Wykeham's register shows that in 1404 Merke had no title beyond 'late Bishop of Carlisle'.

In two letters pp. 199 and 200 he is said to be promoted *ad sedem nullaten*; and in Adam of Usk he is called *episcopus Millatencus*; but there was no such see *in partibus* nor any name like it. May it be suggested that it was an Academic witticism and might be rendered 'the see of Nil'? When it was found that Merke was not even Bishop of Salmas, they said that he had been promoted to the see of Nil. Adam of Usk apparently accepted the joke. This is a desperate suggestion but something must be attempted.

In the life of Merke in *D.N.B.* there is no mention of the fact that he was the author of a short work on *dictamen* which exists in six manuscripts; see N. Denholm-Young in *Essays presented to H. E. Salter*, p. 100.

3

John Langdon, commissary, gives a certified copy of letters of orders which are being sent abroad and may be lost

f.115 Uniuersis ad quos presentes littere peruenerint, Iohannes Langedon, sacre theologie professor, reuerendi et religiosi viri, domini Thome Prestbury,[1] sacre theologie professoris, Cancellarii Uniuersitatis Oxonie commissarius generalis, salutem in domino sempiternam. Noueritis quod constitutus coram nobis honorabilis & discretus vir W. F. clericus, procurator & nomine procuratorio honorabilis et discreti viri magistri Iohannis G., sacre theologie bacallarii Uniuersitatis Oxonie, rectoris ecclesie parrochialis de Elyndon Sarum diocesis, quasdam litteras trium ordinum scilicet subdiaconatus, diaconatus & presbiteratus ordinum dicti magistri Iohannis sigillatas, ac duas alias litteras titulum suum dicte ecclesie, videlicet institucionem & induccionem suam eiusdem ecclesie sue, concernentes exhibuit & ostendit, asserens & proponens quod oportet ipsum magistrum Iohannem dictas litteras in diuersis & remotis partibus exhibere & fidem super contentis in dictis litteris facere, ad que loca propter viarum discrimina & alia pericula non potuit dictas litteras secure destinare. Unde idem procurator nobis instanter supplicauit quatinus dictas litteras, omnes & singulas, tam in scripturis quam eciam sigillis & alias iuxta iuris exigenciam examinare et quod eas transcribi & transsumi faceremus ac transsumpta & transcripta huiusmodi auctoritate nostra ordinaria auctenticare curaremus. Nos igitur in negocio predicto vocatis vocandis procedere[2] volentes, dictas litteras omnes et singulas tam in scripturis quam in sigillis earum examinauimus diligenter & quia inuenimus & nobis legittime constabat & constat dictas litteras, omnes et singulas, fuisse & esse sanas & integras, omni vicio & suspicione sinistra carentes, eas transumi, copiari & transcribi fecimus, quarum litterarum f. 116 tenores secuntur; [ordained accolite in 1396, deacon and priest 1397; instituted to Elynden April 9, 1399, inducted May 1, 1399].

6

The following letter to the Bishop of Lincoln describes an outbreak at St. Frideswide's which took place at some date

[1] Prestbury was chancellor for most of the two years July 1409 to July 1411. [2] precedere, MS.

after 1402. In 1396 Robert Enstan, Prior of Coldnorton, resigned or was deposed, and John Woodstock, Canon of St. Frideswide's, was elected his successor; and on April 28 the Bishop of Lincoln, at the request of the new prior, made an ordinance about the food, lodging, and clothing of the late prior, 'who deserved punishment rather than reward because of his idleness and neglect, whereby the priory was deep in debt'. He was, however, to share the table of the new prior.[1] Our deed states that the new prior found his position *contrarium et ineptum* and resigned and was readmitted at Oxford. In August 1401, when there was a dispute at St. Frideswide's between Thomas the prior, supported by five canons, and Edmund Andever, the subprior, supported by six, we find John Woodstock on the side of the prior.[2] In the next year Richard of Oxford was prior, who is no doubt the 'presumptuous young man' of our record. After a while John Woodstock must have been appointed subprior; but according to his account he was unpopular because he rebuked the younger canons for their vices; and the prior, who coveted a 'delectable little residence' which John had built, one evening with armed accomplices, at 7 o'clock at night, when canons should have been asleep, burst into his chamber, gagged him, dragged him out through the 'water gate' by 'a secret way behind the monastery' (i.e. Dead Man's Walk) to the south-east corner of the town wall where the Priory had a 'barton' or farm buildings; here no doubt the *biga* was waiting; passing up Rose Lane, which was then a private road belonging to St. Frideswide's, and conveying him by winding and rough roads (i.e. Long Wall, Holywell St., Broad St., and Woodstock Rd.) they drove him to Coldnorton which they reached at daybreak, where they dropped him without a word to the porter. They maintained that as he had neglected to obtain the Bishop's permission when he resigned the Priory of Coldnorton, he was still prior there. What the end was we do not know. Richard of Oxford was prior until his death in 1434. Richard Talbot, 'bachelor in both laws', and Walter Medford, 'bachelor in canon law', were resident in Oxford in 1411,[3] and our deed may be of about that year. It is

---

[1] Reg. of Bp. Buckingham, fol. 431.   [2] *Snappe*, 17.   [3] Ib., 156.

188 FORMULARIES, ETC.

easy to understand that the letter was considered to be of distinguished style (e.g. *amfractus, salebras*, &c.) and worthy of a formulary.

f. 124 *Littera ex parte magistrorum Ricardi T[albot] et Walteri M[edford] pro cari[ssimo] monasterio sancte F[rideswide] ad episcopum Lincoln' directa.*

Reverendissime pater et domine quia vestrum[1] est vestrorum subditorum reformare discordias & querelas, iam causam quamdam & casum iusti meroris inter versipellem P[riorem] monasterii sancte F. Oxonie & latorem presencium, canonicum & confratrem suum, nuperrime iam exortum vestre paternitati piissime sub spe remedii salutaris humiliter & patenter exponimus, prout pro zelo iusticie perurgemur. Sane, piissime pater, nondum sunt multi dies elapsi quod P. ille prefatus ac sui quidem complices cum multis armatis tortoribus circa septimam horam noctis, dum viri regulares sompni recreacione gauderent, predicti sui fratris cameram more predonio terribiliter intraverunt & ipsum reclamantem & pro viribus re[sisten]tem crudeliter extraxerunt, trahentes & portantes eundem per portam aquaticam & per viam inuiam & secretam retro monasterium, [os][2] obturantes suum ne forte populus auditurus insurgeret & ipsum de potestate tortorum potenter eriperet dum clamaret; ipsum demum bige vilissime cum minis & tortoribus imponebant, et impositum per viarum amfractus & salebras,[3] tanquam furem dampnatum & fugatum ad laqueum, deduxerunt atrociter, senilia sua membra sine stilla pietatis aut gracie conquassantes, nec cessabant donec sequens aurora lucesceret & venirent ad P. Coldnorton vulgariter vocatum, ubi dudum in tempore regis Ricardi occupauit ad horam officium P[rioris], ubi eum deponentes in ianuis sine ianitoris colloquio recesserunt. Sed hic, pater eximie, pretermissis multis & scandalosis iniuriis & iniuriosis obprobriis, ad aliquales causas huiusmodi malorum descendemus. Cum autem lator iste presencium occupauerat officium dicti prioratus ad modicum, videns illud sibi contrarium & ineptum spontanee resignauit. Et extunc reuocatus & receptus Oxonie, electus est ibidem ad officium subprioris; in quo ministravit postea multis annis. Sed quoniam ex iuris ignorancia dictum prioratum dimiserat, cum ad hoc, pater, vestri predecessores licenciam non haberent,[4] iam dicunt sui emuli

[1] vnum, MS. [2] Not in MS. sense; we may conjecture 'cum ad
[3] 'windings and joltings of roads'. hoc, pater, vestri predecessoris
[4] This does not seem to make licenciam non haberet'.

quod nullum habet cum eis Oxonie interesse. Aliam certe causam contra ipsum actenus non pretendunt. Verior tamen causa desensionis huiusmodi fertur esse. Construxit enim lator iste sumptibus amicorum suorum Oxonie inter fratres suos unam pulcram mansiunculam delectabilem & honestam, quam iam prior suus iuuenis adolescens presumptuosus & callidus sed ignarus viis et mediis desiderat occupare, et hinc fratrem suum predictum prius callide nititur amouere. Alia vero causa verissima perhibetur; olim autem vir iste pudicus & humilis inter fratres arguit, accusavit et vetuit vicia iuniorum, que vobis specificare non congruit pro presenti. Et hinc deficientibus modo senibus inter illos, quidam iuuenes succrescentes & confederantes se inuicem cum priore moliuntur pro viribus perdere Ioseph iustum. Scriptum enim est quod sustinere non possunt inuidi mansuetum. Sed quia nimis longum esset totum casum istum & causam cum suis circumstanciis litteraliter & singillatim exponere, clariorem exposicionem istarum latori[1] presencium viva voce relinquimus, cui si placeat fidem credulam adhibere dignemini in dicendis, quoniam, ut ait philosophus & eciam vulgariter dicitur, experti cercius operantur. Est autem vir iste fidelis & humilis, pudicus, affabilis & honestus, nullo quidem vicio, prout firmissime credimus, irretitus. Q[uem ver]o nobiscum scolares & nobiles, maior eciam et burgenses, ymo utriusque plena[2] comunitas tenere dileccionis affectu unanimiter sunt amplexi. Quem eciam nobilissimus ille dominus dux Gloucestrie[3] dum viveret tenerrime diligebat. Hic denique tractatus ambiguos cum priore super isto negocio renuit et vestre pie paternitatis arbitrio penitus submittit, prior tamen econtra asserit hoc stare non posse, cum, ut dicit, episcopus Lincolniensis cum eis nullum habeat interesse. Hinc est, pater reuerende, quod vestram paternitatem eximiam cum qua valemus instancia deprecamur quatinus latorem istum & ipsius casum & causam ad felicis expedicionis graciam dignemini acceptare. Et eandem paternitatem ad salubre regimen vestre Lincolniensis ecclesie diu conseruet in prosperis qui in celo residet sine fine. Scriptum Oxonie &c.

7

This appeal to the King is probably early in 1407 and refers to the judgement of the King's court shortly before Christmas 1406 whereby 'the cession of actions', as it was called, was declared to be contrary to the statutes of the Realm. For

---

[1] latoris, MS.
[2] utrumque plene, MS.

[3] Thomas of Woodstock, uncle of Richard II, murdered 1398.

this decision see *Registrum Cancellarii* I. xxxiii–xxxv, II. 345–53. William Farington was *cancellarius natus* in 1398 (Twyne xxii. 284), commissary in 1401 (Merton deed no. 2684), *cancellarius natus* in 1405 (*Snappe* 332), and apparently commissary in 1407 under Richard Courtenay. The proctors for the year spring 1406 to spring 1407 are unknown. It can be seen in *Registrum Cancellarii* that cessions of actions were allowed under certain conditions in the years 1434 to 1469.

125   Serenissime princeps ac invictissime triumphator. Cum vigor sensuum membris omnibus diriuetur a capite, nulla pars corporis seruatur incolumis quando non vegetat in fluxu vitali preeminencia capitalis. Et hinc est quod humillima vestre serenitatis ancilla, Oxonie Uniuersitas, mater nostra, diuturno languore contabuit, cum occasione cuiusdam statuti adeo diu fuerat eius subtracta promocio, quod nisi iam regali clemencia sue penurie succurratur, eius compagine dissoluta, sua membra dispergentur 'in capite omnium platearum'.[1] Sed quoniam dudum emarcidus regni status auctore deo sub vestro felici regimine[2] refloreat & incolumitas publica per gradus singulos reparatur, nobis superest certissima fides quod pia regalis industria que lapsam regni nobilitatem utrobique prouexit[3] ad graciam, suam Uniuersitatem in tantis periculis constitutam sine competenti remedio [non][4] relinquet. Nam clerus litteratus, ut ita dicamus, est pulcra porcio regni vestri, quoniam si quis prudencie veteris instituta consideret cognoscet uillam[5] atque clerum tanta sibi invicem necessitate connexos, quod alter[6] eorum de altero mutuam contrahat firmitatem, ac eadem semper dispendia senciant et proventus. Quocirca piissime princeps cum omni felicitatis subieccione vestre regie majestatis pedibus prouoluti unanimiter supplicamus quatinus compassiuis affectibus nostris miseriis occurrentes dicti statuti duriciem, & si non absolute quoad omnes, respectiue tamen quoad aliquos, secundum quod eos meritorum prerogativa commendat, dignemini clemencius emollire, magnos ab[7] hoc ut confidimus habituri fructus gracie quoad deum et glorie titulos quoad mundum. [Et ad] serenitatem vestram in hunc effectum benignius inclinandam, eiusdem serenitatis pedibus venerabiles viros magistros Willelmum F., facultatis theologice professorem & commis-

[1] Is. 51, 20.
[2] felicis regiminis, MS.
[3] prouixit, MS.
[4] Not in MS.

[5] milia*m*.
[6] alterum, MS.
[7] ad, MS.

sarium & Iohannem B. et Thomam magistros artium & procuratores dicte Uniuersitatis dirigimus & constituimus nuncios nostre mentis, humillime supplicantes quatenus fauorem & fidem eis in hac parte adhibere dignetur regia celsitudo. Quam ad gloriam subditorum incolumem & longeuam sic in via de suis hostibus concedat altissimus triumphare ut tandem ob insignia meritorum in patria feliciter coronetur.

8

A Student at Oxford asks for financial help from an
exalted friend

Littera de clerico ad magistrum

Reuerendissime domine, vestre eximie bonitati me humilliter f. 126 recommendo, multimodas graciarum acciones effundens (licet a pauperculo sinu pululent) pro tanto quod vestra egregia bonitas, quam vera virtutum insignia decorarunt, michi non vetuit per vestrarum litterarum inscripta solacia uberrime promissionis fructu clemencius visitare, affeccius quo valeo supplicans & exorans quatinus dominicus amor vel propinquus, ac quem hucusque in agendis ultra meritorum qualitatem semper sensii favorabilem, retrorsum non abeat sed pocius, concepta vestri N. clamitante penuria, uberius effundat subsidium singulare, ac michi vestre elemosine solacium propinando impertiri dignemini, clemencius considerando (ac veritatem non diffiteor) quod hic in Uniuersitate degens cum summo labore pro victu meo incessanter minime non insudo. Si igitur vestre reverencie prelibate quouismodo sit placitum mee paupertatis onus, superueniente pecunia, mitigare, pro mee paupertatis modulo me sentiret vestra bonitas pro vestri status conseruancia indefessas preces Cristo porrigere qui vestram personam hic degentem votiva sospitate confirmare[1] valeat ut post fata eius visionem almifluam eternaliter contemplare queat, qui cuncta creavit ex nichilo.

10

This letter of Richard II to the College of Cardinals does not seem to be in the collection of the *Diplomatic Correspondence of Richard II* (Camden Soc. 1934) by Ed. Perroy.

Littera ex parte regis Anglie collegio cardinalium ecclesie Romane

Ricardus dei gracia rex Anglie & Francie & dominus Hibernie, f. 125 amabilium deo patrum sancte Romane ecclesie cardinalium,

[1] confirmari, MS.

amicorum nostrorum carissimorum venerando collegio, salutem
in eo qui caput est ecclesie ac unam instituit ecclesiam catholicam
non diuisam. Ventrem suum dolet alma mater ecclesia, graues
senciens puncturas, mesticie suspiria, que sub quadam conni-
uencia[1] diu sustulit, sustinere non valens ulterius, quin dolores
prorumpant in lacrimas & gemitus exeant in clamores, dum in
ipsius utero scismaticorum & immundorum inmensa confusio,
quibus non est timor domini nec per hoc licet sanctum Cristi
verticem contingere, sibi quodammodo perpetuas mansiones con-
stituens tam domestice quam familiariter in suo presumpto regimine, debachatur. Scissam in hoc dei tunicam inconsutilem indies
conspicimus, nec est qui velit aut valeat hanc scissuram efficaciter
reficere; et forsan qui manum mittebant ad aratrum, ut pre-
f. 127 sentis scismatis materiam de medio tollerent, retro respiciunt;
de quo non dubium mater ecclesia grauiter turbatur per intima
[   ] sui. Et quis quesumus ecclesie deuotus filius qui tamen
absque nota ingratitudinis sue matris doloribus compassiuis moribus non condoleat, & de calice sue amaritudinis vinum compunc-
cionis non ebibat, dextrasque sue potencie non congerat, ut
materni doloris materia cesset, decidat, et radicitus vacuetur.
Sane tabernaculum nostre mentis continuacio tam diutini scismatis & eo detestabilioris repleuit amaritudine, dum personarum
spiritualium & temporalium curitatem [sic] ad eiusdem seda-
cionem tanto tempore tepuisse conspicimus. Sed quia spiritualibus defuisse potestas & temporalibus sufficiens auctoritas videbatur, excusacio in premissis forsan pretenditur; sed nouit altissimus si utrobique voluntas competens & consenciens affuisset,
non claudicasset negocium quin potestas & auctoritas concurris-
sent. Ne igitur presentis scismatis dispendio, quod pene totum
orbem conturbat, pro quo dolet clerus, gemunt principes, populus
anxiatur, perpetua fiat progressio, serenissimus princeps pater
noster Karolus, Francorum rex illustris, & nos una cum aliorum
regum & principum catholicorum ope, consilio & assensu, quod
principibus[2] incumbit exercere, proponimus ecclesie videlicet cardinales[3] et prelatos alios exhortacionibus pulsare solicitis ut vos
precipue, reverendi patres, quos non ambigimus huiusmodi scismatis subsistencia ledit acriter, grauiter molestat, & pungit interius ad medullas, penes dominum nostrum summum pontificem
vestris oportunis consiliis insistatis,[4] ut pacis ac unitatis viis, per
dilectos ligeos nostros honorabiles viros fratrem Willelmum abbatem Westm', Willelmum S., Ricardum T. milites ac magistrum

---

[1] commiuencia, MS.   [3] cardines, MS.
[2] princibus, MS.   [4] insistat, MS.

Ricardum H. clericum, ambassiatores & nuncios nostros speciales, dicto domino seriosius exponendis, quas per eosdem vobis volumus aperiri, dignetur beniuole consentire, seu saltem alias vias commodiores aut ad pacis compendium apciores, quas forsan repperit sue sanctitatis discrecio, eisdem nostris nunciis demonstrare, nostre audiencie quamtocius referendas, ad quarum execucionem vires & operam summopere curabimus impartiri. Pro nostro itaque speciali interesse, quod in hac parte vertitur, ut optata scismatis fieri poterit sedacio ac tranquillitas in ecclesia, expensis & laboribus non parcemus, & dilaciones que pacis negocium protelare seu retardare poterunt, pro viribus amputari procurabimus, aliisque iuris et facti remediis utemur & consiliis, quibus rei publice, que in hoc scismate grave dampnum sustinet, prouidebitur. Quomodo (inquam) solida pax aut caritas inter principes & potestates seculi suosque subditos fundari poterit, si in fide non conueniant, immo pocius deficiant? Membra namque debitis respectibus convenire non poterunt, capite lacerato. Quos vero [ulter]ioris subsistencie presentis scismatis materiam conferre, seu vias unitatis & pacis effugientem fouere, immo nec ei in facie resistere contigerit, magis peccatum habent. Nec tamen in hiis omnibus de iusticia dicti domini nostri aliqualiter hesitamus, sed ipsum verissimum beati Petri successorem scimus & credimus, et si de iusticia sua quomodolibet quereretur, parati erimus ut princeps catholicus partes suas pro nostris viribus defensare. Qualiter tamen utilitati priuate publica debet utilitas anteferri, qualiter ad omnes vias possibiles, que tamen sub honestatis lege comprehendi poterunt, se deberet quilibet inclinare, ut tocius Cristianitatis uniuersalis sequatur utilitas, qualiter insuper ad euitandum tam horrendum scandalum, quod regnat in ecclesia sancta dei, manus, pes et oculus et [queque] nobilior ipsius corporis substancia erui seu proici iubentur, quanto magis honor transitorius aut status accidentalis, tanti scismatis fons et origo seu saltem continuacio, reici & in ultimum elementorum mitti deberent, vestris reuerendis paternitatibus non ambigimus esse notum. Hiis nostris precibus & requisicionibus quesumus operosam diligenciam exhibete, et voluntariis affectibus nostrum propositum amplectemini,[1] materiamque pacis ecclesie celeriter deducatis ad actum, impacientes more cuiuslibet, quoniam nimis cito fieri non potest quod citissime non fecisse culpabile est; bonum enim nisi sero fieri potest. Nec omittatis attendere diligenter quod ad vos super hiis totus mundus suum defigit intuitum, maxime reges & principes, qui vestros actus et gestus curabunt

[1] amplectamini, MS.

O

in premissis prudenter exquirere & solerter inspicere, si aliquis
ob vestram desidiam seu negligenciam, quod nullatenus opinamur,
casus sinister acciderit; et tunc forsan eciam sine more diffugio
per omnes vias possibiles celere remedium procurabunt.

11

This letter seems to be addressed to Archbishop Arundel on
behalf of Oriel College (*collegium domini regis*). Its date is
uncertain. If it is asked what glorious (*magnificum*) building
Arundel had erected to the memory of his name and the
perpetual and great advantage (*incrementum*) of the University, it may be suggested that the reference is to the
chapel of Oriel College, which was built at the expense of
Richard, earl of Arundel, and Thomas his son, Bishop of Ely
and afterwards Archbishop of Canterbury.

f. 126ʳ   Venerande &c, considerantes attente quam pium quamque
magnificum opus vestra reuerenda paternitas ad ipsius memoriale
perenne ac nostre Uniuersitatis perpetuum & maximum incrementum gloriose construxit, qualiter etiam [tot]ius Uniuersitatis
& collegiorum eiusdem pia semper intencione solebat iura tueri.
f. 126ᵛ Nam sane non ambigimus apud eandem paternitatem, [a qua]
tot nobis munimina defensionis & gracie hactenus emanare solebant, consuetam defensionem & graciam inuenire. Hinc est,
piissime pater, quod cum tota expedicio cause¹ venerabilis collegii
&c. domini regis Oxonie a vestre paternitatis gracia, prout audivi-
mus, iam plene dependeat, vestram consuetam clemenciam
unanimiter imploramus, quatenus causam illam & iuris sui firmitatem ac dilacionem diutinam & dampnosam equa piaque statera
librantes, ipsam si placeat ad finalis et felicis expedicionis gra-
ciam² iam nostris piis precibus dignemini benignius exaudire,
ne dum per fraudes & quesitas instancias partis aduerse diucius
iniuriose suspenditur, aliis exinde maior pateretur occasio tam
nostras quam vestri & aliorum collegiorum libertates & iura,
possessiones & predia temerarius invadendi. Iniuria quidem, que
per impunitatis licenciam diucius euagari permittitur, ab aliis
frequenter dampnabile trahitur in exemplum. Hiis ergo si placeat
salubre remedium gloriose dignetur apponere vestra reverenda
paternitas antedicta; quam ad profectum & regimen tocius militantis ecclesie diu conseruet in prosperis ineffabilis clemencia
saluatoris.

¹ causa, MS.   ² Supply *deducendo* or some such word.

12

AN INVITATION TO A DOCTOR OF LAW TO TAKE THE DEGREE
OF DOCTOR OF DECREES

Venerabili viro et discreto & confratri suo carissimo magistro f. 126ᵛ
M. de N., iuris civilis doctori eximio, Cancellarius Uniuersitatis
Oxonie ac cetus unanimis magistrorum regentium in eadem sincere dilectionis debitum cum honore. Quia maior parentum ad
filios quam conuersim erga parentes naturaliter exstat affeccio,
plerumque contingit ut, quod in utriusque commune solacium
alterutrumque commodum & honorem procurauerit parens studio
diligenti, dilicatus necligat filius¹ animo contumaci. Sane procul
dubio certi sumus² quod nec vestre consideracionis aciem tam
tetre caliginis obducet eclipsis, nec serenitatis vestre decorem
tante ingratitudinis denigrabit objectus. Suauissimi igitur odoris
vestri fragranciam exultanter odorans, necnon omnimodi³ generis
meritorum eminenciam in vobis dilatare⁴ attemptans Uniuersitas
antedicta, genitrix omnium nostrum generosa, tanti fili matrem
se letam cognoscit & quem semel genuit dignum meritis sena-
torem, iterum parturiter desiderat eximium patriarcham. Unde
reuera de consensu unanimi & applausu omnium, quorum inter-
erit vocem dare, ad sacrarum canonum cathedram vos inuitans
ad incipiendum in iure canonico affectuosissime vos vocauit &
vocat ex nomine per presentes, quando vobis placuerit acceptare,
in facultate ipsa pilleum porrigens doctoratus. Placeat igitur
circumspecte discrecionis vestre arbitrio hunc affectum admittere
& consilium hoc, ad laudem dei & profectum sancte matris
ecclesie ac studii, studiosius adimplere, sicut amantissimum confratrem nostrum dirigi cupimus in agendis. Vos semper altissimus
dirigat felicibus incrementis &c.

14
f. 127

A LETTER FROM THE UNIVERSITY TO THE KING ASKING
THAT A BISHOP WHO WAS RESIDENT IN OXFORD, DOUBTLESS
THOMAS MERKE, MIGHT RECEIVE ASSISTANCE IN TEMPORAL
THINGS

The date is probably about 1402

Cristianissime princeps ac semper felicissime triumphator, sicut
testante scriptura & naturali experientia ad locum unde exeunt⁵

¹ filio, MS.   ² certissimus, MS.   *lectare.*
³ ommodi, MS.   ⁵ exciunt, MS.; altered to *exi-*
⁴ delcare, MS.; perhaps read *de-*   *ciunt.*

flumina reuertuntur ut iterum fluant, & radius si a luce prefuit[1] non subsistit, sic ad fontem inexhauste[2] regie largitatis, a qua nobis superabundans graciarum & priuilegiorum fluuius emanauit indesinenter, recurrimus ne nostre insufficiencie relicti velocius arescamus. Sane, magnifice princeps, viri famosi vita et moribus prediti, variis scienciis insigniti, precipue sacratissime theologie radiis eminenter perfusi, sunt illi qui vestram Uniuersitatem tanquam columpne sustentant, tanquam fontes irrigant[3] & tanquam stelle desuper irradiant & illustrant. Hii namque ceteros matris sue filios ut patres dirigunt, ut matres enutriunt, ut doctores erudiunt et ut pastores reficiunt. Unde nec immerito sollicita[4] est mater Uniuersitas, ne si talibus orbetur filiis non habeat quod de ceteris administret. Hinc est igitur, serenissime princeps, quod vestram excellenciam interpellamus ut tales et tante sciencie viros ad Uniuersitatis fulcimentum vestro saltem adiutorio aliquamdiu retinere valeamus; inter quos singularis excellencie lumine precipuus, refulsit reuerendus in Cristo pater ac dominus, dominus &c., qui mire & laudabili sed vix recompensabili laboris opere, vestram Uniuersitatem venustavit & exquisite certitudinis necessarieque utilitatis multiphariis determinacionibus & celeberrimis leccionibus doctrinisque variis & predicacionibus saluberrimis fecundauit, sicuti non paucorum sed tocius Uniuersitatis unicordi testimonio comprobatur. Ipsum igitur ac tante ac talis reuerencie atque sciencie virum, quem & si vellet ipsa virtutum opera latere non sinunt, vestre regali serenitati sincerius & intimius, quo sufficimus, commendamus, supplicantes humillime quatinus ipsum et nos in ipso compassionis oculo respicere, et dignitatis statum, sublimitatis gradum & bonorum meritorum cumulum attendere dignetur graciose, ne (multum veremur) ob temporalium insufficienciam, que[5] et status ecclesiasticus & scolasticus gradus & labor requirunt, Uniuersitatem relinquere, spiritualia postponere & lucernam sub modio abscondere compellatur; sed potius ut sufficere & nobis proficere valeat, ad diuine magestatis & vestre celsitudinis honorem precipuum, tocius ecclesie & regni gloriosum profectum & vestre Uniuersitatis floridum incrementum. Domine domine, deus, rex Abrie, conseruet vestram regalem excellenciam ad ecclesie pacem & tocius regni regimen gloriosam &c.

[1] This word must be wrong.
[2] exhauste, MS.
[3] irrigunt, MS.
[4] policia, MS.
[5] qua, MS.

15

In the following letter the University asks a bishop to give f. 128
promotion to an Oxford man who was a doctor of divinity
and himself a bishop (*pater*). There can be little doubt that
this refers to Thomas Merke and that the letter is of 1402 or
1403.

Reverendissime pater & domine. Nouit eximie circumspeccionis vestre prudencia quomodo deceat & oporteat piam matrem
Universitatem solicitari pro filiis, nedum pro eis qui adhuc nutri-
mentum lactis[1] & doctrinarum pabulis indigent sed & multo
magis pro eis [qui][2] sufficiunt ceteris alimenta ministrare, illis
tamen precipue qui summum scolastice milicie gradum re &
nomine attigerunt, ut videlicet & sibi ipsis in necessariis honeste
sufficere & alios per sciencie claritatem & vite puritatem lucidius
atque sincerius valeant illustrare. Sed, benignissime pater ac
domine, cum non sufficiat mater[3] paupercula sine pio patris
auxilio suos[4] alumpnos ad profectum deducere; hinc est quod ad
sincerissime paternitatis vestre dominacionem, nobis gratissi-
mam, tanquam ad refugium unicum & portum tutissimum tocius
vestre Universitatis & membrorum eius pia relacione confugimus,
ut debemus, recommendantes paternitati vestre purissimo cordis
affectu vestre Uniuersitatis illuminatorem splendidum, et perlu-
cide doctrine seminatorem indefessum, reuerendum &c., sacre
theologie doctorem eximium & thesaurum nobis preciosum, qui
supermirabili & incredibili labore determinacionum, leccionum,
& disputacionum[5] plena ubertate celeberimarum, doctrinarumque
et predicacionum summa utilitate saluberimarum, obscura reser-
ando, errores extirpando, vicia corrigendo, ac virtutes inserendo,
sicut moderni temporis exposcit necessitas, totam Uniuersitatem
vestram supradictam multipharie venustavit, veluti non aliorum
paucorum sed[6] unus omnium, qui non de facili latere poterit aut
fallere, clamor unanimus contestatur. Supplicamusque dominacioni vestre cum omni humilitatis confidencia & perseueramus
peticionis instancia, quatinus predicti reuerendi patris & doctoris
preclari nedum ecclesie dignitatis & scolastice premunencie[7]
gradum, verum eciam tanti ac tam pii laboris superutilem &
necessarium[8] fructum attentius reuoluere dignemini, ipsumque

---

[1] *accipiunt*, or some such verb is
required; or read *nutrimento*.
[2] Not in MS.
[3] magis, MS.   [4] suo, MS.

[5] disputacionem, MS.
[6] se, MS.
[7] Probably *preeminencie* is meant.
[8] necessariumque, MS.

vel pocius nos in ipso paterne compassionis oculis respicere, ne, quod verisimiliter propinquum & nobis cauendum est, ex temporalis sustentacionis insufficiencia[1] iuxta sue dignitatis & laboris exigenciam nos cogatur deserere, spiritualis commodi lucrum relinquere & ardentem lucernam modio supponere tenebroso. Gloriosus omnium dominus conseruet vestre dignitatis excellenciam in aduersis & prosperis ad salutiferum & tranquillum regimen ecclesie sacrosancte.

16

A letter, evidently from Archbishop Arundel, addressed to the University, where there had been a dispute about the election of proctors, urging that justice should be done to both sides without favour, so that it may not be necessary that appeal should be made to the Archbishop's court. The date of this dispute is unknown.

f. 128ᵛ   In Cristo filii & amici carissimi. Utinam adhuc dissensionis[2] scintilla, que in eleccione & admissione procuratorum ex nimia protelacione iusticie, sicut videtur pluribus, quodammodo est accensa, antequam in flammam pertranseat[3] [   ][4] vos iuxta exigenciam statutorum in recta censura iudicii, sopiatur; quia non cupimus, teste deo, quod illa vel alia causa quecumque per viam appellacionis ad nostrum deducatur examen, si partes quarum interest ab inferioribus iudicibus consequi valeant debitum iusticie, sine qua concordie unitas & amicorum ydemptitas (sic) non possunt in prosperitate virescere nec fratres diucius in eadem domo unanimes conuersari. Deducite igitur consideracionis intuitum [ad][5] coelectorum iura utriusque, ut quod suum est celeri discussione quilibet eorum sine fauore et odio ac commixtione malicie consequatur, nec (quod absit) in accepcione personarum, equitate subducta, ibi vilescat obnubulata iusticia sed pocius oriatur iniuria, ubi iura nascuntur precipue et tam copiosa colligitur litterarum dignitatum mergarita. In Uniuersitate perfecta vos conseruare dignetur altissimus in pacis quiete, ut optamus.

18

This letter and the next were so admired that they are found in another collection, Selden MS. supra 65. By this means

[1] insufficienciam, MS.
[2] descensionis, MS.
[3] pertramsiat.
[4] A gap for an illegible word;

irretiatque would do, though it would be a mixed metaphor.
[5] Not in MS

we are able to give a more satisfactory text than is found in Vitell. E. X. Both the letters are probably of 1403 or perhaps 1404.

Sacro et reverendissimo collegio dominorum sancte Romane ecclesie cardinalium vestri supplices oratores cancellarius, procuratores, cetusque unanimus regentium et non regentium Oxonie.[1]

Reverendi patres et domini, inter opera caritatis magnifice ac almifice que apud sanctissimum patrem nostrum cotidie[2] promovet vestre circumspecte solercie plenitudo, hoc certe potissimum extimamus, videlicet vacillantis ecclesie futuris providere periculis et eandem pure caritatis forcioribus corroborare columpnis. Ut autem, tanquam magis experti, fidele verbum audacter et sine laudis yperbole proferamus, forciorem columpnam fluctuanti ecclesie subigendam nusquam invenire confidimus quam venerabilem patrem magistrum T.M., sacre pagine probatissimum indubie professorem, ac nuper Kaliolensem episcopum, sed abinde, facta suggestione que placuit, ne dicamus que licuit, ad sedem Nullaten' eiectum. Cuius quidem suggestionis inconsulta facilitas cur et unde processit, iam serenissimo principi regi nostro, ymo toti prelatorum nostrorum venerando collegio luce clarius innotescit; sicque sua fama in opinione premortua, iam deo propicio ad maiorem sibi laudem et gloriam reviviscit. Cuius itaque fame laudiflue de quanto sufficimus veridici testes sumus. Hic enim a primevo flore iuventutis usque ad apicem doctoratus in studio virtuose conversans ad pontificale fastigium meruit sublimari; sed postquam sinistrante fortuna bonis et beneficiis fuerat destitutus, regressus Oxoniam ibidem solicite studuit,[3] legit, predicavit, determinavit, disputavit et docuit, varios pullulantes in regno strenuissime debellavit errores, nec cessans veritates seminare catholicas, oblatrantes simul indoctos contra sacros ritus et status, prelacias et dignitates ecclesie multum studiose compescuit, ac fucatas hereticorum sententias et doctrinas sacris sanctorum patrum dogmatibus, quasi quibusdam celestibus malleis, invictissime repercussit. Et breviter, ut ad unum dicamus, nostram Universitatem Oxon' de multis valde purgavit erroribus, doctrinis catholicis illustravit et moribus, ac quantum in ipso fuit et potuit, ipsam multiplici munere sciencie, virtutis et gracie

Vitell.
E.X.
f. 129
Seld. 65,
f. 75

---

[1] This heading is lacking in Vitell. E.X.
[2] continue, Vitell. E.X.
[3] In Vitell. E.X this sentence is shortened to *Hic enim ab hora sue deieccionis premisse, regressus Oxoniam ibidem hucusque studuit* &c.

consummavit. Nec facta sua transitoria ponderans, equanimiter sustinet omnia; non elatus in prosperis nec deiectus in turbidis, in medio semper stat immobilis, quatuor cardinalibus indubie conquadratus. Pro tali igitur prepollita, preclara columpna letantes ad vestre congregacionis celeberrime ianuas prona devocione procumbimus, humillime supplicantes, quatenus tante columpne preconia, virtutes, mores et merita, discrecionis simul et pietatis statera pensantes, sic ipsum apud beatissimum patrem nostrum benignissime promovere dignemini, ut in pondere verbi vestri iam talem in ecclesia locum aut statum obtineat qui quadriennii perpessam iniuriam honorifice redimat aut refundat. Et in felici regimine militantis ecclesie floreat, prosperetur et crescat venerandus cetus vester.

19

This letter, like the last, is found in Selden MS. 65 as well as Vitell. E. X., but the former is almost a revised and second edition. It is possible that it was first sent in 1401 when it was still thought that Merke was a bishop *in partibus*, and sent again in a revised form in 1403 when Merke had been four years in Oxford.

Vitell.   Sanctissimo in Cristo patri ac domino, domino Bonifacio, divina
E.X.   providentia sacrosancte Romane ac universalis ecclesie summo
f. 129
Seld. 65,   pontifici, vestre sanctitatis obedienciales filii et oratores supplices,
f. 74   cancellarius, procuratores cetusque unanimus regencium et non regencium Oxonie magistrorum et cetera; devotissima pedum oscula beatorum.[1]

Beatissime pater, innatam vestre sanctitatis clemenciam summe revera condecere censemus illos Cristi milites in ecclesia militanti collocare sublimius, quos in eadem ad ipsius laudem et gloriam milicia fortior gloriosius insignivit. Talem utique militem oculata fide cognovimus venerabilem patrem dominum nostrum T.M., sacre theologie doctorem, eximium nostre congregacionis confratrem aut patrem potius preelectum, nuperque Karliolensem episcopum, sed ab eadem sede translatum ad sedem ut credimus infidelium[2] ex suggestione fictissima ministrata percallide strenuissimo regi nostro, quem per suas epistolas vestram sanctissimam sanctitatem informasse conicimus in eadem. Nec permisit diucius papa summus in celis quin attrita fama sui militis, novo

---

[1] This heading is lacking in Vitell. E.X.

[2] Seld. 65 reads *Nullaten'*.

percussa speculo veritatis,[1] iam denuo multo splendidius reluceret in terris iuxta illud poema[2] 'Clarior est solito post maxima nubila Phoebus'. Et nos quidem, ut possumus, sue fame preconio scintillam claritatis adicimus, cum tamen ex hiis, que nobiscum in studio iam per quadriennium[3] precellenter expleverit, inveniatur indubie dignissima laude dignus. Nam in armis scolasticis et in destruendis heresibus nobis ut alius Augustinus, in moralibus vero beatus papa Gregorius et in utraque Ieronimus cardinalis. Sed ne, dum eius laudes, virtutes & merita laxiori sermone singillatim exponimus, vestre quod absit beatitudinis oculos offendamus, hoc unum et in brevi concludimus quod pater iste merito veneratur Oxonie ut in sciencia solidus, in doctrina prelucidus, ac omnium morum gravitate choruscans; hiis enim que diximus voce, votis & opere infringibile testimonium perhibemus. Quem igitur, beatissime pater, preclarissime nouimus omnigenis habundare virtutibus, impudenter utique sed sincerissima mente vestre sanctitati sanctissime commendamus, humillime supplicantes quatinus tanti viri virtutes, mores et merita, atque iniuriarum conviciosa dispendia apostolice discrecionis et pietatis libramine compensantes, sibi prout expedit, decet et congruit dignemini misericorditer prouidere. Est enim magnorum solempnis opinio quod celestis et summi pape consilium sic de peccatorum casubus graciose dispensat ut de peccato contritus ad alciorem gradum gracie generaliter reascendat. Ad quem quidem sensum dixisse putamus apostolum 'ubi habundavit delictum ibi superhabundavit gracia'. Quid ergo dicemus de predilecto confratre nostro qui per peccatum non cecidit & tamen proditor et peccator atteritur et punitur? Hec vestre sanctissime sanctitatis clemencia dignanter, si placet, et benigne consideret, ac celestis pape consilio clementissime se conformet.[4]

20

This letter from the University to the Pope states that on the fall of Richard II the University had requested the Pope

[1] The four words *n.p.s.v.* are not in Vitell. E.X.
[2] poeticum, Seld. 65.
[3] *p.q.* are found only in Seld. 65.
[4] For the words *qui per* to *conformet*, the Selden MS. reads 'qui iam sine culpa fuisse convincitur et tamen tanquam proditor atteritur, donec vestre sanctitatis clemencia iterato suis fatis arrideat & aspiret.

Hec, beatissime pater, vestre sanctitatis clemencia dignanter, si placeat, et benigne consideret, ac predictum venerabilem patrem alcius secundum sua merita collocare dignetur ad incrementum ecclesie sancte dei, ad cuius salubre regimen vestram sanctissimam sanctitatem diu conservet in prosperis, qui pro nobis se optulit in precioso ligno crucis &c.

that Merke might be removed from his bishopric, having been induced by tales of slanderers to believe that his life was execrable, and asked that one whom they believed would be faithful to Oxford should be put in his place. This was done; but the said person has proved himself ungrateful and has raised his horns against the University; he has however been defeated and deserves punishment. The University asks that the Pope will punish him by removing him to 'a church outside the kingdom' [i.e. *in partibus infidelium*] and would return Merke to his former see, for he has long lectured in Oxford and is a great doctor in theology.

The last words suggest that the date is not before 1404. The letter is badly copied, but its meaning is clear beyond doubt; and if what it says is true, it adds something to what has been hitherto known about the life of Merke. His successor in the see of Carlisle was William Strickland. It may be pointed out that the Letters Patent of March 21, 1401, allowed Merke to sue at Rome for benefices 'bishoprics excepted'. It is not easy to believe that this letter was ever sent. Oxford University has always had a high opinion of itself but here it advises the Pope about moving, promoting and deposing bishops in a manner that would be expected only from the king.

f. 130   Beatissime pater &c. Non modice curiositatis menti nostre pondus adicitur multeque sollicitudinis inquiete turbamur, cum fideles nostros Romaneque fideles[1] ecclesie aliqua prospiciamus indebita paccione turbari. Et cumque firmiter sensiamus quod inter precipuos cogitatus quorumcumque regnantium hoc debeat esse precipuum pro posse singulos in quiete disponere, iustos circumvenire solamine, & ad oppressorum levamen precipuum munus probatur esse iusticie totis pro sancto viribus prouidere, eo sanctitatem vestram crebris pulsamus epistolis, quo per eandem clementiam scimus in votis multis vestris prouideri salubrius, cum iusticie nos prosperit [sic] supplicare.[2] Nuper etenim quasi quadam circumueniencia[3] preuenti, venerabilem virum T.M. merita laude dilucidum, sicut nobis virtutum suarum experientia manifestatur, dudum Karliolensem episcopum, nostris & aliorum epistolis deuocantes inmeritum, suam ut nobis ferebatur[4] vitam

[1] fides, MS.
[2] It is impossible to make anything of this sentence.
[3] circumueniencie, MS.
[4] ferebat, MS.

execrabilem detestantes, quod eiceretur ab ecclesia quam debite possidebat sicut ex pravis multorum obloquencium suggestionibus eundem mereri nullo dubitabamus intentu, a vestre beatitudinis clemencia iuxta vota nostra benigniter meruimus optinere, aliumque nobis, ut tunc dabatur intelligi, fidum in ipsius eiecti locum supplicauimus[1] prorogari; qui postea se ingratitudinis macula vestiens contra nos erigens cornua, velud se crederet maiestatem nostram conterere, partem cum certis proditoribus nostris sediciosus assumpsit; de quibus per dei graciam consecuta victoria, dictum iniquitatis conscium et proditorie faccionis pena punissemus[2] grauissima, sicut qualitas facinoris meruisset, nisi nobis denegasset vestre magestatis clemencia, que desiderat ut per sanctitatem vestram sua, sicut decet, nequicia corrigatur. Assumat itaque preces nostras beatitudinis vestre clemencia, & prefatus nuper eiectus seu translatus episcopus mereatur sanctitatis vestre nostra supplicacione presidium, a quo nuper indebite se calliditas non abstinuit improborum.[3] Nepharium quidem censemus, beatissime pater, quodammodo delectare[4] insanos, quoniam dum commoti vindictas expetunt, iusta non opinantur, temperanciam non requirunt. Itaque supplicamus obnixe ut dictus noster nostrique regni proditor ad aliquam extra regnum nostrum transferatur ecclesiam; et, primus qui magnus in sacra pagina doctor existit magnoque tempore in Oxonie gignasiis moram traxit & legit, ut decet[5] rehabeat sponsam suam a qua tanto tempore fuit alienus. Adeo quidem, beatissime pater, virum ipsum suis meritis affeccione cordiali prosequimur, ut quicquid beatitudo vestra sibi benigniter effecit nostre persone[6] putaretur[7] impartitum. Beatissime pater, almam personam vestram ad uniuersalis ecclesie regimen & munimen conseruet semper in prosperis omnipotens Ihesus Cristus.

22

Reverende pater & domine. Sane semper, ut constat, approbante consilio, quod omnes[8] tangit communiter, ab omnibus debet unanimiter approbari. Sane non ambigimus quin illa graciosa

[1] supplicamus, MS.
[2] permissemus, MS.
[3] improbrorum, MS.
[4] quodam delcant, MS.
[5] docet, MS.
[6] 'our candidate'.
[7] putabatur, MS.
[8] omnis, MS.

promocio predilecti fratris N., que de vestra nuper eximia caritate processit, nos omnes valde contingat & astringat expressius ut idcirco vobis debita graciarum obsequia rependamus. Vobis igitur idcirco & vestre paternitati piissime, que predicto confratri nostro & nobis in persona sua[1] tantam liberalitatem, caritatem & graciam tam habundanter tamque clementer exhibuit, ad quas possumus graciarum acciones assurgimus,[2] ipsamque[3] geminis debitis et graciarum laudibus multisque desideriis, quamquam paucis sermonibus, honoramus, excolimus & gaudenter offerimus quantum sufficimus aut valemus, humillime supplicantes eidem, & eo confidentius quo iam ab ipsa tam fluentem rivum pietatis nobis graciosius emanare conspeximus, quatinus inchoatos titulos fauoris, caritatis & gracie penes eundem *magistrum* continuare dignemini in futurum. Et si quid forte nobiscum amodo expedire duxeritis,[4] erimus vobis & vestris, ut tenemur, merito prompciores &c.

23

f. 131[v] The University sends deputies to the king to describe how it is troubled by those who are jealous of it. The letter speaks of disturbance and expense at Oxford, and injuries caused by enemies. The reference may be to the action of the City, when it petitioned against the grant of a Steward to the University, whereby criminals might receive favour, as it was alleged. The privilege of a Steward was granted in 1406,[5] but there were petitions against it by the townsfolk and others in 1407, 1409, and 1411.[6]

Serenissime princeps. Cum a priscis temporibus per varias mu[tacio]nes hucusque simul floruerunt sciencialis pericia & strenuitas militaris, altr[   ] marcescente reliqua quatinus euanuerit, utpote indissolubili quodam federe colligata, merito certe debent mutuam iuxta vires [opem][7] porrigere, cum utriusque facilitas existit alterius valitudo, ut armis choruscans milicia inermem clericum ab hostium insultibus viriliter tueatur, & studiosus clerus,[8] precum deuotarum continua suffragia rependens, fluentis eciam doctrine salutaris irriget defensiue partis pectora sitabunda. Idcirco nimirum, serenissime princeps, ad vestram nobilissimam excellenciam velut ad petram refugii, ad-

---

[1] vestra, MS.
[2] assurgere, MS.
[3] ipsumque, MS.
[4] dixentis, MS.

[5] *Mediaeval Archives*, i. 231.
[6] *Collectanea*, iii. 151.
[7] Not in MS.
[8] clerum, MS.

uersaria urgente procella, modo pusillitas confugit clericalis, sub velamento alarum inexpugnabilis vestre defensionis tutius protegenda. Libeat igitur tante & tam spectabili excellencie voces querulas luctuose multitudinis aure benigna perpendere, & illatis per emulos molestiis, velut inflictis quibusdam letiferis vulneribus, celeriter obuenire. Adeo siquidem crebrescunt huiusmodi molestie quod omnium pene scolarium intra Uniuersitatem vestram degencium profectus minuitur, turbatur tranquillitas, effunduntur bona & accrescit lamentabile indies detrimentum. Has itaque molestias nouerunt plenius explicare latores presencium pro parte dicte paupercule Uniuersitatis, cum vestre placuerit aduertere regie magestati. Non est enim ausa vestros conspectus graciosos fatigare diucius indiscreta litterarum congerie unitas memorata. Verumptamen unam[1] petit & hanc humillime requirit, profusis copiose fluviis lacrimarum, quatinus ita concipere dignetur regia sublimitas de eadem quod ipsa nullatenus fauere[2] intendit viciosis personis quibuscumque, ymo tales secundum talem concessam potestatem seuerius corrigere, dei precipue formidans offensam, deinde vestram importabilem, & ne facinora impunita forsan ad deteriora[3] perpetranda excitent sceleratos. Vestre serenitatis illustrissime cursum in hoc pelago fluctuoso dirigat ad portum quietis eterne, qui celum terramque regit per secula solus.

24

This letter was written to some one who was not a bishop but was of importance in the Province of Canterbury. Such a person was the Dean of Arches. A member of the University (*confrater*) was engaged in some cause. If the document is rightly read, some one had been expelled from a college because he appealed to the Archbishop's court, but he had not received from the Archbishop the support he deserved. The date and the occasion are quite uncertain.

Reuerende magister & domine. Cum singula meritoria merita, f. 131 digna promocionis ac humanitatis officia, condignas gracias mereantur & laudes, [vestra] votiva discrecio circa promocionem cause dilectissimi confratris nostri laudes, gracias & honores satis excessiue meruit nec adhuc mereri destiterit. Vobis igitur tanquam justicie, veritatis & juris advocato precipue graciarum referrimus acciones, supplicantes humilliter & instanter quatinus inchoatos

---

[1] Supply *rem*.   [2] fouere, MS.   [3] dexteriora, MS.

titulos fauoris & gracie benigne continuare dignemini ad felicem exitum dicte cause. Sane, reuerende domine, cum predictus confrater noster tantam tamque scandalosam paciatur expulsionis iniuriam, eo solum quod ad specialem audientiam reuerendissimi patris et domini humillime, sicut credimus, appellauit; Nam si appellacioni huiusmodi renunciare voluerit, fuisset, ut constat, sine more dispendio coll[egio] restitutus; miramur super hoc (nec ad plenum mirari sufficimus) quod tanti patris auctoritas, tam iustus iudex et dominus, sui iuris iusticiar[ium] celerius non defendit. Et utinam plene sciretis quantum & quale sit murmur Oxonie, quantum obloquium & quantum vestre metropolitane dignitati preiudicet istud factum. Quid enim est quod cum iam nuper essemus ab extorta gracia restituti ac postea staremus Oxonie per sex dies expulsi, nisi quod afflictos iniuste verecundia maior affligeret, affligentis potestas exinde publicata crebresceret ac ipsius domini nostri nulla preesset aut videretur auctoritas sed subesset? Et hinc quidem[1] oritur macula famesue. Sed et sancto T. dictum fuisse legimus quid sibi retinuit qui nomen amisit & famam; quod nichil. Sed dicitis hec causa parua est, illa magna. Certe scimus quod quantumlibet pauper et parva fit, est[2] tamen sue cause veritas satis magna, nulla valens ut credimus probabili dirimi ficcione. Et idcirco sine modo miramur quod solis fictis et frivolis ac dilatoriis verbis et fabulis tam diu impudenter atteritur indefessa.[3] Sed ne videamur vobiscum diucius in porcione contendere, ecce modo cedimus verbis querulis & lamentis, finaliter tamen et humiliter supplicantes quatinus, etsi non nobis & cause nostre misereri, tamen dignemini planissime veritati ac iurisdiccioni domini nostri predicti, cui toto corde placere cupimus, quem quantum possumus votis, verbis & viribus honoramus, cuius honorem summe desideranter exquirimus, appetimus & optamus, quem cum suis omnibus & vos, domine, cum illo diu conseruet in prosperis Ihesus Cristus, ad salubre regimen metropol*is* Cant*uariensis*, cui dinoscitur honorifice presidere &c. Tante magnifice liberalitati & gracie multis desideriis quamquam paucis sermonibus graciarum referimus acciones &c.

25

The king has recommended one of his chaplains to the University to be promoted to a higher degree, and some graduate

---

[1] quidam, MS.
[2] *parva* is inserted in MS. before *est*, but must be an error.
[3] i.e. causa.

of Oxford, probably Archbishop Arundel, urges the University
to agree to the request. Possibly the date may be the year
1400; the letter says that it was the first request the king
had made and that it was shortly after his visit to Oxford.
Henry IV was in Oxford about January 1400. The king's
letter printed *Snappe*, p. 14, which seems to be of April 1400,
promises the University that he will send none for 'graces'
unless he knows them to be fit.

Filii in Cristo precari. Si prudencia vestra & cetus vestre f. 132
venerande Uniuersitatis [debi]ta¹ meditacione preuideat quam
utile, quam necesse, quamque expediens extat, [vota]² serenissimi
n[ostri] principis et domini nostri R., protectoris precipui sui
cleri et ecclesie Anglicane, que ex mera sue regie magestatis clemencia et motu pro dilecto capellano suo familiari N. vobis
dirigit, gratis studebitis affectibus, remotis omnibus argumentis
contrariis, effectui³ debito mancipare. Et quia dicte Uniuersitatis
commodum & honorem ex debito gratitudinis coartamur quantum cum deo poterimus promouere,⁴ maturitati discrecionis duximus consulendum quatinus tanti regis primam peticionem, precipue post aduentum suum directam, nullatenus ab expedicionis
effectu, ne importabilem ipsius incurratis offensam, repellere presumatis; scientes pro firmo quod dictus N. propter vite sue puritatem, sciencie claritatem & alia virtutum merita, quibus diuino
munere insignitur, valde in conspectu dicti domini nostri R.
reperitur acceptus, et quod plures de ipsius sublimiori gracia
maxime letarentur, nosque pro facto ipsius penes nos procurat
epistolas promotiuas.⁵ Non itaque dubitamus quin idem dominus
noster, si suis rogatibus beneuole absque more dispendio annueri-
tis, vota vestra eo uberius vobis, & vestre Uniuersitati precare,
gracie sue⁶ munimine⁷ cumulabit; et [penes]⁸ nos vestra & eiusdem
Uniuersitatis futura negocia ex hoc maioris fauoris graciam conse-
quentur.⁹

26

This letter is written to a bishop by some one who describes
himself in the first person plural; it must therefore be from
the king in all probability and addressed to Arundel. The

¹ conjectured.
² Not in MS. Probably several
words are missing at this place.
³ affectui, MS.
⁴ promoueri, MS.

⁵ This will not construe.
⁶ suo, MS.
⁷ minima, MS.
⁸ Not in MS.
⁹ consequetur, MS.

kinsman of the king who was famous for learning may be Richard Courtenay; he held the prebend of Sneating in St. Paul's at London from the year 1394; he also had a prebend at Lincoln in 1401 and one at York in 1403 or even 1402. It might be expected that if the king desired the Pope's support for his kinsman, his own application would have had more power with the Pope than Arundel's application; but it may be that the king's action about the Bishop of Carlisle had produced strained relations between Henry IV and the Pope.

Reverende pater, frequens vestre dileccionis affectus nobis & nostris preostensus[1] personam nostram vestre reverencie reddidit[2] obnoxiam & pro viribus nostris singula vestra desideria solicitat impleturam. In vestra igitur gratissima reuerencia plenissime confidentes consanguineum nostrum carissimum N., variis virtutum moribus & litterarum scienciis plurimum insignitum, quanta affeccione sufficimus vestre paternitati commendamus, assiduis precibus supplicantes quatenus dictum consanguineum, pro quadam exili prebenda ecclesie N. multipliciter tribulatum et, ut credimus, minus iuste, [et][3] ipsius negocia in Romana curia persequenda sanctissimo patri nostro, summo pontifici commendares.[4] Vestram paternitatem &c.

[1] preostensis, MS.
[3] Not in MS., but needed to make sense.
[2] reddunt, MS.
[4] commendare, MS.

IV
SELDEN SUPRA 66, c. 1400–1410

SELDEN supra 66 is a small volume all in a hand of about 1450, entirely devoted to *dictamen*; it contains five treatises and a set of examples. The contents of the MS. are: fols. 1–70 Tractatus de arte dictandi qui intitulatur 'Tria sunt', fols. 73–84, a collection of instances made by John Dalton; fols. 85–111 mag. Galf. Anglicus de nova poetria beginning 'Papa stupor mundi'; fols. 111–125, Tractatus episcopi Karleolensis de arte dictandi; fols. 125–134 Compendium artis dictatorie composito [*sic*] a quodam monacho de S. anno MLXIIII, but the date must be wrong as the author speaks of Petrus Blesensis; fols. 134–139 Tractatus magistri Reginaldi Alcok de arte dictandi.

Dalton's collection is of 18 documents of which three were issued by the University, one perhaps from Durham College, and three from the University or from the Prior Studentium. None of the rest have any bearing on the University. It seems to have been collected by him before 1410. Of the three University letters two have already been printed, as they occur in Vitell. E. X.

1

THE UNIVERSITY RECOMMENDS TO THE POPE ITS CHANCELLOR, PHILIP REPINGTON

Deuotissima pedum oscula beatorum. Beatissime pater, in f. 75 paradiso militantis ecclesie, cuius custodem pariter & cultorem diuina prouidencia specialiter vos elegit, multi doctores catholici, velut quedam lingna pomifera, accreuerunt,[1] qui, morum claritate conspicui & scientificorum fructuum ubertate fecundi, tanto salubrius in fide populum nutriunt Cristianum quanto solidius in obedientia & determinacione sancte matris ecclesie radicantur. Inter quos venerabilis in Cristo pater O.D.[2] abbas Leycestrie, velut quedam celestis plantacio, salutares fructus tam in clero quam in populo germinat indefesse, quem ob religiositatis eminenciam, profundam litterarum periciam ac in gubernandis & consiliandis populis probatissimam policiam sacra canonicorum religio gaudet habere pastorem, universitas nostra (vestre sancti-

---

[1] Or *excreuerunt*.   [2] Philip Repington is meant.

tatis zelantissima proles) cancellarium[1] et doctorem, atque consiliarium familiarem regia celsitudo. Cuius eciam meritis attendit quod eius inconcussa soliditas, in obedientie vestre sanctitatis firma innixa radicibus, agitari nescit arundinea levitate, lucro consciencie deputans magnorum quorundam ob hanc causam inuidias emulorum, prout alias in concilio cleri super facto scismatis Oxonie celebrato, ac eciam recenter & in aliis sua virilis & immota constancia patefecit. Et quia sanctitatem vestram credimus non latere quomodo longa satis expectatione suspensa prouisio adeo fortunam nostram sterilem fecerit & adversam, quod predicta filia vestra, quondam plena scientifico populo, iam ob defectum rei familiaris sedet in tristitia, viduata scolaribus, nec est qui consoletur eam ex omnibus caris eius; ideo pedibus vestre sanctitatis humillime prouoluti, prefatum cancellarium nostrum eidem sanctitati tanto recommendamus attentius quanto solus negocia nostra in curia vestre beatitudinis ac eciam penes regiam maiestatem piis assumpsit laboribus exequenda; solotenus eciam prostrati, unanimiter supplicamus quatinus sua preclara merita & filialis deuocionis sinceritatem premiis & relatiuis fauoribus compensantes, vestras aures inclinare clemencius & in dicendis ex parte nostra fidem accommodare dignetur apostolica celsitudo; quam ad universalis ecclesie regimen gloriosum longeue conseruet in prosperis Cristus qui eam suo sanguine conquisiuit &c.

2

THE UNIVERSITY, OR MORE PROBABLY THE PRIOR STUDENTIUM, ASKS A BISHOP OR OUR ABBOT THAT HE WILL SEND BACK TO THE UNIVERSITY W. O. AND J. F. THAT THEY MAY ADVANCE TO THE DEGREES OF DOCTOR AND BACHELOR IN THEIR FACULTIES

f. 77   Ad insignem bonitatis uestre fontem tanto ampliori fiducia in nostris angustiis audemus accedere quanto sepius ex eodem uberiora gracie fluenta potauimus, suaues beneficiorum fauos collegimus, nostris precibus stillabant solacia & desideriis copiosa subsidia confluebant. Pro qua vestre graciosa scaturigine largitatis pie paternitatis fonti ex intimis precordiis plenitudinem referimus graciarum. Sane, prestantissime pater, docta patrum decreuit antiquitas, ut qui in agone scolastico militabant propensius & litterarum adipe sua ingenia uberius saginabant, gradus scolasticos deberent ascendere, ac digna meritis premia reportare, ut et honor fieret successor virtutis & virtus splendesceret ex

---

[1] He was chancellor May 1400 to about May 1403.

coniunctione honoris. Verumtamen modernis ex prematura reuocacione scolarium famosorum, ipsis condigni honoris porta reclu-
ditur, nobis melliflue doctrine ubertas subtrahitur & in nonnullis
appetitus extinguitur studii fructuosi, in tantum, nisi quod primum succurrat benignitas, rarescente nobis turba prudentum,
cadet corona capitis nostri, uertetur in luctum chorus noster &
in tristicie salicibus nostre consolacionis organa suspendemus.
Quocirca, benignissime pater, graciosam vestre pietatis exoramus
clemenciam quatinus predilectos filios W.O., J.F., viros utique
ornatos moribus, pollentes virtutibus & egregie litteris eruditos
ad studia velitis remittere, ut in facultatibus quibus studebant
alter ad apicem doctoratus, alter ad bachulariatus gradum ex
vestra paterna gracia valeant promoueri. Pro hoc siquidem
negocio, oraculo vive vocis promouendo, predilectum confratrem
nostrum J. H. ad vestram benignitatem presencialiter destinamus,
iteratis vicibus deprecantes quatinus quo ad premissa eius voci
fiduciam adhibere dignemini & nostris precibus graciosum animum inclinare.

3

A LETTER, PERHAPS FROM THE PRIOR STUDENTIUM, SENT
APPARENTLY TO AN ABBOT OR PRIOR (E.G. OF DURHAM)
ASKING THAT A VENERABLE MEMBER OF HIS HOUSE MAY BE
SENT BACK TO COMPLETE HIS COURSE IN THEOLOGY

Cum preciosum scientie talentum in corporis terra abscondi f. 77^v
non debeat, nec rutilantis eloquencie lucerna sub modio occultari,
merito de venerabilis confratris nostri I. H. prematura subtrac-
cione congemimus, cui mater nostra Universitas pollientis eloquii
lumina prestitit, septemplicis philosophie claues tribuit[1] & altioris
sciencie sibi portas aperiens, precedentem[2] lumine recte fidei ad
sacre theologie penetralia introduxit; unde per ipsum si in acie
scolastica diucius militasset sperabamus fidem ortodoxam mirifice
erigi, insurgencium ex aduerso astuciam reprimi & nostre religionis tentoria dilatari. Quid ergo mirum si dolore perfodiantur
nostra precordia & ipsa mater Uniuersitas una nobiscum queru-
los*is* suspiret gemitibus, dum talis & tantus filius ab uberibus
matris sue citra tempus ablactacionis eripitur, tam mirifice exorsa[3]
clerimonie tela a texentibus premature succiditur, & nostri [*sic*]
religionis pugil prevalidus ante agonis sui cursum completum ad
claustralis contemplacionis ocium reuocatur? Ne igitur in pre-

---

[1] Mr. Pantin thinks this means no
more than that I. H. had been taught
philosophy, so far as it was required

of monks.
[2] We might expect *precedente*.
[3] *exordia* MS.

missi doloris pelago nauigantes amplioris tristicie fluctibus nau-
fragemur ad vestre paternitatis graciam, in qua nostre consolacionis anchora infigitur, precarissimos confratres nostros I. H.,
I. N. presencialiter destinamus, ut nostra suspiria atque preca-
mina viua voce efficacius prosequantur quam mortua pelle valeant comprehendi. Quocirca, reuerende pater, [vestram]¹ ac totius
vestri collegii graciam obnixis precibus humiliter exoramus, quatinus universa que in premissis vestris auribus instillare decre-
uerint, firma fiducia haurientes, dignemini nostras preces ita ad
exaudicionis graciam acceptare ut suprascripta clerimonie lucerna
doctoratus superponatur candelabra & talentum scientie sibi
traditum eciam ad usuram spiritualem puplicetur uniuersis.
Sanctitatis vestre collegium tam in capite quam in membris
diucius prosperari dignetur clemencia saluatoris.

4

A LETTER PERHAPS FROM THE PRIOR STUDENTIUM PROBABLY
TO THE PROVINCIAL BENEDICTINE CHAPTER ASKING THAT
TWO ABLE STUDENTS MAY BE SENT BACK TO OXFORD TO
TAKE THEIR DEGREES

f. 78   Reuerencias & honores ac ipsos quos nobilium splendor redimit
scienciarum ad religionis releuamen dignis honoribus premiari.
Venerandi patres, color solis nutritiuus quamuis flores iam nouiter
pululantes indifferenter nutriat & reuelet excellenter, nonnullos
tamen sue largitatis beneficio plus aliis redimitos cultu induit
decentiori, effectu nobilitat excellenciori, ac ad aspectum intuen-
cium dignatur reddere pulcriores. Istius priuilegio nutritionis
religio fulget monastica, splendidius insignita, cum sic sue pro-
fessionis alumpnos foueat & gubernet quod quosdam delicias
destinat degustare claustrales, alios sudores disponit suscipere
mundiales, nonnullos uero quos ingenii decorat subtilitas, conuersacionis commendat honestas & pre aliis illustrat excellencia
meritorum, velut flores preelectos sacre sciencie nectare statuit
irrigari. Inter quos iam florent dominus T. M. & dominus W. O.,
quos sic priuilegiauit benignitas solis eterni quod velut gemella
sydera radiis sue predicacionis mundum illustrant & purgant ab
erroribus, splendore sue vite populum illuminant uniuersum &
utrisque monasticam pretitulauit² religionem; nam unus gradu
bachalariatus veritatis theologice merito decoratus suos actus

¹ Not in MS.
² If the MS. read *monastica religio*

the meaning would be 'the monastic
life has given both of them a title'.

inter nos laudabiliter inchoauit, dum suarum opposicionum sagittis et subtilitatibus responsuum respondentium penetrauit loricam
& opponentium retia fugauerat periculosa; alter vero in eadem
assidue desudans facultate ad eundem gradum se disponebat per
feruens studium peruenire. Unde, patres venerandi, ad vestre
pietatis recurrimus auxilium, intimius deprecantes quatinus predicti duo confratres labores perantea poterint resumere inchoatos,
ut primus videlicet suorum actuum finem habeat gloriosum, alius
uero sui laboris brauium percipiat ordinatum. Quia tamen nostre
religionis fundamentum inuidorum flatibus modernis vexatur &
agitatur temporibus, per ipsos poterit sustentari, si nostris piis
precibus vestra dignetur condescendere paternitas veneranda, que
ut facilius inclinetur & precancium desideria benignis oculis in-
tueatur, magistrum J. O. sacre theologie professorem ex communi
consensu in hoc nuncio exequendo eidem mittimus paternitati;
quam ad augmentum sui cultus diu conseruet in prosperis uni-
genitus dei patris &c.[1]

5

AN APPEAL TO A BISHOP FROM A COLLEGE WITH A CHAPEL

Suauissimo beneuolencie uestre manna et multiformis bene- f. 78ᵛ
ficentie ymbribus irrigati, graciarum plenitudinem vestre bonitatis fonti refundimus & sepius pregustate paternitatis dulcedini
honoris & laudis victimas immolamus, inexhaustam eiusdem
paternitatis clemenciam deprecantes, quatinus in presenti an-
gustia graciosi fontis venas aperiat, distillet nobis rivos subsidii,
fluenta consolacionis effundat, quatinus fluminis vestri impetus
filiorum mentes letificet, desolacione concilii aridos & ariditate
subsidii desolatos. Sane huius desolacionis fundamenta iaciunt[2]
& questionis materiam subministrant nostre capelle lutea turpi-
tudo & scole ruinosa congeries; propter quas nec ad domini debita
deuocionis obsequia valemus impendere, nec adinvicem congrua
disputacionum certamina exercere; unde mansio nostra, que ad
instar arche Mosayce, moueat vestram paternitatem, humillima
filiorum desolacio moueat, religionis dispendium moueat, nostri
monasterii et tocius ecclesie graue in spiritualibus et temporalibus
detrimentum. Quod si nulla vos moueant periculorum dispendia,
saltem moueant vos innata vobis iusticie affeccio & gracie pleni-

---

[1] In *Chapters of English Black Monks*, ii. 16, we find that in 1340 the Chapter mentioned by name certain scholars who should be sent to Oxford to take the degree of S.T.P.

[2] Ducange under *jacere* gives the form *jaciunt* for *jacent*.

tudo. Ad tranquillum plebis regimen cum exhibicione iusticie vestram paternitatem reuerendissimam longeue protegat filius virginis benedicte &c.[1]

[1] Perhaps this is addressed to Walter Skirlaw bishop of Durham, who dying in March 1406 left £20 to the repair of the chapel of Durham College (*Collectanea*, iii. 72). The chapel was rebuilt 1406–8 (ib., p. 71).

POSTSCRIPT

Mr. W. A. Pantin informs me that MS. Selden Supra 66 is found in a list of the library of Canterbury College in 1501 (Canterbury Cathedral mun. C. 137). It is described thus 'Item *Tria sunt* 2° folio *stille sedicio*'; this is the second folio of our manuscript. It does not appear in the earlier inventories of 1443 and 1459, nor in the later inventories. The monogram H C on fo. 72ᵛ is probably of Henry Cranbrook, a monk of Christ Church Canterbury (d. 1466) who also owned (*c.* 1452) MS. Royal 10 B IX, another collection of dictamen treatises, where also he leaves his monogram. He was also at Oxford *c.* 1443–4. Also 'John Trwley' scribbled on fo. 145 was a Canterbury monk (1514–1540).

V
LETTERS FROM DURHAM REGISTERS,
c. 1360–1390
By
W. A. PANTIN

SOME OXFORD DOCUMENTS FROM DURHAM

The following letters are printed from two Durham formularies:

(1) MS. C. IV. 25 in the Library of the Dean and Chapter of Durham; a paper book of the end of the fourteenth century, bearing the title 'L. Registrum papireum diversarum literarum de officio cancellarie monachorum Dunelmie quondam Roberti de Langchestre cancellarii et postea feretrarii Dunelmie'. Langchestre was Cancellarius *c.* 1381–91, and Feretrarius to 1397. The contents are: fo. 1–18, a list of Latin synonyms, in alphabetical order, with occasional English translations; fo. 18ᵛ–23ᵛ, table of contents to the following; fo. 24–83ᵛ, a formulary composed of letters (most of them apparently real ones), arranged in classes, as *Supplicatoria, Deprecatoria, Preceptoria, Excusatoria*, etc.; the table of contents is continued on fo. 84–89ᵛ; fo. 90–133, treatises on Dictamen and preaching, and some more letters. Some of the documents seem to have been added after Langchestre's time.

(2) A Register among the muniments in the Treasury of the Dean and Chapter of Durham; a paper book of 127 leaves; *c.* 1400, with a few later additions; it bears the title on fo. 22, 'N. Registrum papireum diversarum literarum cancellarie Dunelm''; the leaves are damaged by damp and decay, especially at the beginning and the end of the book. The contents are: fo. 1ᵛ–4, a treatise on Dictamen; fo. 4ᵛ–21, a list of Latin synonyms, similar to that in MS. C. IV. 25, with some documents concerning Wyclif on fo. 11–13; fo. 21ᵛ–83ᵛ, a formulary composed of letters (mostly real ones), not classified; of these letters, some (fo. 25–48) correspond almost exactly with a group of letters in MS. Lambeth 221, fo. 231–244; others (fo. 55–65) are mostly taken from the Register of Bishop Thomas de Cobham, Bishop of Worcester (1317–27);[1] there are also state letters (some of them fictitious) between the King and the Pope and various potentates; and a number of letters concerning Durham, the cell

[1] Ed. E. H. Pearce, for *Worcester Hist. Society* (1930).

of Coldingham, and Oxford. There follows on fo. 84–95ᵛ a summary of the Constitutions of Benedict XII for the Black Monks; fo. 96–108ᵛ, more letters; and fo. 109–127ᵛ, theological treatises, beginning with (fo. 109) *Restat discutere differenciam inter peccatum mortale et veniale*; this is John Wyclif's treatise *Differencia inter peccatum mortale et veniale*, printed in his *Tractatus de mandatis divinis*, ed. J. Loserth and F. D. Matthew (Wyclif Soc. 1922), pp. 527–33; but the text printed there is only a fragment of the text as given in this MS., where the treatise seems to go on to fo. 117ᵛ, perhaps to fo. 124ᵛ.

These two formularies appear, as 'L' and 'N', in the list of books in the chancery of the Prior of Durham in 1421.[1]

When the following letters were copied into the formularies, the addresses, names, and dates were in most cases omitted or reduced to initials, which makes identification difficult. They can, however, be made to throw useful light on three main topics.

First, there is a group of letters concerning the relations of Merton College, Oxford, with the North of England, in particular with the diocese of Durham. In Nos. 1 and 2 the prior of Durham, apparently, is pleading or expostulating with the Warden and Fellows of Merton, and in Nos. 3 and 4 he is apparently complaining to the Bishop of Durham. It is argued that since Merton College has property in the diocese of Durham (the appropriated churches of Embledon[2] and Ponteland, and lands at Stillington), it is bound by its statutes and customs to elect a certain proportion of Fellows from that diocese;[3] instead of this, the College has been unduly favouring the Southerners and neglecting the Northerners, so that in the last sixteen years there have been only two Fellows elected from Durham Diocese, and

---

[1] *Catalogi Veteres* (Surtees Soc., 1838), p. 124.
[2] Appropriated *c.* 1329–30; *Cal. Pat. Rolls*, (1327–30), pp. 259–60, 462, 490; cf. *Valor Ecclesiasticus*, ii. 227; G. C. Brodrick, *Memorials of Merton* (O.H.S. 1885), p. 21.
[3] Cf. Merton Statutes of 1274; preference for Fellows 'de Wintoniensi diocesi et aliis diocesibus et locis ubi sua beneficia seu feodalia ac alia suo victui deputata consistant', *Statutes of the Colleges of Oxford* (1853), Merton, 27; cf. ib., pp. 43–4, where Abp. Peckham (1284) threatens sequestration of revenues, if this rule is broken.

those have been expelled (No. 3); one of these expelled Fellows was presumably Master William de Chastell (No. 4, cf. No. 1), who may have come from Castle Barnard; he may be identified with the William de Castell who appears in the list of Merton Fellows under the date 1344. In order to force Merton to satisfy the Durham grievances by electing local Fellows, apparently the Bishop of Durham and the Earl of Northumberland sequestrated the revenues of Merton in the diocese of Durham (e.g. the tithes of Embledon), but this sequestration was soon relaxed; too soon, it is argued in No. 4.

As might be expected, these letters did not escape the indefatigable antiquaries of the seventeenth century. Brian Twyne copied Nos. 1, 3, and 4 from this MS. (Twyne MS. II, fo. 32–4), and following him, Antony Wood makes a reference to these Durham complaints in his Annals, under the year 1334 (Wood, ed. Gutch, i. 426), when dealing with the Stamford schism and North and South quarrels; and he refers not only to this Durham MS., but also to 'quodam parvo Reg. in cista Oeconomica in Scacc. Coll. Merton p. 19'.[1] This register does not seem to have survived among the Merton muniments,[2] so we cannot tell whether Wood had any evidence from that source for putting this affair under the date 1334; and the same applies to the date 1344 which he attaches to W. de Castell in the Merton list of Fellows.[3] On other grounds, for instance the reference to Thomas de Gretham and perhaps to Prior Robert Walworth, one would be inclined to put these letters half a century later, c. 1390. And it seems as reasonable to connect them with the North and South quarrels of c. 1387–9, as with the quarrels of 1334 or 1349.[4]

[1] Perhaps this was the same as the 'Thin register in parchment containing divers occurrences relating to the College temp. Edw. II, Ric. II, et Henr. IV, et alia ad Universitatem spectantia : init. "Ven. in Christo patri ac domino Simoni, Dei gratia Cantuar. arch:": continet, pag. 38, et reponitur in cista oeconomica in scaccario: see Twyne xxii. 320, 322'. [a letter-book?]; *Wood's Life and Times* (O.H.S.), iv. 164 (vi).
[2] I have to thank Mr. H. W. Garrod for help on this point.
[3] G. C. Brodrick, *Memorials of Merton* (O.H.S. 1885), p. 204.
[4] Cf. *Collectanea*, i. (O.H.S.), pp. 7, 29; Wood-Gutch, i. 426, 448–9; Knighton (Rolls Series), ii. 258, 309; Maxwell-Lyte, p. 309.

These letters show in the first place that the rivalry of North and South was still very strong, though the 'nations' had been abolished since 1274; compare also the references to *Boreales* in No. 10 and to *scholares nostre patrie* in No. 14. Secondly, they show that strong local connexions, and Fellowships confined to certain counties, which survived until quite recently, were not due to a mere freakish whim of the founders, but were an intelligible part of the social system: where a college draws revenues from a certain locality, the men of that locality, the 'compatriots', will look to the college to provide promotion for their relations and friends and tenants; it was for this purpose, it is argued, that the benefactors gave the endowments; and if these conditions are broken, the whole countryside will be up in arms, from the prelates and magnates down to the tenants and 'poor clerks'; a pathetic picture is given of the distress of the latter. Note too, the strength of local solidarity and patronage; the probable writer of these letters, the prior of Durham, was after all not directly concerned, for of course there was no questions of his monks getting Fellowships, yet he is evidently expected to organize resistance on behalf of his dependents and neighbours.

A second group of letters, Nos. 5, 6, 7, 8, consists of a correspondence, probably between the heads of certain monasteries, about the defence of the monastic order against the attacks of master John, or I. de W., plainly Wyclif. It seems impossible to identify these prelates, or the monks mentioned, but probably Nos. 6 and 8 were written by the same prelate, the religious superior of a certain dominus W. (not to be confused, I think, with Willelmus de W., the cellarer, mentioned in No. 7). This dominus W. is evidently a monk-scholar who is preparing to go to Oxford to undertake certain 'scholastic acts' (disputations, etc.), against Wyclif, apparently at the request and expenses of the Presidents of the Provincial Chapter of the Black Monks; but apparently the abbot of St. Albans (who would be the energetic Thomas de la Mare) is advising a temporary delay. The situation resembles that revealed in another letter in this same Formulary, printed elsewhere, where a Durham monk, John de

Acley, has been ordered by the Presidents to undertake certain scholastic acts against Wyclif, but is forbidden to do so by the King's Council, about the autumn of 1378.[1] The letters here printed may perhaps be rather earlier, possibly even before the Bulls of Gregory XI against Wyclif in 1377; they suggest a fairly early stage in the controversy, when Wyclif was still regarded primarily as one attacking the endowed monastic orders, the *possessionati*, an extremist ally of the Mendicants. They seem to confirm what is suggested by other evidence, that the Black Monks were particularly quick to see the danger of Wyclif's attacks, and may have been responsible for his condemnation by the Pope.[2]

The rest of the letters are chiefly useful in throwing light on a very important but elusive problem of university history, namely, how did the great mass of students in the Halls live, and who maintained them?[3] Here again we touch on the subject of patronage. Nos. 12, 13, 14, and probably 15 seem to be connected; No. 12 is evidently written by a monk at Durham, not I think the Prior himself, but perhaps some important obedientiary; and it is addressed to another Durham monk-scholar at Oxford (presumably at Durham College); Nos. 13, 14, and 15 seem to be the replies of this monk at Oxford. From Nos. 14 and 15 it appears that the writer was in some anxiety as to whether he was to remain at Oxford, or return to Durham at the end of the year, but the main topic of the letters is the maintenance or 'exhibition' of two students, named T. de H. and R. de L. (T. de L. in No. 13 is perhaps a mistake for T. de H.). Both students are evidently seculars, not monks, and seem to be local boys; at any rate they are to return to Durham for the vacation; they would belong to the same class as the eight secular scholars, or *pueri*, drawn from Durham, Allertonshire and Howdenshire, who figure in Bishop Hatfield's constitution

[1] *English Historical Review*, 1928, p. 77, from MS. C. IV. 25, fo. 59ᵛ.

[2] Cf. a letter of Adam Easton (1376?), printed in *Chapters of the English Black Monks* (Camden Series, 1937), iii. 76–7; and *English Historical Review*, 1936, pp. 675–80;

cf. also the polemical treaties of Uthred of Boldon.

[3] For some other letters illustrating this problem, see *Bulletin of the John Rylands Library*, 1929, pp. 332–3, 369–70, 373–4, 377.

for Durham College. At least one of them, R. de L., is being lodged in a Hall. It is remarkable to find the writer of No. 12, an individual monk and not I think a prelate, apparently maintaining two students at the university; compare No. 9, where a student seems also to have been maintained by a monk for eight years. It would no doubt be easier to find examples of students maintained by prelates, abbots, and priors, not to mention bishops.[1]

There are other points to notice, details about dress and journeys (No. 13), the migration of students from Hall to Hall, the Principal's point of view, the man who expects to be Principal of a Hall next year (No. 14), the request for 'half-commons' (Nos. 12, 14), which probably implies being some kind of semi-commoner or bateller, receiving board at a cheaper rate in return for services.[2] No. 17 throws some light on the origins of the tutorial system:[3] the son of a lay official of Durham is being sent to a Hall of artists in Oxford, but he is to be under the supervision of a Durham monk, presumably at Durham College; compare similar letters, with rather more details, in which the abbot of Glastonbury puts his young cousin, a secular student, under the charge of his monk-scholars at Oxford (1365).[4] No. 9 speaks of 'election' to a 'hall'; it seems likely that this really means election to a College Fellowship; 'Hall' and 'College' were still rather loosely used at this period, as can be seen from Nos. 1–4. No. 11 has been included here for the light that it throws on the recruitment of the monasteries; a chancery clerk is evidently considered a 'good catch'. One wonders whether such civil servants often entered monasteries,[5] and if so, whether they had any influence on the development of the monastic chanceries, and the creation of formularies like these Durham MSS.

---

[1] e.g. Prior Henry of Eastry (1284–1331), *Archaeologia Cantiana*, xxxix. 1–33; Walter de Monyton, abbot of Glastonbury (c. 1365), *Chapters of the English Black Monks*, iii. 54–5; *Household Roll of Bishop Swinfield* (ed. J. Webb, Camden Society, 1855), p. 116.

[2] Cf. A. B. Emden, *An Oxford Hall in Medieval Times*, pp. 209–12,

215.

[3] Cf. H. E. Salter, 'An Oxford Hall in Medieval Times', in *Essays in History presented to R. L. Poole*, pp. 421–35; Rashdall, *Medieval Universities* (ed. Powicke and Emden), ii. 374–5.

[4] *Chapters of the English Black Monks*, iii. 54–5.

[5] Cf. Master John Kynton, monk

Besides the letters printed here, there are some others that deserve brief mention; in MS. C. IV. 25, fo. 42^v, *Deprecatoria ut . . monacho assistat consilio et auxilio ut de sua infirmitate curetur*; someone who has been kind to the monks at Oxford is asked to give aid (medical?) to a monk now sent to Oxford for his health. Fo. 53^v, *Premisso quod inceptoribus est contribucio facienda ac quod talis tali die incipere intendit, supplicat quod uberius ipsum inceptorem respiciat, quam compelli posset per presidentes*; Thomas, abbot of St. Albans [president?] to the Prior of Durham, asking him to contribute more liberally to John Sen,[1] monk of Glastonbury, who intends to incept in theology on the Monday after the Conversion of St. Paul [25 January], otherwise the Benedictine students may shortly lack a Regent. Fo. 57, A, to a monk at the Roman Curia, mentioning 'your cousin', master John Mowebray, *domini pape sacri palacii famosissimum auditorem*. Fo. 57^v, D, to a monk, about books pawned at Oxford. Fo. 58, C, the University to a Prince, against those who attack its liberties. Fo. 61^v, F, *Excusat se prior quod propter incommoda occurrencia non potest expensis exhibere pro incepcione talis in theologia*; apparently a Durham monk wishes to incept, but the prior cannot afford to pay, because of the devastations of the Scots and the *impositio nonarum* (*c.* 1341?). Fo. 69, B, *Scolari ut vigilanter insistat doctrine sue*; mentions 'magister T'. Fo. 69^v, F, *Increpacio scolari de non obedicione iussis de exercitando se in dictamine, monendo ut inclinabilem se reddat ad iussa*; the writer sends an exemplar of a letter of thanks, so that there is no excuse for not replying. Fo. 74^v, D, a letter of thanks to *scolaris exhibitori*, mentioning 'dominus W. de L.', *plantatorem meum ac inceptorem profectus mei*. There are also some letters about Durham College: fo. 33, *Episcopo ut de elemosina sua exhibeat illos octo pueros quousque collegium fuerit dotatum*; fo. 66^v; fo. 70; cf. O.H.S. *Collectanea*, iii. 12–13.

In Registrum N.; fo. 28^v, two testimonial letters from A.

of Canterbury; formerly protonotary of the King and chancellor of the Queen (d. 1416), *Chronicle of John Stone* (Camb. Ant. Soc. 1902), pp. 7–8, 185; cf. *The Book of Margery Kempe* (ed. Butler-Bowden), p. 54.
[1] He had incepted by 1360; *Chapters of the English Black Monks*, iii. 201.

chancellor of the University of Oxford, on behalf of (i) dominus T. de R., of the diocese of Carlisle; (ii) R. de A., monk of Durham. Fo. 41ᵛ–42, letter to a friend, *amantissime frater* (a monk?), mentions *quod a tempore quo nos invicem in Oxon' videbamus, Io. frater noster et ego usque ad diem confeccionis presencium literarum competenti gaudebamus corporis sanitate,* and *Rumores illi flebiles quos narrastis de Iohanne de Penereth et aliis quos clementissimus Deus noster a miseris huiusmodi laboribus eventu bellico ad eterne iocunditatis requiem evocavit.* Fo. 42ᵛ, *Alia litera amico,* asks *quatinus penes dominum meum insufficienciam meam recommendare velitis modo quo videritis meliori, adiciendo si placet quod aliquid in meorum necessariorum exhibicionem propter terminum iam instantem michi dignetur misericorditer elargiri.* Fo. 52–52ᵛ, *Litera ad amicum,* congratulations and compliments, the writer conjectures that fertility will return *matri nostre universitati,* he mentions *mittam autem Deo dante infra breve Oxon' aliquem de meis, et tunc vobis scribam,* . . . and says that death is cutting off young men, and not so much the older men, as *in partibus australibus.* Fo. 53ᵛ–54, three letters about Dictamen, (i) *Litera ut informetur quis in dictamine,* (ii) *Litera responsiva,* (iii) *Alia contra predictam;* Petrus Blesensis, *subtilissimus dictator,* is mentioned. Fo. 72, *Cancellarius Oxon' universitati Cantebrig', ne clericus admittatur ad statum;* a warning against master H. de B., who has caused discord. There is a similar letter printed in *Collectanea,* i. 15, warning the Chancellor and Masters of Cambridge against Mag. W. de B[arneby].

1

A LETTER, PROBABLY FROM THR PRIOR OF DURHAM, TO
MERTON COLLEGE, OXFORD, URGING THE ELECTION OF A
NORTHERN CANDIDATE TO A FELLOWSHIP

[c. 1390 ?]

Durham Cathedral, MS. C. IV. 25, fo. 41, A[1]

Deprecatoria pro quodam recipiendo in aulam Martonis

Amici reverendi, de superne clemencie beneplacito, vestraque
benignitate confisi, vobis sub ea spe literas nostras censuimus
transmittere de presenti, quod benevolenciam vestram in iusta
peticione favorabilem et in exhibicione gracie debeamus munifi-
cam invenire. Cum igitur quasdam ecclesias grandesque possessiones ex pia largicione fidelium in boriali plaga optinetis, sub ea
presertim ordinacione, sicut excepimus, usibus vestris ab olim
collatas, quod quosdam studentes Oxon' de compatriotis nostris
ad certum numerum, si reperti fuerint ydonei et proficientes,
exhibicionem suam inter vos iuxta pristinam aule fundacionem,
cui presidetis, congruencius habituros, prout loci suppetunt facul-
tates, tam libenter, quam liberaliter reciperetis; unde consimili
pretextu inclinati, quendam scolarem, liberum utique et legiti-
mum, Willelmum de C.,[2] in quo reputacione nostra relucent
etatis maturitas, morum gravitas, et literarum sciencia corre-
spondens, vobis duximus offerendum, circa quem vota nostra si
placet in hac parte tam provida devocione perficere maturetis,
quod preces nostras sibi senciat fructuosas, et ad ea que processu
temporis vestra conceperint desideria in partibus nostris per ex-
actam diligenciam ubilibet profutura, inoffensa iusticia, forcius
et efficacius obligemur. In Domino valete feliciter et longeve.

2

ANOTHER LETTER, FROM THE PRIOR OF DURHAM TO MERTON
COLLEGE, URGING THE ELECTION OF NORTHERN FELLOWS

[c. 1390 ?]

Durham Cathedral, MS. C. IV. 25, fo. 66

Exortatoria ut recipiantur boriales in aulam Martonis

Discretis viris et amicis carissimis, magistro et scolaribus,

---

[1] On some pages of this MS. the
letters are numbered A, B, C, D, &c.

[2] Probably Willelmus de Chastell
mentioned in No. 4.

R. P. E. D.[1] salutem cum continuis incrementis mutue caritatis. Benivolenciam vestram alloquimur studio familiari, ut ad vos que in animo gerimus, benigna notificacione perveniant, mentesque vestras devota meditacione contemplantes vos votis nostris in hac parte absque futuro collegii vestri dispendio, cum et iacula previsa minus feriant operis efficacia, conformetis, vobis siquidem consulimus, attencius implorantes, quatinus latorem presencium, sine suis demeritis et debito processu, ut excepimus, minus iuste per vos expulsum et inhumaniter repudiatum, recipere ad statum pristinum maturetis, vel alias sibi pro modo vivendi de bonis domus vestre sine strepitu liberaliter providere ; nolentes deinceps contra statuta vestra solum notos et compatriotas vestros, puta australes, ducti forte affectu patrie, exclusis aliis viris ydoneis de plaga boriali, clericos inter vos admittere aut preferre. Potestis enim per vos pro constanti connicere[2] et tenere quod si dictis statutis gratis obviaveritis in huiusmodi recepcione, impeticionem procerum et optimatum dicte plage ac calumpniam nullatenus evadetis, nec de possessionibus, fructibus, proventibus et redditibus vestris inibi percipiendis emolumentum reportatis aliquale, quousque congruam prestiteritis securitatem, ultimatam et realem ordinacionem eorundem inviolabiliter[3] observare, qui huiusmodi possessiones, redditus et proventus ad varia onera ob favorem et promocionem nostrorum indigenarum clericorum equanimius supportanda, devotissime conferebant. Hoc revera omnium nostrum est decretum valencium et proborum.

3

The Prior of Durham complains to the Bishop of Durham about the failure of Merton College to elect Fellows from the diocese of Durham

[c. 1390 ?]

Durham Cathedral, MS. C. IV. 25, fo. 71

Cum recommendacione filiali, omnimod*am* reverenciam, obedienciam et honorem debit*as* tanto patri. Reverendissime pater et domine, ad nostram nuper presenciam Dunelm' convenerunt quidam clerici vestre diocesis et scolares aule sive collegii de Merton' in universitate Oxon' graviter conquerentes, quod cum secundum statuta et consuetudines ipsius collegii diuturnis tem-

---

[1] Perhaps R[obertus] P[rior] E[cclesie] D[unelmsis] ; in that case, it must be Prior Robert Walworth (1374–91).   [2] *sic.*   [3] *added.*

poribus usitata, postquam in socios dicte aule confirmati fuerint,
in gradibus et officiis accrescentibus sciencia et etate in consiliis
et tractatibus idem collegium concernentibus anteferri deberent,
de novo eciam electi anno probacionis[1] transacto forent in socios
acceptati, necnon in eleccionibus scolarium ad sepefatum collegium faciendis, scolares supradicte vestre diocesis essent in
numero correspondente quantitati bonorum in ipsa diocesi ad
prefatam aulam pertinencium, aliis preelectis [?]; modernis tamen
temporibus nostri compatriote inibi commorantes, quidam in
gradu sociorum et[2] consiliis collegii sunt seclusi, ab officiis post-
positi, et a gradibus scolasticis inmerito retardati; quidam in
gradu noviter electorum, completo iam anno cum dimidio, adhuc
in sociorum gradum[3] minime sunt admissi; ymmo omnes et singuli ut asserunt tot et tantis improperiorum contumeliis indies
affecti sunt et lacessiti iniuriis, quod nimis tedet eorum quemlibet
vite sue. Ceterum quo ad numerum electorum, ex relatu fidedigno
didicimus quod non est unus de vestro episcopatu Dunelm' in
ipso collegio, nec erant aliqui de eodem episcopatu illuc electi per
sexdicim annos preteritos, nisi duo, quorum uterque fuit expulsus,
licet tamen dicto tempore fuerint tam infra villam Oxon', quam
in nostro collegio extra muros[4] nonnulli scolares et bacularii arcium
doctrina et moribus pro[batissimi],[5] quorum multi ad sepedictum
collegium opinata eleccione frustrati, pro defectu exhibicionis
studium dimiserunt, in non modicum sui ac pauperum parentum
suorum dispendium, et eciam in tocius cleri vestri ecclesie
Dunelm' notabile detrimentum; quin eciam non sustentantur
ibidem | de Northumbria nisi tres scolares, qui tamen vestra non fo. 71ᵛ
iuvante gracia expelli metuunt propter querelam super premissis
reverencie vestre factam. Quapropter, benignissime pater et
domine, non solum dictorum clericorum precibus et affeccione
patrie, sed verius ex zelo iusticie excitati, vestre pietatis affectum, apud quem precipuum in hac causa consistit refugium,
deprecamur ex intimis cordis nostri, quatinus supradictis personarum nostre patrie iniuriis contra antedicta statuta illatis
dignemini remedium apponere, et oportuno iam tempore prout
exigit iusticia contraire. Et nos equidem ad felicem huius cause
execucionem, auxilium et consilium quantum in nobis fuerit
pollicemur. Ad salubre regimen et augmentum vestri cleri vobis
posse votivum perficiat omnipotens Deus noster. Script' Dunelm'.

---

[1] probacione, MS.
[2] et] *sic*, perhaps for *a*?
[3] gradus? MS.

[4] Durham College,
[5] Partly illegible; restored from
MS. Twyne ii, fo. 33ᵛ.

4

ANOTHER LETTER FROM THE PRIOR OF DURHAM TO THE
BISHOP, ON THE SAME SUBJECT

[*c.* 1390 ?]

Durham Cathedral, MS. C. IV. 25, fo. 71ᵛ

Reverendissime pater et domine, pridem vestre paternitati venerabili nos scripsisse recolimus, quomodo quidam clerici vestre diocesis scolares aule sive collegii de Merton cum alia vulgi multitudine super notoriis gravaminibus ac iniuriis contra statuta ipsius aule sibi et [toti nostre][1] patrie boriali illatis, unanimiter sunt conquesti. Que quidem gravamina in parte [per nost]ras literas et per magistrum Willelmum de Chastell socium dicte aule, ut didicimus, evidenter vestre reverencie fuerunt exposita; que eciam idem magister Willelmus adhuc se offert cum sufficienti testimonio probaturum. Proinde[2] fructus et proventus dicti collegii in vestro episcopatu [iac]entes ex consensu ut credimus domini comitis Northumbr' sequestrari mandastis. Quia tamen ista vestra sequestracio penitus relaxatur, et idem dictus comes [nuper] scribens magistro Thome de Gretham[3] vestro in spiritualibus vicario generali, ipsum intimius [exor]avit, ne socios aule Merton' de cetero impediat aut molestet, quominus de suis [bon]is disponant in nostra patria prout placet; quorum suggestio, ne dicamus non ad propositum [huius] cause, expressa in literis dicti domini comitis erat talis, quod magister et scolares aule de Merton' sunt graviter diffamati, eo quod contra statuta universitatis Oxon', non inquiunt [. . .] statuta,[4] adversus patriam borialem quamplures et importabiles iniurias intulissent, [super] quibus se offerunt iuxta omnem iuris exigenciam innoxios declarare. Hinc est, pater [aman]tissime, quod cum adhuc non constet nostre patrie boriali super premissis iniuriis de remedio

---

[1] The right margin has been damaged by damp; the words in brackets are restored from Twyne's transcript, MS. Twyne ii. fo. 33ᵛ–34.

[2] Perinde? MS.

[3] Thomas de Gretham was Rector of Ryton, *c.* 1378–96, and Vicar-General to Bp. Skirlaw (1388–1405); he was aged 55 in 1396: *Fasti Dunelmenses* (Surtees Soc. 139), pp. 53–4; *Hist. Dunelm. Scriptores Tres* (Surtees Soc. 9). App. pp. clx, clxiii, clxviii.

[4] The missing, illegible word may have been *sua* or *ipsorum*; Twyne's transcript unfortunately omits the words *non inquiunt . . . statuta.* This passage is certainly very obscure; perhaps the Merton Fellows were claiming that they were defamed, because they were not breaking the University statutes (as distinct from the College statutes), by excluding Northerners.

[su]ccurente, nonnulli nostri compatriote immo et pauperes vestri nostrique tenentes[1] gravi murmure conqueruntur, eo quod sui filii et amici ex desperacione futuri adiutorii in predicto collegio [eru]nt a studio Oxon' nimis in posterum vacuati; presertim cum dominus episcopus[2] Cantuariensis ibidem, [ut in]telleximus, visitaverit, et duos scolares, unum de Cancia et alium de Devonia, postpositis omnino borialibus, in ipsum collegium imposuerit, ita quod supradicti magister et scolares sepefati collegii se ab omni alia eleccione scolarium iam ut creditur per biennium excusabunt, in ex*clusionem*[3] borialium singulorum. Quapropter vestrum[4] paterne pietatis affectum ex parte nostra et tocius patrie iterato rogamus intimius et in visceribus Ihesu Christi, quatinus ipsum magistrum et scolares ad ius faciendum pauperibus scolaribus vestre diocesis, prout exigit suorum iusticia statutorum, excitare, sin autem suos fructus supradictos de novo sequestrare velitis, et si decreveritis[5] expediens, assignare | aliquam partem dictorum fo. 72 fructuum pro expensis antedicto magistro Willelmo aut alii perito volenti execucionem dicte cause manucapere, donec eleccionem scolarium nostre patrie fecerint, ut tenentur; proculdubio scire volentes, quod si iam ista causa taliter attemptata dimittatur non executa, novissimus error, quod absit, erit peior priore.

5

A PRELATE SENDS A MONK TO ANOTHER PRELATE WITH A
LETTER OF CREDENCE

[*c.* 1377–8 ?]

Durham Cathedral, MS. C. IV. 25, fo. 39, A

Litera credencie

A. Pater et domine reverende, mittimus penes dominacionem vestram dilectum confratrem nostrum R. de C. commonachum nostrum super quibusdam negociis ordinis nostri conservacionem tangentibus plenius informatum, quem quesumus in hiis que vobis referet vice nostra, maxime cum in succursu ordinis nostri cedant, ad exaudicionis graciam favorabiliter admittere dignemini; eaque quantum in vobis esse poterit, debite execucionis effectui committere efficaciter laboretis; rogantes quatinus quid in premissis discrecio vestra dictaverit faciendum, per dictum

---

[1] This seems an indication that it is the Prior of Durham who is writing to the Bishop.
[2] *Sic.*
[3] exc' *over* exclusio *struck through* MS.
[4] *Sic.*
[5] decrevitis, MS.

confratrem nostrum cerciorare velitis, si placeat, et in scriptis. Ad regimen gregis vobis commissi sinceritatem vestram conservet Altissimus per tempora longiora.

6

THE REPLY TO NO. 5, CONCERNING A MONK, DOMINUS W., WHO IS TO GO TO OXFORD TO ANSWER THE ATTACKS OF JOHN WYCLIF

[*c.* 1377–8]

Durham Cathedral, MS. C. IV. 25, fo. 39, B

Responsio ad eundem

B. Reverende in Christo pater et domine, receptis vestre paternitatis literis ac copiosa credulitate credencie domini R. de C. porrectoris earundem, prout convenit, impensa, dominum W. ad presenciam nostram fecimus evocari, et dictum dominum R. rogavimus ex affectu reassumendi in se onus relacionis super deductis et communicatis inter nos reverencie vestre cercius faciende[1]; quo quidem onere sui gracia prompcius acceptato, laterales litere posterioris date transmisse eidem domino W. per reverendum patrem dominum abbatem sancti Albani fuerant exhibite ac perlecte sub certa forma verborum, que causarent dilacionem personalis accessus dicti domini W. ad studium Oxon', prout transsumptum dictarum literarum cum eodem domino R. transmissum vestre paternitati plenariam evidenciam ministrabit. Nichilominus, si oportuerit in eventu dictum dominum W. aggredi certamen cum magistro Iohanne nostri ordinis perturbatore, expeditum ad labores scolasticos et paratum presidentes nostri ordinis invenient, favente divina clemencia et sospitate corporis arridente. Valeat vestra reverenda paternitas in omni prosperitate, gaudio et honore per tempora longiora.

7

A PRELATE SENDS A MONK TO ANOTHER PRELATE WITH A LETTER OF CREDENCE, ON THE SAME SUBJECT AS NOS. 5 AND 6

[*c.* 1377–8]

Durham Cathedral, MS. C. IV. 25, fo. 39, C

Litera credencie

Domine reverende et amice carissime, pro certis et arduis negociis personam vestram et totum ordinem monasticum concernentibus, dilectum commonachum meum et confratrem Willel-

---

[1] *Sic.*

mum de W. celerarium meum de T. meis[1] in hac parte plenius informatum vestre discrecioni precipue dirigo, quem ad exaudicionis graciam admittere, et hiis que vobis referet vice mea fidem indubiam adhibere dignemini, pro statu et honore predicti ordinis monastici conservandis. Feliciter in Domino valeat status vester venerandus ad honorem tocius ecclesie sacrosancte et profectum singularem gregis cui meritorie presidetis.

8

The reply to No. 7, on the same subject as Nos. 5 and 6

[c. 1377–8]

Durham Cathedral, MS. C. IV. 25, fo. 39, D

Responsio ad eundem

Reverende in Christo pater et domine, literas vestras gratissimas per manus celerarii vestri nuperime recepimus super credulitate dictis eiusdem pro statu et honore ordinis nostri monastici uberius exhibenda. Qui quidem scelerarius[2] nobis exposuit oretenus, quod magister I. de W. multiplices utrobique ventilavit opiniones, que cedere poterunt in grave preiudicium et detrimentum ecclesiastice stabilitatis, nisi sibi per agonistas catholice fidei providius et forcius occurratur. Nos vero ecclesie in fluctibus maris periclitanti intimius condolentes, parati erimus pro tuicione monastici ordinis et status pugilem nostrum dominum W., si vestre discrecioni videatur necessarius, in huiusmodi actibus scolasticis prosequendis, saltem de communi collecta pro tempore more sue Oxon' exhibendum, iuxta racionis exigenciam, huiusmodi procella | crebrescente, ad festum sancti Michaelis destinare, f. 39ᵛ si interim de vestra probabili voluntate fuerimus cerciorati, et in eventu expediens censeatur.

9

A patron, probably a monk, urges the promotion of a young graduate, Thomas de S., whom he has been maintaining for eight years

Durham Cathedral, MS. C. IV. 25, fo. 41, B

Deprecatoria pro iuvamine quod . . puer preferatur aliis quo ad recepcionem ad aliquam aulam Oxon'

Salutem quam sibi cum continuo incremento gaudii et honoris. Reverende magister et domine, plurimum confidens de vestra

---

[1] *Sic.* The phrase 'my cellarer of T.' is curious; could it refer to a dependent cell, e.g. Tynemouth? In that case, the writer must be the abbot of St. Albans, mentioned in No. 6. [2] *Sic.*

innata benignitate et grata noticia puerili, astruo per presentes vestre probate benevolencie intimare, quod habeo quendam scolarem in universitate, bacularium in artibus, Thomam de S. communiter nominatum, quem suadentibus moribus et gestura suis, absque patris et matris carnal*is* presidio, per octo annos et amplius exhibui et educavi, et faciente adversi temporis condicione minus potens reddor et sufficiens ipsum ulterius sustentare; et aliud est non possum a prelato meo in hac parte comode licenciari;[1] quamobrem si eleccio fuerit facta de quibusdam personis ad certas aulas isto anno, meam personam in ipso contemplantes, cuius promocionem tanquam propriam reputo indubitant*er*, vestram circumspectam et operosam diligenciam dignemini impendere meis precibus, obsequiis et amore, quod idem Thomas possit preferri, favente vestri auxilii et laboris placido fulcimento. Hoc enim donum a vobis flagito confidenter, quia per hoc sine dubio vestri in antea constituar sedulus orator.

10

A LETTER OF CONGRATULATION TO A NORTHERN GRADUATE AT OXFORD

[Late XIV cent. ?]

Durham Cathedral Treasury, Reg. N, fo. 42ᵛ

Litera affeccionis[2]

Cum reverenciarum oblacione affectuosa et sui status recommendacione viscerosa, honoris et glorie continua incrementa. Magister et domine reverende, inter amicos absentes tociens resultat exultacionis materia, quociens vive vocis oraculis aut literalis scripture beneficiis prosperi mutuo intercurrunt rumores. Sane nisi me fallat oppinio, non erat Roma lecior capta Mergurca,[3] Paris rapta Helena, Iason adepto vellere aureo, Ulixes visa Penelope, aut sancti patres in adventu Messie, quam eram audita vestri status reverendi continencia[4] et aliis vestris successibus graciosis; ex intermeancium enim relacione veridica tenet cleri et populi fama, quod vestra dominacio est omnium borialium in universitate Oxon' capud tuitorium et peculiare refugium et singu-

---

[1] This seems to imply that the writer is a monk.

[2] There is another copy of this letter in MS. C. IV. 25, fo. 63ᵛ.

[3] *Sic*, both in this MS. and in MS. C. IV. 25; perhaps for *Iugurtha?*

[4] *Sic*; apparently in the sense of 'countenance; estate or state, position, standing, dignity'; cf. *O.E.D.*, s.v. 'Countenance'.

FROM DURHAM REGISTERS 235

lare auxilium, quod vestri hospicii honorifici ianua eisdem est aperta, quod mensa vestra patet omnibus honestis ad recreacionis solacia.

11

A LETTER TO AN ABBOT ABOUT TWO CHANCERY CLERKS WHO
ARE WILLING TO ENTER A MONASTERY

Durham Cathedral Treasury, Reg. N., fo. 45[v]

Quidam scribit abbati qualiter invenit quendam aptum ad religionem[1]

Domine reverende, quia si recolitis alias me rogastis, ut si quos aptos iuvenes sciolos et honestos religionem intrare volentes possem aliqualiter explorare, super hoc vos efficerem cerciores; et dum de hoc sollicitus cogitabam, ecce sicut Deo placuit, occurrit michi gracior venacio quam querebam. Nam sunt in cancellaria domini nostri regis duo socii inter ceteros morum honestate conspicui, bene literati, et de cancellaria multum experti, qui in dicta cancellaria fere per x annos continue sunt morati, et preter hec, tam in legendo, quam in cantando quadam prerogativa precellunt; quos cum devotos fore certis indiciis perpendebam, ipsos ad recipiendum vestre religionis habitum pluries inducebam; qui demum videntur aliqualiter consentire, dum id fieret secrecius, vestris sumptibus in omnibus et expensis, suis parentibus inconsultis, qui si[2] scirent, ipsos a tam sancto proposito propter speratam promocionem eorundem, qua si starent in seculo verisimiliter non carerent, pro viribus retrahere niterentur. Cum igitur in eorum recepcione meo iudicio plus vestrum quam suum consequi poteritis interesse, vobis consulo bona fide, quod statim super hoc specialiter scribatis eisdem, qualiter propter laudabile testimonium quod vobis de moribus eorum et sciencia perhibetur, parati estis ipsos admittere et ipsis in habitu et aliis omnibus necessaria ministrare. Valete etc.

12

A MONK OF DURHAM WRITES TO A DURHAM MONK-SCHOLAR
AT OXFORD CONCERNING THE MAINTENANCE OF TWO
STUDENTS THERE

[*Late XIV cent. ?*]

Durham Cathedral Treasury, Reg. N., fo. 54

Carissime, Magistro T. de S. subito[3] supraveniente et sic recedente, non poteram cerciorari de mora vestra Oxon*ie* pro anno

---

[1] There is another copy of this letter in MS. C. IV. 25, fo. 77, A.
[2] Written above line.
[3] Added above line.

proximo sicuti affectabam. Verumptamen Deo favente procurabo sic ordinari cum presidio amicorum vestrorum, quod circa festum sancti Thome[1] Dunelm' declinabitis cum pannis, vel alias continuabitis studium iuxta votum vestrum, et de premissis satis tempestive eritis premuniti. Interim mitto vobis unam marcam in auro fortis ponderis, in partem exhibicionis T. de H. pro termino instanti; cui meis precibus et amore faciatis ministrari necessaria sua iuxta evidentem necessitatem, omni superfluitate eminus profugata, attento quod de pura gracia et elemosina ei subvenitur; et per primum intervenientem quomodo oporteat me contra finem termini sibi providere, puta in expensis et vectura, quia revoluto termino veniet domum, curetis me reddere cerciorem; quia pro nunc consultus propono mittere pro eo unum equum.[2] Quo ad R. de L., suppono veraciter quod oportebit eum venire Dunelm' in fine termini, sed pro omni affeccione sub qua in posterum vobis potero obligari, suggeratis specialius principali illius aule in qua idem R. moratur, quod possit pro proximo anno ad dimidias communas libere admitti, sicut hactenus consuevit; quia alias per me non poterit inibi exhiberi; et super isto negocio vellem in adventu dicti R. certitudinem infallibilem acceptare.

13

THE MONK-SCHOLAR AT OXFORD REPLIES TO NO. 12

[Late XIV cent. ?]

Durham Cathedral Treasury, Reg. N., fo. 54

Carissime, recepi de N. unam marcam in auro, cum litera vestra, in qua cerciorari petistis, quomodo vos oporteat providere T. de L.[3] in expensis et vectura, qui ut asseruistis revoluto termino versus Dunelm' arripiet gressus suos. Ad quam quidem literam, licet plures intervenerint, usque presens distuli facere responsivam, quia putavi clericum magistri Io. de A. infra breve venisse Oxon', et non venit. Proinde mitto presentem literam, vobis certificans per eandem, quod oportet provideri dicto T. de equo et sella, ocreis et calcaribus et curta armilausa suo gradui competentibus, que omnia sibi desunt; nec habet vestem honestam qua in vestra presencia posset ire indutus in diebus ferialibus preter unam tunicam, quam in equitando tantum dehonestabit, quod expost cum honestate non sibi sufficiet sine nova. Nichilominus

---

[1] Probably the Translation, 7 July.

[2] *Pretere* . . . struck through.

[3] *Sic*: perhaps a mistake for T. de H. (cf. No. 12).

habet vestem illam in qua determinavit, et in sculptura sub qua nunc existit, illa de cetero non utetur; unde si decreveritis faciendum, consulo quod tunica sibi sculpatur de illa veste, vel alias ad taberdam pro anno proximo reservetur. Quid igitur volueritis fieri in premissis, per interventorem proximum me cerciorem reddere studeatis.

14

ANOTHER REPLY TO No. 12, CONCERNING THE PLACING OF
A STUDENT IN A HALL

[Late XIV cent. ?]

Durham Cathedral Treasury, Reg. N., fo. 54^v

Litera ut ponatur puer ad dimidias communas

Rogastis me suggerere principali illius aule in qua moratur vester alumpnus R., quod posset anno futuro ad dimidias communas admitti, super quo cum idem R. ad vestram presenciam advenerit, affectatis certitudinem acceptare. Sciat pro certo vestra discrecio referenda, quod insteti penes dictum principalem pro isto negocio, quantorum potui rogaminum interventu; qui certe respondit, quod suo fratri uterino non hoc concederet citra anni principium, quia nescit quos et quot in sua aula tunc commorantes habebit. Scio eciam quod W. et omnes scolares nostre patrie ibidem commensales proponunt in fine termini ab illa aula recedere. Proinde non est spes auxilii in eadem. Verumptamen prefatus W. michi veraciter promisit, quod si principalis in anno proximo alicuius aule fuerit, de quo firmam spem gerit, seu in quacumque aula moram traxerit, ipsum ad dimidias communas procurabit omnino ceteris anteferri. Et revera pro posse iuvabo quod vester rogatus optatum sorciatur effectum, si me contingat ultra istum annum remanere Oxon'; de quo pro caritatis intuitu velit vestra benevolencia, ut gratanter promisit, certum reddere tempestive.

15

ANOTHER LETTER FROM A MONK-SCHOLAR AT OXFORD,
PROBABLY ALSO IN REPLY TO No. 12

Durham Cathedral Treasury, Reg. N., fo. 54^v

Litera pro certis necessitatibus et ne revocetur quis a studio

Licet sepius interventoris interfuerit oportunitas, vobis tamen scribere hactenus prolongavi, eo quod elapsa quindena post festum pasche reditum vestri clerici indies expectabam. Scitis enim reverendissime magister et domine, quale honus interim sustineo, necnon quanti relevaminis michi vestre visitacionis consolacio ministraret. Proinde de adventu prefati clerici manens incertus, presentem literam cum presencium portitore direxi, vestre dileccionis et amicicie presidium rogans et deprecans in visceribus Ihesu Christi, quatinus si noticiam vel verisimilem habeatis coniecturam dominum p.[1] habere in proposito in fine anni me a studio revocandum, velit vestre discrecionis examen sibi suggerere, ut vecturam dignetur michi mittere tempestive, quineciam disponentes si placeat circa ea que penes me facienda vobis incumbunt Oxon', sicut vestre persone in consimili casu fieri curaretis.

16

A STUDENT OF DICTAMEN ASKS FOR THE LOAN OF A BOOK

Durham Cathedral Treasury, Reg. N., fo. 54[v]

Litera pro mutuando libro

Concepta de vestra gratuitate fiducia michi parit audaciam vobis scribere de presenti, pro quodam libro qui vocatur *Bellum Troianum*,[2] quem rogo michi velitis accomodare pro modico temporis intervallo. Verum quia vestram discrecionem estimo non latere, quantum simplici dictatori talis libri prodesset inspeccio, cum sit plenus stilorum elegancia, verborum facundia, clausularum compendiosus, sensuumque perfectorum totaliter invectivus.[3] Non occurrunt plura memorie pro presenti scribenda, nisi quod[4] velitis omnes vestros socios salutare, monentes eosdem in virtute sancte Trinitatis, quatinus in leticiis dies suos ducant, tristicias ammoveant et postponant; tamdiu nempe seu diucius vivit vir hillaris sicut tristis.

17

THE PRIOR OF DURHAM ASKS A MONK-SCHOLAR AT OXFORD TO TAKE CHARGE OF A YOUNG STUDENT, THE SON OF A DURHAM OFFICIAL

[*c.* 1367–88 ?]

Durham Cathedral Treasury, Reg. N., fo. 54[v]

Litera prelati[4] *ad subditum*[4] *pro admittenda custodia pueri*

Salutem, graciam et benediccionem. Vobis significamus quod ad instantem requisicionem domini R. de F.[5] iusticiarii domini

---

[1] Probably *priorem*, the Prior of Durham.

[2] Probably the poem by Joseph of Exeter.

[3] *Sic.*

[4]–[4] Added above the line.

[5] Perhaps Roger de Fulthorpe, who appears as justice and commis-

FROM DURHAM REGISTERS 239

episcopi Dunelm' vobis inducimur scribere de presenti, pro filio dicti domini de R.,[1] quem missurus est ad studium Oxon', plurimum affectans | dictum puerum sub fida custodia vestra inibi f. 55 remanere. Quamobrem vos requirimus specialiter demandando, quatinus dictum puerilum[1] faciatis poni in certa aula inter artistas, qui reputantur honesti et dociles, et hoc ad mediocres communes, puta ad septem vel viij denarios septimanatim, prout cummunis cursus huiusmodi studencium exigit et requirit; et quod habeatis curam ac plenam disposicionem dicti pueri, monete et rerum suarum prout expedit dispensandarum; quia pater suus non vult quod ministretur sibi in necessariis suis superflue aut excessive, sed competenter, prout suadet tenera etas dicti pueri et evidens necessitas exposcit. Item suademus quod faciatis ipsum singulis diebus festivis venire ad vos pro colloquio personali, quod possitis illum tam moribus, quam sciencia informare et allicere ad omne bonum, ne dimittatur proprie voluntati, nec preocupetur inhonesta comitiva ribaldorum et falsis persuasionibus seductorum, cum dicatur: *Adolescens iuxta viam suam, cum senuerit non recedet ab ea.*[2] Circa igitur premissa operosam diligenciam apponere studeatis, sic quod pater suus, qui in negociis monasterii nostri per multa retroacta tempora valde obsequiosus, propicius extitit et fidelis, in antea ad huiusmodi labores pro nobis subeundos forcius obligetur, et nos in hac parte grates dignas ab eodem reportare merito videamur. Nam dicti pueri negocia nostra propria reputamus. Diu et feliciter in Domino valeatis.

sioner, in the Rolls of Bps. Hatfield and Fordham, at various times, c. 1367–87 (*XXXII Rep. of Deputy Keeper of Public Records*, pp. 278–9, 311–13); he was one of the justices who gave answers in favour of Richard II at Northampton in 1387, and were condemned in 1388.
[1] Sic.
[2] Prov. xxii. 6.

CATALOGUE OF THE BOOKS OF DURHAM
COLLEGE, OXFORD, *c.* 1390–1400

THIS document consists of a parchment roll, about 9¾ in. wide
by 15½ in. long, indented at the top. The titles of the books
are written continuously, so as to form a solid paragraph for
each class-section, Theology, Philosophy, etc.; I have indi-
cated the ends of the lines by a stroke |. The numbers do
not appear in the original; for the sake of clearness, in
printing, I have tried to number the separate items, and to
print each item on a separate line; but it is not always clear
how the items should be separated; e.g. Nos. 43 and 44, or
80 and 81 may be one volume, and in the same way Nos. 93–
109 may not all be separate volumes. The asterisks denote
those books which appear in the catalogue of Durham College
books in 1315, printed by Dr. Blakiston in Oxford Hist. Soc.
Collectanea, iii. 36–7, with which this list should be compared.
In the 1315 list there are about 37 items; in this list, there
are 109. The 1315 list had already been fairly strong in
patristic works; the additions in this list are mainly scholastic
theology, philosophy, and logic (including such recent writers
as Heytesbury and Wyclif). Note the works of Richard Rolle
and the Durham writer, Uthred of Boldon (Nos. 102, 44,
cf. 95, 97), and the gifts of other Durham monk-scholars,
Robert Rypon, the preacher, and W. Appleby. One very
curious feature about both this list and the 1315 list is the
almost complete absence of Canon and Civil Law books, the
exceptions being the Institutes in 1315, and the Clementines
among the books added at the end of this list; and there are
only two Canon Law books among those sent to Oxford in
c. 1400, and none among those sent in 1409. Yet in general,
the Black Monks at Oxford studied and graduated in Canon
Law as well as in Theology; is it possible that the Durham
monk-scholars, by way of exception, confined themselves to
Theology (with the preliminary Philosophy)?

Owing to the almost complete absence of 'second folio'
catchwords, very little can be done by way of identifying
these books with those given in the *Catalogi veteres*, or with

those still existing at Durham. This list seems to have been made before the arrival of *libri missi Oxoniam*, conjecturally dated *c.* 1400 (in O.H.S. *Coll.* iii. 38–9), since they do not appear in it. It is not likely to be earlier than *c.* 1390, judging by the references to Rob. Rypon and W. Appleby.

Durham Cathedral Treasury, 2ᵃ 6ᵉ Ebor. No. 5

Libri theologie pertinentes collegio monachorum Dunelm' Oxon'
studencium sunt isti

1, 2 In primis due biblie in duobus voluminibus
3* Scolastica historia in uno volumine
4* Quatuor ewangelia glosata in 2ᵒᵇᵘˢ voluminibus
5* Epistole | Pauli glosate in uno volumine
6* Postille super Iob et super libros Salamonis in uno volumine
7* Et postille super Ysayam, Ieremiam et Ezechiel' in uno | volumine
8* Postille super Daniel' et super duodecim prophetas et super epistolas canonicas et super apocalipsim in uno volumine
9 Notule super psalterium | in uno volumine
10 Prima et secunda pars moralium beati Gregorii in 2ᵇᵘˢ voluminibus
11* Omelie Gregorii cum aliis in uno volumine
12* Beda super Genesim et de tabernaculo | in uno volumine
13 Beda super cantica cum aliis in uno volumine
14* Encheridion et questiones ad Orosium et de spiritu et anima cum aliis in uno | volumine
15* Encheridion et de doctrina christiana cum multis aliis libris beati Augustini in uno volumine
16* Augustinus super Genesim ad literam in uno volumine |
17* Augustinus de natura boni et de opere monachorum cum multis aliis in uno volumine
18* Retractaciones Augustini cum soliloquiis eiusdem in uno quaterno
19* Augustinus | de moribus ecclesie et contra epistolam Manechei cum aliis in uno volumine
20* Augustinus de Trinitate in uno volumine
21* Augustinus de doctrina christiana cum | sentenciis Damaceni et tabula in uno volumine
22 Augustinus de confessionibus cum aliis in uno volumine
23 Augustinus de concordia ewangelistarum et de sermone | Domini in monte cum aliis in uno volumine

R

24* Anselmus *Cur Deus homo* et de conceptu virginali in uno volumine

25 Quatuor libri sentenciarum in uno volumine |

26 Item quatuor libri sentenciarum in uno volumine

27 Omelie[1] diversorum doctorum in uno volumine

28* Ysidorus ethimolog*i*arum in uno volumine cum tabula

29 Quaterni de | secunda parte moralium Gregorii cum duobus quaternis Anselmi

30* Quindecim quoli*be*ta Henrici de Gandavo in uno volumine

31 Questiones eiusdem cum questionibus | Egidii in uno volumine

32 Scriptum Tarent' super 1. 2. 3. et 4. in 3^{bus} voluminibus

33 Egidius de cognicione angelorum et Thomas sentenciarum et de veritate in | uno volumine

34* Thomas de malo et potencia in uno volumine

35 Quodlibet Menvil et quodlibet Egidii in uno volumine

36 Hayls abbreviat*us* et super 4^{or} libros | sentenciarum in uno volumine

37 Scriptum Thome super 4^{m} sentenciarum in uno volumine

38 Duodecim libri Iosephi in uno volumine

39 Duns super 4^{or} libros | sentenciarum cum suo quodlibet in 3^{bus} voluminibus

40* Distincciones Mauricii

41 Doctor profundus in duobus voluminibus

42 Liber sentenciarum Bonaventure super 4^{m} sentenciarum | ex dono magistri Roberti Rypon' dum tamen illum retineat[2] pro vita sua

43 Augustinus de civitate Dei

44 Et diversi tractatus magistri Utheredi

45 Libri diversi | beati Bernardi in uno volumine

Libri philosophie

46* In primo textus naturalium de antiqua translacione in uno volumine

47 Textus tocius naturalis philosophie excepto libro de vegetabilibus et incipit *Quoniam*

48 Textus de animalibus in uno quaterno |

49 Textus methe*phisi*c et ethicorum dimissus domi in prima pestilencia in uno volumine

50 Textus de causa motus animalium cum aliis in j volumine cum aliis parvis | libris de methe*phisi*ca et ethicorum in eodem volumine

[1] Om^{ea}, MS.   [2] Corrected from *reteneat*.

51* Libri Avicenni cum libris Algazel Commentator super libros phisicorum
52 Textus metha*phisi*ce in j volumine
53 Textus | methe*phisi*ce de nova translacione cum libris de causis et aliis parvis libris in j volumine
54* Thomas super libros phisicorum cum aliis multis
55 Thomas de | Alquino super 1 methe*phisi*ce et libros de anima cum aliis multis et incipit *Primo oportet*
56 Questiones super methe*phisi*cam et de generacione et corrupcione
57 Thomas de | memoria et reminiscencia et questiones de anima super libros phisicorum et lib*er* de ydeis in j volumine et incipit *Sicut dicit beatus Augustinus*
58* Notule super | librum de planetis et de celo et mundo et cum aliis et incipit *Supposito*
59 Thomas de anima
60 Liber questionum super methe*phisi*cam et alios libros Aristotelis secundo folio *et in* | *diffinicionibus*

Libri logice

61 In primo textus veteris logice
62 Textus alius veteris logice
63 Tercius textus veteris logice
64 Textus veteris logice
65* Boycius super veterem logicum | in j volumine
66 Ca^ce Boycii in asseribus
67* Lincol*niensis* super libros posteriorum et Fernandus super methe*phisi*cam in j volumine
68 Notule super veterem logicam in | j volumine
69 Notabilia super logicalia naturalia in j quaterno qui incipit *Amplius ante*[1]
70 Summa Occam in j quaterno
71 Alia summa Occam
72 Liber qui incipit | *Homo est animal racionale* cum rubio coopertorio
73 Sentencie super librum Porphirii cum multis aliis
74 Textus logice et de anima
75 Quodlibeta Hettesbery
76 Egidius super libros | elencorum
77 Summa Wyclyffe de dono magistri Roberti Rypon'
78 Supposiciones Burley de dono W. Appelby
79 Textus logice cum tabula | ex dono magistri Roberti Rypon'

[1] Or *autem*? *an̄* MS.

80 Liber questionum super logicam
81 Burlay super totam logicam cum aliis diversis tractatibus
    ex dono domini Iohannis Howghton' |
82 Item Burlay super logicam et de generacione cum aliis

Libri de medicinis

83 Unus de medicina qui incipit *Urina* in j volumine
84 Alius incipiens *In medendis corporibus* in j volumine
85 Alius incipiens *Medicinam equivocatur* | in j volumine

Libri de diccionibus difficilibus

86 Catholicon in j volumine
87* Brito super dicciones difficiles et prologos biblie in uno
    volumine
88* Vita sancti Cuthberti
89 Unum martilogium in uno volumine
90 Aliud martilogium cum regula beati Benedicti et constitu-
    cionibus in uno volumine
91 Regula beati Benedicti in uno | quaterno
92 Alius quaternus incipiens *Christi nomen invocans* et continet
    regulam beati Benedicti et cetera
    [In a different hand:—]
93 Item una biblia
94 Parysiensis de viciis
95 Tractatus de substancialibus regule monachorum
96 Sermones beati Bernardi
97 Connexio sacerdotalis officii et regalis |
98 Liber de sacramentis
99 Distincciones Goram
100 Tractatus de 7 viciis et virtutibus in papiro
101 Epistole Alquini
102 Liber Ricardi Heremite |
103 Ieronimus in librum locorum
104 Sermones dominicales per annum
105 Liber de regulis Ticonii
106 Liber de opere monachorum cum aliis
107 Liber decretalium |
108 Summa Raymundi
109 Constituciones Clementine in papiro cum aliis
    [Endorsed *c.* 1500 ?]
    Inventarium librorum quondam collegii Dunelm' in Oxon'
    2ª sexte Ebor.

NOTES ON THE BOOKS

6. Cf. ? *Cat. Vet.* p. 44 (A), 51 (A),=Durham MS. A I 14.

7. Cf. ? *Cat. Vet.* p. 44 (I), 51 (I),=MS A I 8.

8. Cf. ? *Cat. Vet.* p. 45 (B), 52 (B).

10. Cf. ? *Cat. Vet.* 20 (A), 96 (A).

32. Peter of Tarentaise, O.P. (Pope Innocent V).

35. Menvil: Ricardus de Mediavilla, Middleton, or Meneville; cf. Little and Pelster, *Oxford Theology and Theologians*, p. 96; cf. *Cat. Vet.* p. 75 (A).

36. Alexander of Hales.

41. Bradwardine.

42. Robert Rypon, monk of Durham; professed ? *c.* 1358 or 1368 (*Liber Vitae*); Almoner 1391– ; Prior of Finchale 1397–1405; Subprior of Durham *c.* 1406–16 (Reg. III, fo. 46); a noted preacher, cf. G. R. Owst, *Preaching in Medieval England*, pp. 28, 58. Cf. also Nos. 77, 79 below.

44. Uthred of Boldon, Prior of Finchale and Subprior of Durham, d. 1396; for his writings, see Tanner, *Bibliotheca*, p. 743; cf. also Nos. 95, 97 below.

51. 'Commentator super libros phisicorum' may be a separate volume.

66. Ca^ce^] Categorice ?

67. Fernandus; cf. F. M. Powicke, *Medieval books of Merton College*, p. 169, No. 541.

75. William of Heytesbury, Fellow of Merton, Chancellor of Oxford, *c.* 1370–2; cf. Powicke, *op. cit.*, pp. 25 ff., 83 ff.; Tanner, p. 400.

77. Probably Wyclif's *Summa de ente*.

78. William Appelby, monk of Durham; professed ? *c.* 1371–83 (*Liber Vitae*) Librarian, 1391; Almoner 1396– ; Warden of Durham College 1404–9.

81. John Houghton, monk of Durham; professed ? *c.* 1386 (*Liber Vitae*); d. *c.* 1404–5.

95. A work of Uthred of Boldon; cf. Durham MS B IV 34, fo. 76; Corpus Christi College, Cambridge, MS. 103, p. 291; cf. Tanner, p. 744.

97. Also a work of Uthred of Boldon; cf. Durham MS. collection of his works (recently acquired), fo. 24; cf. Tanner, p. 743.

102. Richard Rolle of Hampole.

103. Jerome, *Liber de situ et nominibus locorum Hebraicorum*.

105. Tyconius the Donatist writer.

VI
WOOD MS. EMPT. 12 *c.* 1375-1385

WOOD MS. EMPT. 12

THIS volume was the property of George Hardby of Clifford's
Inn in 1544, as we read on the last page, and was bought by
the Bodleian from Anthony Wood. It is described as A
Book of Precedents, and is a collection of documents made
evidently by a civil lawyer, most of the documents being
Letters Close and Letters Patent selected partly for the purpose of showing what were the legal remedies and the proper
legal forms in certain cases that might arise. There is no
indication that the volume was drawn up at Oxford, and in
the writs to sheriffs and escheators Oxfordshire is mentioned
less than most counties. If it contains eleven deeds about
the University of Oxford and only two about the University
of Cambridge, this is mainly due to the fact that Oxford was
more troubled than Cambridge on doctrinal matters. The
deeds range in date from 1375 to about 1385. Of the eleven
deeds about Oxford five are already in print, viz.:—

fol. 117. Feb. 14, 1385. The King prohibits confederacies
against the Chancellor and proctors, &c.; *Cal. of Close
Rolls*, 510.

fol. 117. Feb. 18, 1385. Licence for students of Canon and
Civil law to hold assemblies; *Cal. of Patent Rolls*, 526.

fol. 117. Feb. 26, 1385. The King revokes this permission;
Cal. of Close Rolls, 521.

fol. 155. July 13, 1382. Mandate of the King to make
inquiries at Oxford about those who support Wycliffe;
Fasciculi Zizaniorum, p. 312.

fol. 155. July 14, 1382. Mandate of the King that sen-
tences against Henry Crumpe, Peter Stokes and Henry
Patrington be revoked; ib., p. 315.

1

F. 107ᵛ. THAT THE UNIVERSITY IS NOT TO PERSECUTE
SCOTCH STUDENTS ON THE GROUND THAT THEY ARE SCHIS-
MATICS

R. dilectis sibi in Cristo, cancellario & procuratoribus Universita- *c.* 1379
tis Oxonie, salutem. Ad nostrum pervenisse noveritis intellectum

quod vos, pretendentes scolares de partibus regni Scocie in Universitate predicta studentes contra sanctissimum patrem nostrum Urbanum universalis ecclesie summum pontificem Roberto[1] antipape dampnabiliter adherere, diversa gravamina & impedimenta eisdem scolaribus tanquam scismaticis ea occasione fecistis & contra ipsos velud huiusmodi scismatis[2] reos procedere intenditis cum rigore; Nos advertentes quod secundum formam treugarum inter nos & ipsos de Scotia dudum initarum subditi dicti regni Scocie in quibuscumque partibus regni nostri Anglie, durantibus treugis illis, morari possunt & libere conversari, nolentesque treugas illas ex parte nostra aliqualiter violari, vobis districte iniungendo mandamus quod quoscumque scolares dicti regni Scocie in Universitate predicta iam studentes morantes seu conuersantes, & quos in Universitate illa exnunc studere conuersari seu morari contigerit, in Universitate predicta studere, morari & conversari durantibus treugis predictis permittatis libere & impune, dumtamen iidem scolares Scocie quamdiu in Universitate predicta steterint actibus scolasticis vacent & quicquam contra statum dicti domini summi pontificis modo scismatico non attemptent ullo modo, et si eorum aliquis secus fecerit, unde legittime convinci poterit in eventu tunc quemlibet eorum taliter deviantem cum omni iuris in hac parte rigore castigetis & puniatis prout ligei nostri Anglie forent in casu consimili puniendi. Teste R. apud Westmonasterium. Per magnum consilium.

2

f. 114ᵛ. Mandate to arrest those who have stolen the seal and muniments of Queen's College

1377　R. dilectis & fidelibus suis Thome de la Mare militi et E. de R. salutem. Sciatis quod cum Ricardus de Thorpe & Willelmus Franke, quibus nuper sub gravi pena precepimus quod essent coram nobis in Cancellaria nostra ad certum diem preteritum, deferend' secum sigillum collegii nostri vocati le Quenehalle Oxonie, quod sub custodia sua existit sicut coram nostro[3] fatebantur, mandatum nostrum predictum parvipendentes coram nobis comparere aut sigillum predictum ibidem mittere seu dicto collegio restituere non curaverint, iidem Ricardus et Willelmus ut accepimus non solum dictum sigillum contra dictum man-

---

[1] Robert (i.e. Clement VII) was elected Sept. 21, 1378; Urban died Oct. 18, 1389. This document must be soon after the beginning of the schism.

[2] scismaticis, MS.

[3] Some such word as *consilio* or *nuncio* is omitted.

datum nostrum detinent set eciam cartas, scripta & alia munimenta ac claves, libros et alia bona et catalla eiusdem collegii
ceperunt & asportauerunt & penes se detinent tam in nostri contemptum quam dicti collegii destruccionis irrecuperabilis periculum manifestum; et ne ipsi super contemptu et transgressionibus
huiusmodi iustificentur, subterfugia querentes de comitatu in
comitatum vagantur et discurrunt; Nos statui collegii predicti
ne maiora sustineat incommoda pio affectu compacientes & provide volentes malicie predictorum R. et W. ut convenit obviare,
assignavimus vos coniunctim et divisim necnon deputandos a
vobis et quolibet vestrum in hac parte ad ipsos R. et W. & alios,
qui dictum sigillum et claves, munimenta, libros & alia bona
collegii predicti ceperunt & elongaverunt, ubicumque inueniri
poterunt infra regnum nostrum Anglie tam infra libertates quam
extra, ex parte nostra inducendum & eis districte iniungendum
quod ipsi sigillum, scripta, munimenta, claves, libros & alia bona
& catalla predicta per ipsos sic asportata dilecto nobis magistro
Thome de K.[1] preposito collegii illius & scolaribus eiusdem in
presencia vestra vel deputandorum vestrorum seu alicuius vestrum vel valorem eorundem restituant & plenarie liberent indilate; et si premissa facere noluerint, tunc ad ipsos et eorum
quemlibet arestandum & capiendum & corpora eorum consilio
nostro usque Westmonasterium indilate duci faciendum, ut de
eorum punicione ordinare valeamus, prout consilio nostro videbitur racionabiliter faciendum. Et ideo vobis & cuilibet vestrum
mandamus firmiter iniungentes quod circa premissa una cum deputandis a vobis et quolibet vestrum intendatis et ea faciatis
et exequamini in forma predicta; et vicecomitibus, maioribus,
balliuis, ministris, procuratoribus Universitatis Oxonie ac magistris regentibus et non regentibus & aliis fidelibus nostris tam
infra libertates quam extra tenore presencium in mandatis quod
vobis et cuilibet vestrum & dictis deputandis a vobis et quolibet
vestrum in premissis faciendis et exequendis intendentes sint &
respondentes, quociens et prout per vos vel aliquem vestrum seu
dictos deputandos a vobis seu ab aliquo vestrum ex parte nostra
super hoc fuerint premuniti. In cuius &c.[2]

[1] Thomas Carlisle was provost. See *Hist. of Queen's College* (by
[2] The date of this letter is be- J. R. Magrath), i. 107.
tween Nov. 1376 and May 1377.

3

R. dilecto sibi cancellario Universitatis Oxonie salutem. Ex parte dilecti nobis in Cristo A. nobis est expositum cum querela quod quidam scolares Universitatis predicte in ipsum A. in scolis theologie dicte Uniuersitatis, prius per ipsos scolares verbis contumeliosis allocutum, graves fecerunt insultus, manus in eum ponentes violentas, ipsumque enormiter pertractantes ac insidias & minas ei insuper imponentes, sic quod idem A. propter metum dictorum emulorum suorum studio suo et actibus scolasticis palam intendere non est ausus, in ipsius A. grave dampnum & pacis nostre lesionem manifestam, super quo nobis humiliter supplicatur ut eidem A. de remedio & securitate pacis prouidere velimus, nos supplicacioni predicte annuentes vobis iniungimus & mandamus quod inquisita diligenter veritate premissorum prefatos scolares qui predicto A. sic ut premittitur deliquerunt, ad competentes emendas eidem A. pro transgressionibus sibi per ipsos illatis faciendas compellatis indilate, prout secundum statuta & consuetudines Universitatis predicte fuerit faciendum, taliter in execucione presentis mandati nostri vos habentes ne pro defectu debite reformacionis iniuriarum predictarum querela ad nos super premissis perveniat iterata. Teste &c.

4

R. cancellario, procuratoribus & universis scolaribus Universitatis Oxonie necnon universis et singulis vicecomitibus, maioribus, ballivis, ministris et aliis fidelibus et subditis nostris tam infra libertates quam extra ad quos &c. Supplicavit nobis dilectus nobis in Cristo frater Henricus Croumpe, monachus ordinis Cisterciensis, regens in sacra theologia in Uniuersitate predicta, ordinatus similiter & dispositus per abbatem de Wardon superiorem suum & generale capitulum ordinis predicti in Anglia ad certas domos ordinis illius in Hibernia & alibi visitandas, ut cum ipse ex quibusdam verisimilibus coniecturis timeat sibi tam in lectura sua & actuum scolasticorum in Uniuersitate predicta excercicio quam visitacione domorum predictarum per quosdam emulos suos & alios sibi invidentes eorumque fautores perturbacionem & impedimentum ac damnum de corpore suo & iacturam de rebus suis posse faciliter euenire, velimus pro securitate ac indempnitate sua ut ipse circa negocia sua predicta quietus intendere valeat, graciose prouidere; Nos eius supplicacioni in hac parte fauora- biliter inclinati, suscepimus ipsum fratrem Henricum in Uniuersi- tate predicta conuersando, studendo, legendo & actus scolasticos excercendo & exinde versus dictas partes Hibernie seu alibi causa visitacionis predicte se diuertendo, officium visitacionis faciendo, ibidem morando & hinc inde redeundo necnon homines & serui- entes suos, equos, res, hernesia et bona sua quecumque in pro- tectionem & defensionem nostras speciales. Et ideo vobis man- damus quod ipsum fratrem Henricum in Uniuersitate predicta conuersando &c. *ut supra usque ibi 'quecumque' et tunc sic* manu- teneatis, protegatis & defendatis, non inferentes eis vel quantum in vobis est &c. Et si quid &c. In cuius &c. per biennium dura- turas &c.[1]

5

f. 153ᵛ. MANDATE OF THE KING THAT A SENTENCE AGAINST
HENRY CRUMPE SHALL BE REVOKED

R. cancellario et procuratoribus Universitatis Oxonie salutem. Querelam fratris Henrici Croumpe monachi in Uniuersitate pre- dicta in sacra theologia regentis accepimus continentem quod coasistente ipso nuper venerabili patri archiepiscopo Cantuariensi & aliis magistris in theologia apud civitatem London' in con- dempnacione diversarum conclusionum erronearum & heretica- rum, quidam emuli sui ipsum fratrem Henricum maliciose pregra- uare nitentes pretendentesque pacem Universitatis predicte per ipsum Henricum in ultima lectura sua in scolis facta violatum fuisse, cum non fuerit, eundem fratrem Henricum ad responden- dum coram vobis super hoc euocari fecerunt, quem pro eo quod non comparuit coram vobis, sicuti nec potuit,[2] pronunciastis con- tumacem & de pacis perturbacione conuictum, per quod ipsum Henricum ab actibus scolasticis & lectura suspendistis minus iuste in status sui lesionem manifestam & aliorum scolarium contra huiusmodi errores et hereses determinare volencium commo- cionem non modicam et terrorem; super quo nobis humiliter supplicavit ut cum ipse ad Universitatem predictam ad legendum ibidem prout consuevit et actus scolasticos excercendum metu dictorum emulorum suorum & imprisonamenti accedere non

---

[1] The date is about June 27, 1382; see *Munimenta Civitatis Oxo- nie*, p. 162.

[2] Crumpe was in London on June 12 at Convocation (*Fasciculi Ziza- niorum*, p. 289).

audebat, velimus sibi de competenti remedio providere graciose;
Nos premissa, si sic fiant, digna fore punicione & emendacione
censientes [sic], vobis discripcius [sic] quo possimus iniungimus
& mandamus quod ipsum Henricum ad legendum in scolis &
actus scolasticos ut solebat excercendum admittatis & ipsum
huiusmodi lecturas & actus scolasticos facere & excercere libere
& absque impedimento aliquo permittatis, quibuscumque censuris, bannicionibus & aliis gravaminibus in ipsum ex causis premissis seu aliis inferendis vel excercendis usque diem Martis
proximum post festum Translationis sancti Thome martiris[1] de-
sistentes; quo die volumus & vobis precipimus quod excusacione
quacumque cessante sitis coram consilio nostro apud Westmonasterium ad respondendum tam nobis quam prefato Henrico
super premissis & aliis vobis ex parte nostra exponendis tunc
ibidem. Et hoc sub incumbenti periculo nullatenus omittatis.
T. &c.[2]

6

f. 171[r]. PROHIBITION BY THE KING OF A SLAUGHTER-HOUSE
ADJOINING BALLIOL

c. 1380.   R. dilecto sibi cancellario Universitatis Oxonie salutem. Ex
parte magistri & scolarium collegii de Balliolo extra portam
borialem Oxonie nobis est graviter conquerendo monstratum
quod licet per cartas progenitorum nostrorum quondam regum
Anglie quas confirmauimus concessum sit Universitati predicte
pro honestate, asiamento et quiete clericorum et scolarium in
eadem Universitate studentium quod nullus carnifex vel alius
grossas bestias in Oxonia mactet, iidemque carnifices bestias
huiusmodi a tempore confectionis cartarum & confirmacionis
predictarum extra villam predictam in locis remotis ubi scolaribus
nocumentum non fiebat mactare consueverint; quidam tamen
Willelmus Chisdampton[3] carnifex premissa considerare non
curans, quandam communem domum pro mactacione huiusmodi
bestiarum et exscaturizatione porcorum nimis[4] prope collegium
predictum iam de novo levavit et erexit et mactacionibus besti-

---

[1] July 8, 1382.
[2] This is probably of the end of June 1382. See note in *Munimenta Civ. Oxon.*, p. 162.
[3] His name was Chislampton. He owned the corner tenement, which from 1373 onwards was adjacent to property of Balliol College (*Balliol Oxford Deeds*, p. 67). The king's prohibition against slaughtering beasts in Oxford is in *Mediaeval Archives of the University*, i. 136; also an earlier one in *Munimenta Civitatis Oxonie*, p. 13.
[4] minus, MS.

arum et exscaturizatione porcorum in eadem domo continue utitur ac viscera & intestina huiusmodi bestiarum aliaque sordida ex scaturizatione porcorum predictorum proveniencia adeo prope collegium predictum perperam et maliciose proiecit & indies proicit inhoneste quod ex fetore inde generato aier in tantum corripitur & inficitur quod per fetorem, corrupcionem & infeccionem huiusmodi salubris conuersacio in collegio predicto, ac eciam ob clamorem bestiarum et porcorum ibidem occisorum habilitas studendi in eo collegio impeditur & eisdem magistro et scolaribus subtrahuntur in immensum ipsosque magistrum et scolares collegium illud deserere oportebit nisi eis de celeriori remedio succurratur; unde nobis est supplicatum ut pro predictis impedimentis & inquietacionibus abinde penitus amovendis remedium expediens intuitu honestatis & salutis apponi iubere velimus; Nos concessiones per cartas et confirmacionem nostram predictas factas in suo robore permanere ac huiusmodi impedimenta & inquietaciones ab Universitate predicta pro quiete scolarium eiusdem omnino delere volentes, vobis mandamus quod si querela predicta contineat veritatem tunc prefato Willelmo districtius quo poteritis ex parte nostra inhibeatis ne ipse mactationem huiusmodi bestiarum seu exscaturizacionem porcorum in domo predicta seu prope collegium illud faciat seu excerceat nec aliqua viscera, intestina seu aliqua huiusmodi sordida prope collegium predictum de cetero ponat seu proiciat seu poni vel proici per se vel per alios faciat clam vel palam sub periculo incumbenti & sub gravibus penis sibi per vos imponendis et de ipso excipiendis si secus per ipsum seu per alios ex parte sua contigerit attemptari, taliter in execucione presentis mandati nostri vos habentes ne querela ad nos super premissis perveniat iterata. Teste &c.